现代急危重症
诊治及护理案例分享

主编 张 伟 尤伟艳 蔺 雪 刘 雨 鲁美苏 陈楚玲

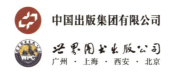

中国出版集团有限公司

世界图书出版公司
广州·上海·西安·北京

图书在版编目（CIP）数据

现代急危重症诊治及护理案例分享 / 张伟等主编 .
广州 : 世界图书出版广东有限公司 , 2024. 12. -- ISBN
978-7-5232-1927-0

Ⅰ . R459.7；R472.2

中国国家版本馆 CIP 数据核字第 2025QV5255 号

书　　名	现代急危重症诊治及护理案例分享
	XIANDAI JIWEI ZHONGZHENG ZHENZHI JI HULI ANLI FENXIANG
主　　编	张　伟　尤伟艳　蔺　雪　刘　雨　鲁美苏　陈楚玲
责任编辑	刘　旭　曾跃香
责任技编	刘上锦
装帧设计	树青文化张晓萌
出版发行	世界图书出版有限公司　世界图书出版广东有限公司
地　　址	广州市海珠区新港西路大江冲 25 号
邮　　编	510300
电　　话	（020）84460408
网　　址	http：//www.gdst.com.cn
邮　　箱	wpc_gdst@163.com
经　　销	新华书店
印　　刷	广州小明数码印刷有限公司
开　　本	710 mm × 1000 mm　1/16
印　　张	21.25
字　　数	340 千字
版　　次	2024 年 12 月第 1 版　2024 年 12 月第 1 次印刷
国际书号	ISBN 978-7-5232-1927-0
定　　价	198.00 元

编委会
BIANWEIHUI

主 编

张 伟　石河子大学第一附属医院

尤伟艳　石河子大学第一附属医院

蔺 雪　石河子大学第一附属医院

刘 雨　荆州市中医医院

鲁美苏　郑州大学第三附属医院

陈楚玲　汕头市中心医院

副主编

董王钰　石河子大学第一附属医院

赵晓庆　十堰市太和医院（湖北医药学院附属医院）

曾庆松　荆州市第一人民医院

主编简介

主治医师，毕业于石河子大学医学院，临床医学专业，现就职于石河子大学第一附属医院急诊医学中心急诊内科，为内科诊疗组组长，石河子大学临床教学讲师，新疆建设兵团住院医师规范化培训考官，中国心肺复苏培训班导师，全科医学住培师资骨干。从事急危重症救治工作18年，致力于院前急救、各种休克、急性中毒、呼吸衰竭、心力衰竭、恶性高血压、恶性心律失常、糖尿病酮症酸中毒、消化道出血、急性脑卒中及急性胸痛等危重症的救治，熟练操作呼吸机、床旁超声、洗胃机、除颤仪等仪器。发表论文4篇，参编著作3部，多次被评为院级优秀服务之星、医德医风先进个人。

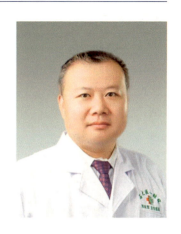

张 伟

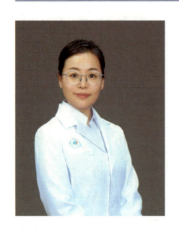

尤伟艳

副主任医师，毕业于石河子大学医学院，临床医学专业，现就职于石河子大学第一附属医院重症医学一科。长期从事ICU临床工作，在严重脓毒症、急性循环和呼吸衰竭、重症胰腺炎、严重多发伤、多器官功能障碍综合征等疾病的诊治方面积累了丰富的经验。主持院级课题2项，参与院级、省级及国自然课题8项，发表论文9篇，SCI 2篇，参编著作2部。

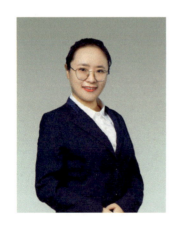

蔺　雪

副主任医师，中共党员，毕业于石河子大学，现就职于石河子大学第一附属医院重症医学科，为呼吸治疗组组长。从事重症医学科临床医疗工作10年，擅长危重症患者的呼吸支持治疗。为中国病理生理学会危重病医学专业委员会青年委员，新疆医学会第三届重症医学专业委员会呼吸治疗学组成员。曾获2020年新疆石河子八师"抗疫英雄"、2022年"新疆生产建设兵团抗击新冠肺炎疫情先进个人"称号。

主治医师，毕业于长江大学，耳鼻咽喉专业，现就职于荆州市中医医院耳鼻咽喉头颈外科。擅长耳鼻咽喉常见病及耳鼻咽喉急危重症的中西医结合治疗，为中国中医药信息学会耳鼻喉科分会理事，第二届国家耳内镜外科协作组成员。参与荆州市科技计划项目2项，发表论文2篇。

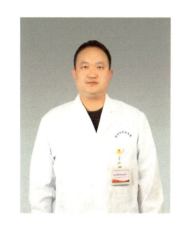

刘　雨

主管护师，毕业于郑州大学，现就职于郑州大学第三附属医院外科，为中华护理学会护理管理专业委员会专家库成员，中国妇幼保健协会护理分会委员，河南省妇幼保健协会健康教育专业委员会副主任委员，河南省护理学会护理管理分会品管圈学组副组长，河南省医院品质管理联合会专家委员会成员，河南省护理学会外科护理分会常务委员，河南省妇幼保健协会血管瘤与血管畸形专业委员会常务委员等。发表论文10余篇，主持市厅级课题3项，参与市厅级课题5项，获河南省医学科技奖一等奖、河南省医学教育优秀教学成果三等奖，获国家发明专利1项、实用新型专利5项。

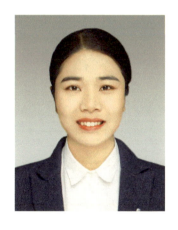

鲁美苏

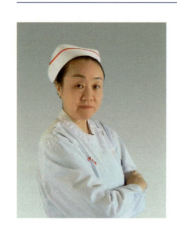

陈楚玲

副主任护师，毕业于湖南省衡阳医学院，护理专业，现就职于汕头市中心医院心胸外科二病区，任心胸外科二病区护士长，擅长心胸外科、骨科、整形烧伤手外科及口腔科相关疾病护理。为广东省护士协会第二届理事会血管分会副会长，广东省护理学会第九届理事会心外科护理专业委员会委员，广东省医学会手外科科学分会第四届委员会学组成员。2008—2009 年主持研究完成市级立项课题 1 项并获得 2011 年汕头市科学技术三等奖。发表论文 4 篇。2024 年主持市级立项课题 1 项。

前言
QIANYAN

急危重症医学最为显著的特点在于其跨专业和多学科融合的性质，其所接诊的患者病情往往错综复杂且变化极快，这就要求医护人员必须能够迅速做出准确判断，持续进行动态观察，并灵活调整治疗方案，以便在关键时刻赢得宝贵的抢救时间。这无疑对奋战在临床一线的各级医护人员来说是一项艰巨的任务。他们迫切需要不断更新专业知识，提升个人技能，同时积极借鉴他人的经验和教训。

本书涉及神经系统、呼吸系统、循环系统、消化系统、泌尿系统等61个临床常见的危急重症病例。每个病例涵盖了详细的病史和查体、诊疗经过等资料，并结合国内外前沿的文献进展，对病例进行深入分析，总结经验与教训，提供清晰的诊疗思路，力求实用性和可操作性，有利于读者全面认识疾病，培养严谨的临床思维能力，提高临床诊疗水平。希望临床医生通过对病例的学习，可以对该疾病有一个比较全面的认识，并对其合并某些情况进行分析和判断，在错综复杂的临床表现中快速抓住主要矛盾或矛盾的主要方面并做针对性的处理。

本书编者均是精干的专业医务工作者，拥有扎实的理论知识和丰富的临床经验，但由于编者水平有限，难免有不足之处，恳请广大读者予以批评、指正。

编　者

目录
MULU

Part One
神经系统急危重症

Part Two
呼吸系统急危重症

Part Three

循环系统急危重症

Part Four
消化系统急危重症

Part Five
泌尿系统急危重症

Part Six
妇产科急危重症

Part Seven
耳鼻喉科急危重症

Part Eight
其他常见急危重症

一 神经系统急危重症

病例 ❶ 急性脊髓炎

🪪 基本信息

姓名：×××　　性别：男　　年龄：52 岁

主诉：颈部疼痛伴发热 4 天，双下肢无力 4 小时。

现病史：患者于 2020-04-09 出现颈部疼痛，自颈部沿脊柱向下放射疼痛，伴发热，最高体温 39℃，在外院住院治疗（具体治疗不详）；2020-04-13 下午 18：00 吃饭时突然出现双手握拳费力，行走时感双下肢抬起沉重，勉强扶物可行走，1 小时后出现双下肢不能抬起，小便潴留，为进一步诊治，来医院急诊科就诊。病程中患者否认外伤及中毒，否认头痛、头晕、恶心、呕吐；否认四肢抽搐、视物模糊、视物成双；否认饮水呛咳、吞咽困难，否认皮肤黏膜出血，否认呕血、黑便，近期体重无明显变化。

既往史：高血压 3 年；患者 2020-03-09 至 2020-03-15 间断发热，在老家给予抗感染等治疗后体温正常，2020-03-19 入院，2020-04-09 前体温均正常。

🩺 查体

（一）体格检查

体温 37.6℃，脉搏 102 次 / 分，呼吸 20 次 / 分，

血压 117/67 mmHg；血氧饱和度 99%。神志清，精神可，颈软，咽部充血，扁桃体无肿大，心肺腹未见特殊异常，双上肢肌力 4 级，双下肢肌力 1 级。

（二）辅助检查

肾功 5 项 + 心肌酶 3 项 + 电解质 6 项 + 肝功 8 项（急诊）：丙氨酸氨基转移酶 18.6 U/L，球蛋白 35.6 g/L，葡萄糖（GLU）9.60 mmol/L，钾 2.75 mmol/L，钠 136.0 mmol/L，钙 2.00 mmol/L，磷 0.25 mmol/L。

全血细胞计数 + 五分类：白细胞计数正常，淋巴细胞百分比 4.7%，中性粒细胞百分比 87.9%，血红蛋白 124 g/L，嗜酸性细胞百分比 0.10%；甲乙流感病毒两项阴性。

肺部高分辨 CT 示：右肺上叶后段、两肺下叶基底段局限性炎症、纤维化；肝左叶体积小；建议结合临床病史、手术史；肝右后叶下段小结节状钙化灶。

颅脑 CT 平扫：左侧上颌窦炎症。

诊断

初步诊断：肺部感染合并低钾血症。
最终诊断：急性脊髓炎。

诊疗经过

急诊科留观给予头孢曲松 2.0 g 静脉滴注抗感染，同时补液，纠正低钾等治疗。

2020-04-14 凌晨 03：30 患者双下肢肌力未恢复，伴有高热（体温 39℃）、双上肢肌力进行性减弱。复查电解质血钾恢复正常。

患者发热合并肌力减退，诊断考虑：格林 – 巴利综合征？颅内感染？脊髓炎性病变？

患者 2020-04-14 上午收住神经内科，入院时神经系统查体：神志清、言语清晰，脑神经检查正常，双上肢近端肌力 3 级，远端肌力 1 级，双下肢肌力 0 级，肌张力减低，四肢腱反射未引出，腹壁反射消失，双侧病理征未引出，双侧平胸 3 以下浅感觉减退，深感觉存在。2020-04-14 急诊完善颈椎 CT 平扫加重建（螺旋）颈 6 椎体下缘、颈 7 椎体上缘边缘区局部骨质破坏，考虑椎体结核可能，请结合临床、实验室检查除外其他感染性病变。颈 5 ～ 6 椎体后方异常密度灶，结合 MRI 考虑脓肿，结核脓肿可能性大。胸 1 椎体内异常低密度灶，建议随诊。颈椎骨质增生。

2020-04-15 颈椎 MRI 平扫（1.5T）颈 5 ～ 6 椎体后缘硬膜外异常信号，考虑脓肿，结核脓肿可能性大，建议增强扫描；继发性椎管狭窄，颈 4 ～ 6 椎体水平脊髓水肿。颈 5 椎体异常信号，考虑感染性病变可能，颈 5 ～ 6 椎间盘受累。颈椎退行性改变，轻度骨质增生。颈 4 ～ 5、颈 6 ～ 7 椎间盘膨出。

住院期间患者病情变化：腹部膨隆，未见胃肠型及胃肠蠕动波，腹肌软，压痛及反跳痛无法检查，全腹叩呈鼓音。针对患者发热，腹部膨隆，叩诊呈鼓音，请普外三科会诊，建议：可予持续胃肠减压，予温盐水灌肠通便对症处理，条件允许可予完善全腹增强 CT。治疗给予盐水 400 mL 灌肠，缓慢观察，大量气体排出。

转入 ICU：查总蛋白 53.1 g/L，白蛋白 25.9 g/L，门冬氨酸转移酶 89.0 U/L，二氧化碳结合力 21.0 mmol/L，尿素 9.90 mmol/L，肌酐 124.9 μmol/L，葡萄糖（GLU）16.80 mmol/L，eGFR（CKD-EPI）60.43 mL/（min·1.73 m²）。全血细胞分析 + 全程 CRP：超敏 C- 反应蛋白＞ 10.00 mg/L，C- 反应蛋白 147.13 mg/L，中性粒细胞百分比 90.5%，血红蛋白 109 g/L，血小板计数 76×10⁹/L，单核细胞百分比 2.2%，嗜酸性细胞百分比 0.20%，降钙素原 21.25 ng/mL，痰培养及尿培养未见明显异常。

入住重症监护室后给予呼吸机辅助通气，加强抗感染，营养支持，同时给予丙种球蛋白静脉滴注，激素甲强龙冲击治疗。

出院情况

经治疗后体温正常，肢体无力症状改善，出院回家康复。

讨论

脊髓炎是感染或毒素侵及脊髓所致的疾病。因在脊髓的病变常为横贯性，故又称横贯性脊髓炎。病毒感染所致的急性脊髓炎多发生在青壮年，无性别差异，散在发病，起病较急。多有轻度前驱症状，如低热、全身不适或上呼吸道感染的症状。

（一）疾病症状

受凉、过劳、外伤等常为发病诱因。脊髓症状急骤发生，多为双下肢的麻木和麻刺感、病变相应部位的背痛。病变节段围绕躯体的束带状感觉。在2~3天内进展至高峰，病变水平以下肢体瘫痪、感觉缺失和括约肌障碍。若起病急且病变广泛而严重，则瘫痪肢肌张力低，腱反射消失，为脊髓休克。一般休克期为2~4周。如发生肺炎、泌尿系感染或压力性损伤则可延长至数月，影响预后。如无重要并发症，3~4周后进入恢复期。通常自发病后3~6个月可基本恢复，少数病例有程度不等的后遗症。

脊髓炎大多为病毒感染所引起的自身免疫反应或因中毒、过敏等原因所致的脊髓炎症。其病原主要有流感病毒、带状疱疹病毒、狂犬病毒、脊髓灰质炎病毒等，近年来有由肝炎病毒所导致脊髓炎的报告。尚有一部分患者原因不明，但病前常有某些上呼吸道感染的症状。临床上以横断性脊髓炎最为常见，其病变以胸段为主，其次为颈段，腰段及骶段病变较为少见。表现为脊髓病变水平以下的肢体瘫痪、感觉缺失和膀胱、直肠功能障碍。

（二）鉴别诊断

（1）脊髓肿瘤：可压迫脊髓，引起运动感觉障碍，严重者出现脊髓横断综合征。但多数病例病情进展较缓慢，脊髓休克多不明显，脑脊液蛋白常明显升高，易见髓腔梗阻。脊髓造影、CT等检查可明确。

（2）椎管内髓外占位性病变：局部血肿、肿瘤、脓肿等均可压迫脊髓而引起与脊髓炎类似的临床表现。但根性痛较明显，易见脊柱异常弯曲，症状体征多明显不对称，或可伴有原发病的表现，如硬膜外脓肿的高热等。影像学检查可确诊。

（3）格林–巴利综合征：运动障碍与脊髓炎急性期呈脊髓休克时的表现相似。但感觉障碍相对较轻且短暂，尿潴留多不明显，常无痛觉过敏带。脑脊液细胞数正常。1～2周后出现蛋白细胞分离现象。

（三）影像诊断

脊髓造影：常见脊髓弥漫性肿胀，或可为正常。主要用于临床表现不典型的病例，与其他疾病鉴别。急性期检查可致病情加重。

脊髓 CT：常与脊髓造影结合应用。可见脊髓轻度增粗，密度不均匀等。

脊髓 MRI：可见脊髓肿胀，多有不均匀的长 T_1、长 T_2 信号。

血常规：多无异常改变，急性期及合并感染者可见白细胞计数增高，中性粒细胞比例上升。压力大多正常，若脊髓肿胀明显造成不全梗阻则压力降低。蛋白定量常轻度增高，γ 球蛋白增多。细胞数轻度增多或正常，分类以单核细胞为主。上述改变多见于急性期。

（四）一般治疗

（1）急性期应卧床休息、给予富含热量和维生素的饮食。或给予 ATP、辅酶 A、腺苷、胞二磷胆碱等药物，以促进神经功能的恢复。少量多次输注健康人新鲜血浆也有助于提高患者的免疫功能，有益于预防感染和恢复。

（2）注意保暖，避免受寒；保持皮肤清洁、干燥，保持床单干燥、柔软、平坦；勤翻身；瘫痪肢体保持在功能位置，尽早做被动运动；在骶、踝、肩胛等部位垫以气圈或软垫，并经常按摩，然后用红花酒精外搽。

（3）保持呼吸道通畅，及时清除呼吸道分泌物。对于呼吸困难者，尽早吸氧；咳嗽无力而不能排出痰液者，及时行气管切开，必要时用人工呼吸机。对于已用人工呼吸机的患者，吸痰要及时，不得超过 15 秒 / 次，两次之间要间隔 3～5 分钟；气管内要滴入湿化液，每次 2～5 mL，每隔 15 分钟 1 次；内套管更换 2 次 / 日，外套管更换每半个月 1 次，纱布垫更换 2 次 / 日。

（4）尿潴留严重者需导尿，可留置无菌导尿管，每 3～4 小时放尿 1 次，以防膀胱挛缩。留置导尿期间要注意预防泌尿系感染。对排便困难者，应及时清洁灌肠，或选用缓泻剂。

（五）恢复期治疗

尽早开始功能锻炼，注意保持肢体处于功能位，以防患肢挛缩或畸形。已发生挛缩或畸形的患者应给予理疗、体疗等，进一步加强训练，或可给予小剂量地西泮（安定）或盐酸苯海索（安坦）口服，以缓解肌张力。

参考文献

［1］贾建平，陈生弟. 神经病学［M］. 9版，北京：人民卫生出版社，2018.

［2］尤黎明，吴瑛. 内科护理学［M］. 6版，北京：人民卫生出版社，2017.

（张　伟）

病例 ② 急性延髓梗死

基本信息

姓名：×××　　性别：男　　年龄：62 岁

主诉：言语不清 3 日，四肢无力 1 日余。

现病史：患者家属代诉患者于 2020-09-30 12：00 突发呕吐、眩晕、言语不清，无明显头痛，遂就诊于当地医院，伴有呛咳，行头颅 CT 示未见出血，考虑脑梗死后收住院，给予相关治疗具体不详，2020-10-02 下午 17：00 出现无四肢肌力，复查头颅 CT、肺 CT 考虑脑干梗死，同时于当地医院行气管插管，伴有低热，测体温 38℃，建议转院进一步诊治，遂被救护车送至急诊科就诊。

既往史：高血压。

查体

（一）体格检查

体温 36.6℃，脉搏 130 次/分，呼吸 20 次/分，血压 157/95 mg，血氧饱和度 94%。神志清，精神差，双侧瞳孔等大等圆，直径约 3 mm，对光反射灵敏，鼻唇沟对称，双肺呼吸音粗，未闻干湿性啰音，心律齐，未闻及病理性杂音，腹软，双下肢无水肿，四肢肌力 0 级，肌张力正常，病理反射未引出。

（二）辅助检查

头颅 CT：左侧外囊区、双侧辐射冠区、额叶区腔隙性脑梗死；双侧上颌窦、筛窦、蝶窦炎症；颈椎轻度骨质增生。颈 5 ~ 6、颈 6 ~ 7 椎间盘轻微膨隆。

血球分析：CRP ＞ 10.00 mg/L，C- 反应蛋白 38.59 mg/L，白细胞计数 15.2×10^9/L，中性粒细胞计数 11.44×10^9/L，中性粒细胞百分比 75.1%，血酮体定性试验阴性。

血凝 5 项：纤维蛋白原 5.4 g/L，D- 二聚体 1.91 mg/L。

肾功 5 项（急诊）＋ 心肌酶 3 项（急诊）＋ 电解质 6 项（门诊）＋ 肝功 8 项（急诊）：丙氨酸氨基转移酶 143.7 U/L，球蛋白 31.4 g/L，总胆红素 27.6 μmol/L，门冬氨酸转移酶 296.0 U/L，谷氨酰转肽酶 137.0 U/L，葡萄糖（GLU）10.10 mol/L，肌酸激酶 973.0 U/L，乳酸脱氢酶 1031.5 U/L，非结合胆红素 20.53 μmol/L。

诊断

（一）初步诊断

急性脑梗死；高血压。

（二）鉴别诊断

（1）脑出血：多在活动时或情绪激动时发病，多数有原发性高血压史而且血压波动较大，发病非常迅猛，短时间内就可以让患者意识模糊，昏迷不醒，头痛、呕吐，意识障碍较多见，血压和颅压迅速增高，大面积的延髓梗死和脑出血症状相似，建议可以采用头颅的 CT 进行鉴别。脑 CT 扫描可见高密度出血灶。

（2）脑肿瘤：原发脑肿瘤发病缓慢，脑转移肿瘤发病有时与急性脑血管病相似，应及时做脑 CT 扫描，如果肿瘤与梗死不能鉴别，最好做脑 MRl 检查，以明确诊断。

（3）脑栓塞：病发的时候只需要几十秒钟或者几分钟就能让身体内所有的隐藏病因爆发。有心脏病史的患者如果病发，可以考虑是不是脑栓塞引起的。建议可以用头颅 CT 进行相关检查。

（三）最终诊断

急性延髓梗死；高血压。

💊 诊疗经过

入院后头颅 MRI：延髓局限性急性期脑梗死；左侧基底核、双侧辐射冠腔隙性脑梗死；双侧辐射冠、额叶小缺血灶；双侧上颌窦、筛窦、蝶窦炎症；颈椎骨质增生；颈椎间盘变性；颈 5 ～ 6 椎间盘膨出。

患者收住神经外科重症监护室，立即给予溶栓、抗凝、抑酸、疏通血管、保肝、营养神经等治疗，呼吸机辅助呼吸。患者于 2020-10-04 呼吸情况欠佳，行气管切开术。2020-10-06 复查头颅核磁：延髓局限性急性期脑梗死；左侧基底核、双侧辐射冠腔隙性脑梗死；双侧辐射冠、额叶小缺血灶；双侧上颌窦、筛窦、蝶窦炎症；颈椎骨质增生；颈椎间盘变性；颈 5 ～ 6 椎间盘膨出（同前）。经上述治疗后，患者目前病情较前好转，肌力较前有恢复，生命体征平稳，2020-10-13 转出重症监护室。

📖 讨论

延髓位于脑干的最下端，因其血供较脑干其他部位更为丰富，延髓发生梗死的机会少于脑桥、中脑，延髓梗死占后循环梗死的 5% 以下，延髓内侧梗死多与椎动脉闭塞有关，而双侧延髓内侧梗死则多由一侧椎动脉闭塞合并血管变异导致。主要症状和体征：四肢无力、饮水呛咳、吞咽困难和构音障碍、深浅感觉异常、偏瘫，呼吸困难及意识障碍。急性延髓梗死的治疗如下。

（一）急性期一般治疗

治疗原则为尽早改善脑缺血区的血液循环、促进神经功能恢复。

（二）脑水肿的治疗

（1）临床常用甘露醇。

（2）10% 甘果糖（甘油果糖）。

（3）利尿性脱水剂如呋塞米（速尿）。

（4）肾上腺皮质激素主要是糖皮质激素。

（5）人血白蛋白（白蛋白）。

（三）急性期溶栓及抗凝治疗

脑组织获得脑血流的早期重灌注可减轻缺血程度，限制神经细胞及其功能的损害。超早期溶栓治疗可能恢复梗死区血流灌注，减轻神经元损伤。

（1）药物溶栓。

（2）动脉溶栓疗法：可在血管造影（DSA）直视下进行超选择介入动脉溶栓。

（3）抗凝治疗：为防止血栓扩展、进展性卒中、溶栓治疗后再闭塞等可以短期应用。常用药物包括肝素、肝素钙（低分子肝素）及华法林等。治疗期间应监测凝血时间和凝血酶原时间。

（4）降纤治疗：通过降解血中冻干人纤维蛋白原、增强纤溶系统活性以抑制血栓形成。可选择的药物包括巴曲酶（Batroxobin）、去纤酶（降纤酶）、安克洛酶（Ancrod）、蚓激酶等。

参考文献

［1］毕齐，骆迪. 短暂性脑缺血发作研究的历史与现状［J］. 中华临床医师杂志（电子版），2010，4（8）：1180-1189.

［2］张文武. 急诊内科手册［M］. 北京：人民卫生出版社，2014.

［3］贾建平，陈生弟. 神经病学［M］. 北京：人民卫生出版社，2009.

（张　伟）

病例 ❸ 化脓性脑膜炎的护理

📇 基本信息

姓名：×××　　性别：男　　年龄：11 岁

主诉：头痛 19 小时，发热 17 小时，抽搐 12 小时。

🩺 查体

体温 38.5℃，脉搏 121 次 / 分，气管插管，血压 122/71 mmHg，体重 42 kg。

辅助检查见表 1-1。

表 1-1　检验阳性结果

项目	名称	检验 / 检查结果	参考范围	单位
检验血常规	白细胞	43.55×10^9	$3.5 \sim 9.5 \times 10^9$	个 /L
血凝分析	凝血酶原时间（FT）	20.5	$8.8 \sim 13.8$	s
心肌标志物	肌红蛋白	3137	$0 \sim 121$	ng/mL
	B 型钠尿肽前体测定	10 609.3	$0 \sim 300$	pg/mL
PCT	降钙素原	42.568	$0 \sim 0.05$	U/L
心功	肌酸激酶	13 614.0	$55 \sim 170$	U/L
	乳酸脱氢酶	861.0	$120 \sim 246$	U/L
三染色	革兰染色	革兰氏阳性球菌		
脑脊液常规	细胞计数	3622×10^6	$0 \sim 15 \times 10^6$	个 /L

诊断

初步诊断：惊厥持续状态，颅内感染？热性感染相关性癫痫综合征？

最终诊断：化脓性脑膜炎。

诊疗经过

07-22 02：32 患儿气管插管、机械通气由 120 接诊入科，入科时患儿意识丧失、高热、烦躁、抽搐。给予镇静、头部亚低温治疗，降低脑代谢。测体温 38.5℃，给予右旋布洛芬栓纳肛。

07-22 05：32 接急诊化验室报告危急值：白细胞 $43.55 \times 10^9/L$，凝血酶原时间 20.5 秒，医师给予对症处理。

07-22 09：00 给予腰椎穿刺；16：00 给予置入中心静脉导管。

07-23 患儿意识丧失、偶有烦躁、体温好转，左眼眶周熊猫眼征阳性。

07-24 体温恢复正常，12：00 测血糖 11.0 mmol/L，医师给予调整液体后，14：00 复测血糖 9.3 mmol/L，动态观察血糖变化。

07-25 00：00 测血糖 11.7 mmol/L，医师给予胰岛素组液体泵入，严密观察血糖变化。

主要用药：见表 1-2。

表 1-2　主要用药

主要作用	药物名称
抗感染	美罗培南、万古霉素
调节免疫	地塞米松磷酸钠
解痉、止抽	左乙拉西坦
改善心肌代谢	三磷酸腺苷二钠
化痰	氨溴索
营养心肌	维生素 C、磷酸肌酸
护肝	还原型谷胱甘肽

（一）护理诊断

（1）体温过高：与细菌感染有关。

（2）有受伤的危险：与抽搐有关。

（3）清理呼吸道无效：与呼吸道分泌物过多、黏稠有关。

（4）营养失调：与机体需要量摄入不足、机体消耗增多有关。

（5）潜在并发症：硬脑膜下积液、脑室管膜炎、脑积水。

（6）焦虑（患儿父母）：与担心患儿预后不良有关。

（二）护理措施

1. 体温过高

（1）密切观察体温变化，q4h 测量体温。

（2）调节合适的病房温度，保持患儿安静舒适状态。

（3）体温 ≥ 38.5℃时遵医嘱给予药物降温，减少大脑消耗。

（4）发现异常及时报告医师，遵医嘱处理。

2. 清理呼吸道无效

（1）保持呼吸道通畅。

（2）遵医嘱给予雾化吸入。

（3）及时拍背吸痰。

3. 有受伤的危险

（1）患儿抽搐时遵医嘱给予药物应用。

（2）严防患者在剧烈抽搐时与周围硬物碰撞致伤，但不可强力按压抽搐肢体，以免引起损伤。

（3）保持呼吸道通畅，及时清理口鼻分泌物。

4. 营养失调

（1）遵医嘱给予液体和电解质静脉补充。

（2）禁食期间合理静脉高营养输入。

（3）密切监测出入水量。

5．潜在并发症

（1）严密观察患儿生命体征及神志瞳孔的变化。

（2）遵医嘱使用脱水剂，降低颅内压，并观察药物的疗效和不良反应。

（3）如果出现颅内高压征象时及时通知医师，并做好准备工作。

（4）安置舒适体位，保持病房安静舒适。

6．焦虑（患儿父母）

（1）提供心理支持：为患儿家属提供心理支持，避免焦虑、抑郁等负面情绪。

（2）建立患儿家属战胜疾病的信心，根据患儿及家属情况，介绍病情、治疗和护理的目的，取得家属的配合和信任。

（三）观察要点

（1）严密观察生命体征和神经系统症状的变化，及时发现并处理并发症。

（2）正确、及时采集和送检各类标本，关注检查结果，危急值及时报告医师。

（3）记录 24 h 出入水量，保证输液通畅。

（4）严格交接班，定时评估观察患儿是否有压力性损伤，皮肤受损风险。

（鲁美苏）

病例 ❹ 脑积水的护理

📇 基本信息

姓名：×××　　性别：女　　年龄：2个月19天

主诉：先天性心脏病术后23天，发现脑积水1天。

现病史：患儿来时神志嗜睡，精神差，呼吸节律稍快。

🩺 查体

体温36.5℃，脉搏168次/分，呼吸55次/分，血压79/46 mmHg，体重4.5 kg。头颅正常，前囟压力稍高，双侧瞳孔等大等圆，对光反射正常。

头颅核磁示：脑积水。

心脏彩超示：先心术后心室水平细束、左向右分流、三尖瓣轻度反流、肺动脉高压。

腹部彩超示：胆囊内多个点状强回声、双肾内多个点状强回声。

📋 诊断

脑积水；先天性心脏病术后；心功能不全；肺炎。

诊疗经过

入院后完善相关辅助检查。于 2024-02-24 行脑室腹腔分流术。

手术治疗：患儿于 2024-02-24 在全身麻醉下行脑室腹腔分流术。

术后用药：利尿剂及脱水剂（甘露醇、速尿）。

营养神经类药物：乙酰谷酰胺、复方三维 B 针。

营养药物：脂肪乳、复方氨基酸。

止血药：血凝酶。

止咳、化痰药：布地奈德、沙丁胺醇。

消炎药：头孢呋辛钠。

（一）护理诊断

（1）焦虑：与患儿父母对疾病知识缺乏，产生无能为力和绝望的想法有关。

（2）有导管滑脱的危险：与患儿不配合治疗有关。

（3）有感染的危险：与手术有关。

（4）潜在并发症：颅内压增高、感染、癫痫、低颅压、颅内出血等。

（二）护理措施

（1）针对焦虑的护理措施：向家属讲解手术目的、方法，并列举同类手术患者的良好预后情况，帮助患儿家属树立信心，使家属积极配合护理人员完成术前各项检查。

（2）针对导管滑脱的护理措施：妥善固定引流管，避免脱落或受压变形，保持引流管的通畅。必要时给予患儿约束。

（3）针对感染的护理措施：切口感染是分流失败的原因之一，因此要保持切口敷料清洁干燥，如有渗血、渗液及时更换，检查头部、锁骨下部位及腹部切口有无感染征兆，注意体温变化。

（4）潜在并发症的早期发现与处理：密切观察患儿意识、瞳孔、血压、脉搏呼吸及肢体活动情况，注意观察有无脑疝前期症状如头痛加重、烦躁不安、剧烈呕吐、血压升高、脉搏缓慢有力、呼吸深慢等。记录24小时出入量，发生异常及时报告医师。躁动患儿遵医嘱适当镇静，注意安全，防范措施的落实。

（5）分流管护理：首先注意观察分流管压力变化。因可调压式分流管压力选择范围较大，并且可以根据患儿颅内压力的大小设置合适的分流阀压力。若术后患儿颅内高压症状未缓解，应注意评估分流管是否通畅，同时提示并配合医师注意测定分流泵设置的压力患儿是否适应，警惕分流不足导致的颅内高压和分流过度引起的颅内低压；其次注意观察分流管堵塞的发生。常见堵塞部位为脑室端、腹腔端，少见分流阀。

（三）观察要点

（1）进行分流术后分流不足和分流过度的观察和护理。

（2）感染的早期观察、预防和处理。

（3）分流术后的健康宣教。

讨论

脑积水是一种较为严重的疾病，致残率和死亡率均较高，临床上常采用高压氧治疗该病。高压氧治疗可以使患儿机体血氧含量增加，使血氧分压提高，有效降低颅内压，能够在很大程度上降低脑水肿风险。

先天性脑积水又称婴幼儿脑积水，是指婴幼儿时期脑室系统或蛛网膜下隙积聚大量脑脊液，导致脑室或蛛网膜下隙异常扩大，并出现颅内压增高和脑功能障碍。先天性脑积水是最常见的先天性神经系统畸形疾病之一，多见于2岁以内的婴幼儿。

脑脊液存在于脑室系统及蛛网膜下隙内，其分泌和吸收处于动态平衡状态。正常情况下脑脊液主要由脑室内的脉络丛产生，经第三、第四脑室进入蛛网膜下隙，并由上矢状窦两旁的蛛网膜颗粒吸收，进入上矢状窦的静脉血中。脑脊液循环途径中的任何部位发生阻塞，皆可引起其上方的脑室扩大和颅内压增高。

临床表现为进行性头围异常增大，额顶突出，囟门扩大隆起，颅缝增宽，头顶扁平，头发稀少，头皮静脉怒张；颅骨菲薄，叩诊破壶音（Macewen 征）；落日征：即患儿眼球不能上视，眼球复转向下方，上部巩膜时常暴露；随着病情的发展可出现运动功能减退、精神发育迟缓、智力减退等。

（鲁美苏）

呼吸系统急危重症

PART TWO

病例 ① 肺栓塞 ①

 基本信息

姓名：×××　　性别：男　　年龄：81 岁

主诉：胸闷气短 3 天，加重伴呼吸困难 7 小时。

现病史：患者家属代诉于 2020-09-26 受凉后出现鼻塞流涕，胸闷气短不适，未予以口服药物治疗。昨日因症状加重就诊于老年干部科门诊，完善胸片提示：两肺间质性改变、轻度肺气肿、两肺中上野浸润性结核，建议呼吸科门诊随诊。患者于 2020-09-29 晨 8 时左右感胸闷，气憋较前明显加重，并伴呼吸困难，遂立即就诊于急诊科，入急诊科后患者出现神志模糊，精神极差，潮式呼吸，全身皮肤及口唇重度发绀，呼吸微弱，血氧饱和度 60%，故立即行气管插管接呼吸机辅助呼吸，后意识逐渐恢复。完善肺 CTA：肺动脉左侧主干及上、下叶内分支、右肺下叶各分支、右肺中叶肺动脉栓塞；两肺肺气肿；右肺上叶尖段、前段，中叶、下叶外底段，左肺上叶、下叶背段陈旧性结核，请随访除外结核恶变或继发肿瘤可能；右侧胸腔积液；主动脉硬化；考虑肝脏多发囊肿、左肾囊肿；明确诊断肺栓塞，故急诊收住于重症医学科。病程中，患者神志不清，精神差，饮食可、睡眠差，大便如常，小便减少。

既往史：否认高血压、冠心病、糖尿病。

查体

（一）体格检查

体温 36.2℃，脉搏 129 次 / 分，呼吸 40 次 / 分，血压 131/45 mmHg；血氧饱和度 70%。神志清，精神差，查体合作，潮式呼吸，全身皮肤及口唇重度发绀，无瘀点瘀斑，无出血点，全身浅表淋巴结无肿大，颈软，无抵抗，颈静脉无充盈，气管居中，胸部外形正常，叩诊双肺呈清音，双肺呼吸音弱，双肺未闻及湿啰音、干啰音，心前区无隆起及凹陷，律齐，杂音未闻及，肝脾肋下未及，左手小鱼际处可见擦伤，双下肢无浮肿，病理征阴性。

（二）辅助检查

血常规：白细胞计数 10.6×10^9/L，中性粒细胞计数 6.60×10^9/L，平均红细胞体积 103.0 fL，单核细胞计数 0.87×10^9/L。

血凝 7 项：D- 二聚体 4.52 mg/L，抗凝血酶Ⅲ 70.20%，纤维蛋白（原）降解产物 13.13 μg/mL。

肾功 5 项（急诊）+ 心肌酶 3 项（急诊）+ 电解质 6 项（门诊）+ 肝功 8 项（急诊）：总蛋白 56.4 g/L，白蛋白 30.5 g/L，总胆红素 30.0 μmol/L，门冬氨酸转移酶 244.4 U/L，谷氨酰转肽酶 159.0 U/L，二氧化碳结合力 11.5 mmol/L，尿素 7.30 mmol/L，尿酸 481.0 μmol/L，葡萄糖（GLU）14.90 mmol/L，肌酸激酶 283.8 U/L，乳酸脱氢酶 825.5 U/L，肌酸激酶同工酶 30.3 U/L，钠 132.9 mmol/L，钙 2.04 mmol/L，磷 2.58 mmol/L，eGFR（CKD–EPI）65.66 mL/（min·1.73 m²），非结合胆红素 19.26 μmol/L。

血清肌钙蛋白 T 测定：0.055 ng/mL。

心电图：窦性心动过速，心电轴左偏，偶发室早，肢导低电压。心脏彩超：右室增大肺动脉高压（轻度）；二尖瓣、三尖瓣反流。

2020-09-28 胸部正侧位：考虑两肺间质性改变；两肺轻度肺气肿征象；考虑两肺中上野浸润性肺结核，病灶以增生、纤维化为主；考虑左肺下野局限性肺纤维化；心膈未见异常；左肺尖胸膜增厚；胸椎骨质增生。

2020-09-29 肺部 CT 高分辨率 + 肺血管 CT 成像 CTA：肺动脉左侧主干及上、下叶内分支、右肺下叶各分支、右肺中叶肺动脉栓塞；两肺肺气肿；右肺上叶尖段、前段，中叶、下叶外底段，左肺上叶、下叶背段陈旧性结核，请随访除外结核恶变或继发肿瘤可能；右侧胸腔积液；主动脉硬化；考虑肝脏多发囊肿、左肾囊肿。

诊断

（一）初步诊断

肺栓塞；呼吸衰竭；胸腔积液；肝囊肿。

诊断依据：患者为老年男性，此次以"胸闷气短 3 天，加重伴呼吸困难 7 小时"为主诉入院。既往体健，无糖尿病、高血压、冠心病病史。血常规：白细胞计数 10.6×10^9/L，中性粒细胞计数 6.60×10^9/L，平均红细胞体积 103.0 fL，单核细胞计数 0.87×10^9/L。血凝 7 项：D- 二聚体 4.52 mg/L，抗凝血酶Ⅲ 70.20%，纤维蛋白（原）降解产物 13.13 μg/mL。肾功 5 项（急诊）+ 心肌酶 3 项（急诊）+ 电解质 6 项（门诊）+ 肝功 8 项（急诊）：总蛋白 56.4 g/L，白蛋白 30.5 g/L，总胆红素 30.0 μmol/L，门冬氨酸转移酶 244.4 U/L，谷氨酰转肽酶 159.0 U/L，二氧化碳结合力 11.5 mmol/L，尿素 7.30 mmol/L，尿酸 481.0 μmol/L，葡萄糖（GLU）14.90 mmol/L，肌酸激酶 283.8 U/L，乳酸脱氢酶 825.5 U/L，肌酸激酶同工酶 30.3 U/L，钠 132.9 mmol/L，钙 2.04 mmol/L，磷 2.58 mmol/L，eGFR（CKD-EPI）65.66 mL/（min·1.73 m^2），非结合胆红素 19.26 μmol/L；血清肌钙蛋白 T 测定：0.055 ng/mL；新型冠状病毒抗体 2 项、新型冠状病毒核酸检测均阴性（2020-09-29，于急诊科）。心电图：窦性心动过速，心电轴左偏，偶发室早，肢导低电压。心脏彩超：右室增大肺动脉高压（轻度）；二尖瓣、三尖瓣反流。胸部正侧位：考虑两肺间质性改变；两肺轻度肺气肿征象；考虑两肺中上野浸润性肺结核，病灶以增生、纤维化为主；考虑左肺下野局限性肺纤维化；心膈未见异常；左肺尖胸膜增厚；胸椎骨质增生（2020-09-28，于老年干部科门诊）。肺部 CT 高分辨率 + 肺血管 CT 成像 CTA：肺动脉左侧主干及上、下叶内分支，右肺下叶各分支，右肺中叶肺动脉栓塞；两肺肺气肿。右肺上叶尖段、前段，中叶、下叶外底段，左肺上叶，下叶背段陈旧性结核，请随访除外结核恶变或继发肿瘤可能。右侧胸腔积液。主动脉硬化。考虑肝脏多发囊肿、左肾囊肿（2020-09-29，于急诊科）。

（二）鉴别诊断

急性心肌梗死：典型症状表现为胸骨后压榨性疼痛，伴恶心呕吐，也可出现胸闷气短伴呼吸困难，心电图可排除诊断。

（三）最终诊断

肺栓塞；呼吸衰竭；胸腔积液；肝囊肿；下肢深静脉血栓形成；低蛋白血症；电解质紊乱。

🩺 诊疗经过

入院完善相关检查。全血细胞分析＋全程 CRP：中性粒细胞计数 8.66×10^9/L，红细胞计数 4.00×10^{12}/L，超敏 C-反应蛋白＞10.00 mg/L，C-反应蛋白 37.73 mg/L，白细胞计数 10.0×10^9/L，淋巴细胞百分比 6.1%，中性粒细胞百分比 87.1%，血小板计数 110×10^9/L，淋巴细胞计数 0.6×10^9/L，单核细胞计数 0.7×10^9/L。

降钙素原检测：1.06 ng/mL。

肾功 5 项＋电解质 6 项＋肝功 8 项：总蛋白 44.5 g/L，白蛋白 23.6 g/L，总胆红素 27.5 μmol/L，门冬氨酸转移酶 85.0 U/L，谷氨酰转肽酶 115.0 U/L，二氧化碳结合力 20.5 mmol/L，尿素 11.70 mmol/L，钙 1.94 mmol/L，eGFR（CKD-EPI）76.44 mL/（min·1.73 m²）。

血凝 7 项：D-二聚体 44.23 mg/L，抗凝血酶 Ⅲ 61.00%，凝血酶原比率 1.23，国际标准化比值 1.24，凝血酶时间 24.60 秒，纤维蛋白原 1.43 g/L，凝血酶原活动度 65.80%，纤维蛋白（原）降解产物 142.66 μg/mL。

肿瘤 6 项：细胞角蛋白 19 片段测定 4.70 ng/mL。甲功 3 项、甲乙丙肝、人免疫缺陷病毒抗体、梅毒 2 项均阴性。

双下肢静脉彩超：双下肢大隐静脉曲张并小腿段部分节段血栓形成，右下肢深静脉血栓形成。

双下肢动脉彩超：双下肢动脉壁所见考虑动脉硬化。

入院后立即给予低分子肝素注射液 4 250 U 皮下注射抗凝治疗，分析患者目前病情危重，随诊有猝死风险，向患者家属交代患者目前病情，因患者为高危患者，建议早期行静脉溶栓治疗，并告知其相关并发症，患者家属表示选择静脉溶栓治疗，并在知情同意书上签字，故于 17：30 给予阿替普酶 50 mg，以 25 mL/h 静脉泵入溶栓治疗，过程中密切观察患者皮肤黏膜及消化道有无出血情况，于 19：30 静脉滴注完毕，患者皮肤可见少量出血瘀斑，余未见活动性出血。给予抗感染、平喘、改善循环等对症支持治疗，患者家属拒绝行下腔静脉滤网置入，患者目前病情平稳，患者及家属积极要求出院，向患者及家属交代患者出院注意事项，请示上级医师同意后 10-06 报出院。

出院情况

患者神志清，精神可，无特殊不适主诉，大小便正常。查体：体温 36.5℃，脉搏 80 次 / 分，呼吸 20 次 / 分，血压 123/60 mmHg，血氧饱和度 99%（鼻导管吸氧 2 L/min）。全身皮肤及口唇无发绀，无瘀点、瘀斑，无出血点，全身浅表淋巴结无肿大，颈软，无抵抗，颈静脉无充盈，气管居中，胸部外形正常，叩诊双肺呈清音，双肺呼吸音弱，双肺未闻及湿啰音、干啰音，心前区无隆起及凹陷，心律齐，杂音未闻及，肝脾肋下未及，左手小鱼际处可见擦伤，双下肢无浮肿，病理征阴性。

讨论

肺栓塞是由体循环栓子阻塞肺动脉及其分支引起的严重疾病，常源于下肢深静脉血栓。其症状多样，包括呼吸困难、胸痛、咯血等，病情危急，需迅速诊断。

（一）临床诊疗思路

首先，通过症状、体征及 D- 二聚体、CT 肺动脉造影等辅助检查确诊。在治疗方面，轻症患者以抗凝为主，防止血栓再形成和复发；重症患者则需溶栓治疗，必要时手术取栓。同时，维持生命体征稳定，给予呼吸支持。

（二）经验教训

早期诊断、早期干预是降低病死率的关键。加强高危人群的筛查与预防，如长期卧床、手术后患者等，使用抗凝药物或机械预防措施。治疗方案需个体化，综合考虑患者病情、年龄、基础疾病等因素。

（三）治疗方案

综合抗凝、溶栓、手术取栓等多种手段，确保患者得到及时、有效的治疗。同时，加强患者教育，提高自我管理能力，预防复发。

（蔺　雪）

病例 ② 肺栓塞②

基本信息

姓名：×××　　性别：女　　年龄：70 岁

主诉：间断气喘、气憋 20 余日，加重 1 周。

现病史：2018 年 5 月中旬开始逐渐出现气喘、气憋症状，活动后加重，偶有咳嗽，近一周感上述症状加重，为进一步诊治于 2018-06-05 晚间就诊于急诊科，此次发病有受凉感冒史，体温正常，在家中口服感冒药物效果不佳。

既往史：无高血压、糖尿病、冠心病史。

查体

（一）体格检查

血压 116/82 mmHg，心率 118 次 / 分，体温 36.6℃，呼吸 22 次 / 分，血氧饱和度（未吸氧）95%；神志清，精神欠佳，口唇无发绀，双肺呼吸音粗，未闻及干湿性啰音，心律齐，三尖瓣听诊区可闻及杂音，腹部未见异常，双下肢无水肿。

（二）辅助检查

血球分析：中性粒细胞百分比 79%。

生化指标：二氧化碳结合力 19.8 mmol/L，肌酸激酶正常，乳酸脱氢酶及 CK-MB 轻度升高，D-二聚体轻度升高。

双肺 CT：双肺上叶舌段小结节，并局限性钙化；主动脉及左侧冠状动脉钙。

心脏超声：右心系统比例增大，三尖瓣大量反流，肺动脉高压（中度）。

心电图：窦性心动过速。

诊断

初步诊断：支气管感染；肺栓塞。

最终诊断：肺栓塞。

诊疗经过

患者入院后请相关科室会诊后，建议完善双肺 CTA 检查，除外肺栓塞，但因患者 D-二聚体无明显升高，向家人说明情况后患者暂不考虑完善此检查，认为患者为受凉感冒所致，要求门诊给予抗感染对症治疗；因患者血中性粒细胞在 80% 左右，故给予左氧氟沙星、多索茶碱静脉滴注后离院，但患者回家后突发呼吸困难加重，随后拨打急救电话，出诊接回，给予气管插管、心肺复苏，抢救无效后报病故。

讨论

急性肺栓塞是一种较为凶险的疾病，是指内源性或外源性栓子堵塞肺动脉主干或其分支引起的急性肺循环障碍综合征。其发病率仅次于冠心病及高血压，死亡率居第三位，仅次于肿瘤及心肌梗死。本病不能治愈，如栓子较大，病情凶险，死亡率高。及早进行治疗者，可缓解症状，挽救生命，如原发病不能消除，预后一般，容易复发。肺动脉栓塞包括血栓栓塞、脂肪栓塞、空气栓塞、羊水栓塞等，其中以肺血栓栓塞最常见。患者出现以肺循环和呼吸功能障碍为主的临床表现，如呼吸困难、胸痛、发绀、咯血等，严重者可猝死。急性肺栓塞是常见的三大致死性心血管疾病之一，发病率高，漏诊率和误诊率均高，且预后较差。

（一）症状表现

本病的临床症状缺乏特异性，主要取决于栓子的大小、数量以及栓塞的部位、患者是否存在其他基础疾病。较小的栓子可能无明显的临床症状，较大的栓子可引起呼吸困难、胸痛、咯血、发绀、烦躁不安、晕厥、猝死等症状。有时晕厥可能是急性肺栓塞唯一或首发的症状。

（二）诊断依据

急性肺动脉栓塞患者多有肺栓塞或深静脉血栓病史，或者过去4周内有手术或制动史，有呼吸困难、胸痛、晕厥、烦躁不安、咯血等典型表现。体格检查有呼吸急促、心动过速、颈静脉充血或搏动、肺部可闻及哮鸣音和细湿啰音等体征。肺动脉造影观察到栓子，可以明确诊断。血浆D-二聚体正常基本可排除本病。

（三）治疗

急性肺栓塞的治疗是为了抢救生命并使疾病稳定，使肺血流再通，同时防止进展为慢性肺栓塞。对于疑诊或者确诊急性肺栓塞的患者，应该严密监测呼吸、心率、血压、心电图以及动脉血气分析的变化。为防止栓子再次脱落，患者须保持绝对卧床休息，避免用力和情绪激动，保持大便通畅，适当给予止痛、镇咳、镇静等对症处理。急性期使用抗凝治疗和溶栓治疗，以纠正右心功能不全和低血压为主体，同时纠正低氧血症、止痛和抗心律失常。当内科治疗难以奏效时，可选择介入治疗或外科治疗。

参考文献

［1］葛均波，徐永健，王辰. 内科学［M］. 北京：人民卫生出版社，2018.

［2］许铁，张劲，徐峰. 急救医学［M］. 南京：东南大学出版社，2019.

［3］唐学杰. 急诊医学－高级医师进阶［M］. 北京：中国协和医科大学出版社，2016.

（张　伟）

病例 ③ 鹦鹉热衣原体肺炎

基本信息

姓名：×××　　性别：男　　年龄：53 岁

主诉：反复发热 6 日。

现病史：患者于 2022-01-27 受凉后出现咽痛、咳嗽，活动后呼吸困难，自测体温高于正常值，具体数值不详，自行服用快克、连花清瘟胶囊、臣功再欣等药物，体温间断可正常，但仍有发热，体温多在 38.8℃左右。病程中，患者神志清、精神差，无头晕、头痛，有恶心、呕吐，无咯血、咳粉红色泡沫样痰，无端坐呼吸及夜间阵发性呼吸困难，饮食一般，睡眠欠佳，大小便正常，近期体重未见明显变化。

既往史：舞蹈病。

查体

（一）体格检查

体温 38.7℃，脉搏 128 次/分，呼吸 22 次/分，血压 130/80 mmHg，全身皮肤黏膜未见黄染及出血，口唇发绀，咽部充血，左肺语颤增强，左肺叩浊音，左肺呼吸音较右肺明显减弱，左肺可闻及少许湿啰音，心律齐，各瓣膜区听诊未闻及病理性杂音，腹软，无压痛及反跳痛，肝脾肋下未触及，双下肢无水肿。

（二）辅助检查

2022-02-02门诊胸片检查（图2-1）提示：左肺上叶大叶性肺炎；左侧胸膜增厚粘连。

C-反应蛋白测定+全血细胞分析：超敏-CRP > 10 mg/L、C-反应蛋白147.27 mg/L、白细胞计数12.3×10⁹/L、淋巴细胞计数0.44×10⁹/L、中性粒细胞计数11.66×10⁹/L、淋巴细胞百分比3.6%、中性粒细胞百分比94.7%；血沉26 mm/h，入院后指尖血氧饱和度88%（未吸氧条件下）。

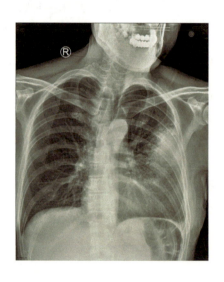

图2-1 2022-02-02 门诊胸片检查

📑 诊断

（一）初步诊断

社区获得性肺炎；呼吸衰竭；舞蹈病。

（二）鉴别诊断

（1）支气管哮喘：患者既往有支气管哮喘病史，且发病年龄较早，呈呼气性呼吸困难，双肺可闻及哮鸣音，无大量湿啰音，无双下肢水肿表现，局部使用解痉药物可好转，本例与此不符，可排除。

（2）心源性哮喘：常见左心衰竭，多有高血压、冠心病、风心病和二尖瓣狭窄病史和体征，多有阵发性呼吸困难，伴咯粉红色泡沫样痰，两肺可闻及广泛的湿啰音和哮鸣音，左心界扩大，心率增快，心尖部闻及奔马律。X 线可见心脏增大，肺瘀血征。患者临床症状和体征不支持，可排除。

（三）最终诊断

鹦鹉热衣原体肺炎；呼吸衰竭；舞蹈病。

🩺 诊疗经过

患者入院后测降钙素原 4.56 ng/mL；心脏彩超未见异常。肺部高分辨率 CT（双源，图 2-2）：左肺上叶炎症、并大叶性肺炎；左肺下叶局灶炎症；纵隔内淋巴结增多、轻度增大；左侧胸腔积液；两肺肺气肿、右肺下叶后外带一局灶肺大疱灶；轻度脂肪肝样变；慢性肝损害待排；所示考虑肝脏小囊肿；所示甲状腺左侧叶内密度稍欠均匀、建议结合病史、超声随诊。

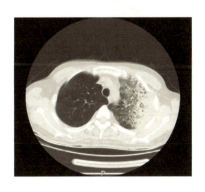

图 2-2 入院后肺部 CT

治疗上予以抗感染、平喘、化痰等对症支持治疗后，患者仍间断发热，指尖血氧饱和度维持在 85% ～ 89%。

转入重症监护，给予抗感染、抗病毒、平喘、化痰、保肝、脏器功能支持等对症治疗，并予以经鼻高流量辅助通气，间断予以人血白蛋白输注以纠正低蛋白血症，给予低分子肝素皮下注射以抗凝。患者持续发热，完善宏基因检测提示感染人疱疹病毒4型（EB病毒）、鹦鹉热衣原体。追问病史：患者发病前有逛禽类市场。调整抗感染药物为更昔洛韦加多西环素，并予肠内营养、间断机械辅助排痰。

出院情况

患者神志清，精神状况尚可，饮食较前有所好转，无发热，无咳嗽、咳痰，昨日入量1 850.4 mL，出量1 400 mL。查体：体温36.4℃，脉搏82次/分，呼吸22次/分，指尖血氧饱和度94%，全身皮肤黏膜未见黄染及出血，口唇无发绀，咽部无充血，双肺呼吸音粗，左上肺可闻及少量痰鸣音，心律齐，各瓣膜区听诊未闻及病理性杂音，腹软，无压痛及反跳痛，肝脾肋下未触及，双下肢无水肿，2022-03-10复查CT见图2-3。

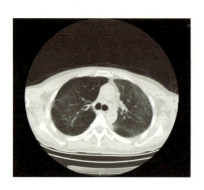

图2-3　2022-03-10复查CT

讨论

鹦鹉热衣原体肺炎由鹦鹉热衣原体感染引起，主要通过接触携带病原体的鸟类及其排泄物传播。症状包括高热、寒战、咳嗽、肌痛等，易与流感混淆。诊断需结合临床表现、接触史及实验室检测。

临床诊疗思路：首先，详细询问患者接触史，考虑鹦鹉热可能；其次，进行血常规、胸部 CT 等检查辅助诊断；最后，通过病原学检测确诊。治疗上，首选四环素类抗生素，如多西环素、米诺环素，疗程 2 ~ 3 周。重症患者需联合其他抗生素及支持治疗。

经验教训：加强公众对鹦鹉热的认识，避免接触野生或不明来源的鸟类。饲养宠物鸟时应做好防护和消毒。早期诊断和治疗对预后至关重要。

治疗方案：综合使用抗生素、支持治疗等措施，确保患者充分休息，避免复发。

（尤伟艳）

病例 ④ 重症肺炎

基本信息

姓名：×××　　性别：女　　年龄：78 岁

主诉：间断咳嗽、咳痰、胸痛伴发热 14 天。

现病史：患者自 2022-02-21 出现咳嗽、咳青色黏痰，伴左侧胸痛和发热，体温最高达 40.0℃，症状未见明显缓解，当地医院予抗感染、化痰、退热等治疗后，病情仍持续加重，转入重症医学科，查肺部 CT（2022-02-23）示：左侧乳腺癌术后改变，左肺上叶新发实变，左侧胸膜增厚并少量胸腔积液；双肺多发小结节影，原"左肺上叶磨玻璃结节影"因左肺实变掩盖显示不清，建议密切随诊；双肺支气管轻度扩张，两肺散在纤维索条灶。肺部 CT（2022-03-05）示：右肺中叶肺动脉栓塞，建议短期复查；双肺感染、双侧胸腔积液及右侧叶间裂积液。BNP 1 048.58 pg/mL，降钙素原 0.06 ng/mL。因患者病情危重，建议转院，急诊以"肺炎"收住重症医学科病区。病程中，患者神志清，精神差，气喘貌，无头晕、头痛，无恶心、呕吐，有左胸疼痛，无腹痛、腹泻，留置尿管，大便未解，近期体重无变化。

既往史：慢性胆囊炎病史，既往曾行乳腺癌手术。无高血压、冠心病、糖尿病、脑梗死病史。

查体

（一）体格检查

体温 38.0℃，脉搏 102 次 / 分，呼吸 35 次 / 分，血压 190/92 mmHg，血氧饱和度 81%（呼吸机氧浓度 60%），神志清，精神差，气喘貌，左侧乳腺缺如，双肺呼吸音粗，双肺可闻及散在的湿性啰音，律齐，心音可，腹平软，无压痛、反跳痛，肠鸣音正常，四肢肌力正常，双侧病理征未引出，双下肢无水肿。

（二）辅助检查

肺部 CT（2022-02-23）示：左侧乳腺癌术后改变，左肺上叶新发实变，左侧胸膜增厚并少量胸腔积液；双肺多发小结节影，原"左肺上叶磨玻璃结节影"因左肺实变掩盖显示不清，建议密切随诊；双肺支气管轻度扩张，两肺散在纤维索条灶。

肺部 CT（2022-03-05）示：右肺中叶肺动脉栓塞，建议短期复查；双肺感染、双侧胸腔积液及右侧叶间裂积液。BNP 1 048.58 pg/mL，降钙素原 0.06 ng/mL。

诊断

（一）初步诊断

肺炎；肺栓塞；呼吸衰竭；支气管扩张伴感染。

诊断依据：患者以间断咳嗽、咳痰、胸痛伴发热 14 天为主诉入院。查体：体温 38.0℃、血压 190/92 mmHg，血氧饱和度 81%，神志清，精神差，气喘貌，左侧乳腺缺如，双肺呼吸音粗，双肺可闻及散在的湿性啰音，肺部 CT（2022-03-05）示：右肺中叶可疑肺动脉栓塞，建议短期复查；双肺感染、双侧胸腔积液及右侧叶间裂积液。

（二）鉴别诊断

（1）支气管哮喘：患者既往有支气管哮喘病史，且发病年龄较早，呈呼气性呼吸困难，双肺可闻及哮鸣音，无大量湿啰音，无双下肢水肿表现，局部使用解痉药物可好转，本例与此不符，可排除。

（2）心源性哮喘：常见左心衰，多有高血压、冠心病、风心病和二尖瓣狭窄病史和体征，多有阵发性呼吸困难，伴咯粉红色泡沫样痰，两肺可闻及广泛的湿啰音和哮鸣音，左心界扩大，心率增快，心尖部闻及奔马律。X 线可见心脏增大，肺瘀血征。患者临床症状和体征不支持，可排除。

（3）主动脉夹层：胸痛一开始即达高峰，常放射到背、肋、腹、腰和下肢，两上肢的血压和脉搏可有明显差别，可有下肢暂时性瘫痪、偏瘫和主动脉瓣关闭不全的表现，二维超声心动图检查、X 线或主动脉 CTA 显像有助于诊断。本例无上述特点，暂不考虑。

（三）最终诊断

重症肺炎；革兰阴性细菌性肺炎；急性呼吸窘迫综合征；呼吸衰竭；肺栓塞；支气管扩张伴感染；低蛋白血症；高血压；贫血；电解质紊乱；低钾血症；低磷血症；低钙血症；肠道菌群失调；营养不良。

🩺 诊疗经过

患者入院后完善相关检查。

2022-03-07 肺炎支原体 IgM 抗体 0.09S/CO。甲乙丙肝（定量分析）：乙肝表面抗体 20.800 mIU/mL，乙肝核心抗体 4.19 IU/mL，结核菌涂片检查找抗酸杆菌未找到，白介素 -6 为 45.64 pg/mL。2022-03-07 细胞角蛋白 19 片段测定 +CA153+CA199+CA724+ 鳞状细胞癌相关抗原测 +AFP+CEA+CA125：糖类抗原 12-5 46.48 U/mL，细胞角蛋白 19 片段测定 4.54 ng/mL。2022-03-07 流感病毒 2 项甲型流感病毒检测阴性，乙型流感病毒检测阴性，真菌 -D 葡聚糖检测 < 37.50 pg/mL，传染病四项筛查未

见明显异常。心电图检查窦性心动过速，下壁异常 Q 波，ST-T 改变。2022-03-07 胸部正位：考虑两肺炎症改变，建议治疗后复查；心膈未见异常；考虑左肺肺尖胸膜增厚。入院立即行呼吸机辅助通气，同时予莫西沙星联合哌拉西林他唑巴坦抗感染、奥司他韦抗病毒治疗，予化痰、平喘、抗凝、控制血压、补充益生菌、改善肠道功能等对症治疗，患者氧合指数持续下降，呼吸困难加重。

2022-03-08 气管插管机械通气，患者呼吸状况差，持续氧合指数小于 100，考虑暂不能脱机拔管，积极调整抗感染治疗，并联合俯卧位通气，并依据病原体宏基因检测及痰培养给予调整抗感染治疗，并行纤维支气管镜检查联合俯卧位通气改善氧合，予积极补充白蛋白、纠正电解质紊乱、营养支持等对症治疗，经治疗后患者氧合指数逐渐上升，病情稍有稳定，此后依据患者情况及培养结果等调整抗感染治疗，目前患者暂不能脱离呼吸机。

2022-03-15 行暂时性气管造口术。肠道功能稍差，反复腹胀不适，肠内外联合营养支持。

2022-04-08 开始予间断脱机，脱机时间逐渐延长，加强患者气道湿化。

2022-04-16 停用呼吸机辅助通气，拔除尿管后嘱患者下床适量活动，进行肺功能锻炼，嘱患者主动咳嗽，咳痰能力较好，痰液较黏稠，偶可吸出痰痂，加强患者气道管理和吸痰护理，加强气道雾化，予湿化气道、扩张支气管和化痰等处理。

2022-04-26 全血细胞计数＋五分类：红细胞计数 3.27×10^{12}/L，血红蛋白 93 g/L，血细胞比容 0.289 L/L，红细胞分布宽度 18.8%。2022-04-26 肾功 5 项（急诊）＋肝功 8 项（急诊）＋电解质 6 项（急诊）：谷氨酰转肽酶 47.0 U/L，二氧化碳结合力 30.7 mmol/L，肌酐 43.3 μmol/L，尿酸 142.8 μmol/L，钠 130.8 mmol/L，氯 96.3 mmol/L。2022-04-26 胸部正位：考虑左心室增大；考虑两肺弥漫性肺纤维化；考虑左肺上野浸润性肺结核，局限性炎症不除外，建议复查；双膈未见异常。给予拔除气管切开套管，拔管后患者自主咳嗽能力可，氧饱和度正常，生命体征平稳，无发热、呼吸困难表现，感染指标不高，胸片较前改善明显，交代出院注意事项后给予报出院。

出院情况

患者神志清，精神可，间断雾化，持续吸氧，自主进食，大小便正常。体温 36.6℃，脉搏 84 次 / 分，呼吸 19 次 / 分，血压 113/59 mmHg，血氧饱和度 100%，左侧乳腺缺如，双肺呼吸音粗，双肺可闻及少许散在的湿性啰音，心律齐，心音可，腹平软，腹部皮疹已消退，无压痛、反跳痛，肠鸣音正常，四肢肌力正常，双侧病理征未引出，四肢无水肿。

讨论

重症肺炎是一种严重的肺部感染性疾病，其特点在于病情进展迅速，易导致呼吸衰竭、多器官功能障碍等严重并发症。其常见病因包括细菌、病毒、真菌等多种病原体感染，以及免疫系统受损、基础疾病等因素。

（一）临床诊疗思路

初步评估：通过患者症状、体征及病史进行初步评估，判断病情严重程度。

（二）辅助检查

进行血常规、炎症标志物、胸部影像学及病原学检查，以明确诊断并评估病情。

综合治疗：根据病原体类型及病情严重程度，采取抗生素、抗病毒、抗真菌等药物治疗，同时给予氧疗、机械通气等呼吸支持治疗，以及营养支持、纠正电解质紊乱等支持治疗。

（三）经验教训

早期识别与干预：重症肺炎病情进展迅速，早期诊断和及时干预对于改善患者预后至关重要。

个体化治疗：根据患者病情、病原体类型及基础疾病等因素，制定个体化治疗方案，提高治疗效果。

多学科协作：重症肺炎的治疗需要多学科协作，共同制定治疗方案，确保患者得到全面、有效的治疗。

（四）治疗方案

治疗方案应综合考虑患者的具体情况，包括病因治疗、对症治疗、支持治疗等多个方面。具体治疗方案应由专业医师根据患者病情制定，并在治疗过程中根据病情变化及时调整。

（尤伟艳）

病例 5

重症肺炎、肺脓肿

基本信息

姓名：×××　　性别：男　　年龄：55 岁

主诉：间断发热 1 周，加重伴呼吸困难 3 日。

现病史：患者家属代诉患者于 2024-04-18 于外院骨科住院期间受凉后出现咳嗽、咳痰，灰红色痰，伴发热，最高体温 38.5℃，口服退热药物后体温正常，于 2024-04-21 再次出现发热，最高体温 39.0℃，伴呼吸困难。积极完善肺 CT：双肺散在炎症并提示右下肺叶脓肿形成，建议治疗后复查；两肺多发小结节，部分考虑炎性结节，与 2024-04-12 图像比较部分结节增多；两肺散在条索状。考虑患者病情较重，转入 ICU 进一步治疗，予以美罗培南（1.0 g，q8h）抗感染、高流量氧疗等对症治疗，效果差，仍持续发热，出现休克，患者家属为求进一步治疗要求转院，急诊以"感染性休克"收住重症医学科，病程中，患者神志清、精神差，饮食入眠差，咳嗽、咳痰，无恶心、呕吐不适，双下肢无水肿。

既往史：高血压、冠心病、脑梗死病史。

查体

（一）体格检查

体温 38.2℃，脉搏 86 次 / 分，呼吸 30 次 / 分，

血压 75/45 mmHg，全身皮肤黏膜未见黄染及出血，口唇发绀，咽部充血，双肺呼吸运动对称，双侧胸廓对称，双肺语颤对称，双肺呼吸音弱，双肺可闻及湿啰音，心率 86 次 / 分，律齐，各瓣膜区听诊未闻及病理性杂音，腹软，无压痛及反跳痛，肝脾肋下未触及，双下肢无水肿，未引出病理征。

（二）辅助检查

肺 CT：双肺散在炎症并提示右下肺叶脓肿形成，建议治疗后复查；两肺多发小结节，部分考虑炎性结节，与 2024-04-12 图像比较部分结节增多；两肺散在条索状。

2024-04-24 血气分析（60）+ 血气（乳酸）+ 血气（钾钠钙）：二氧化碳分压 22.00 mmHg，氧分压 37.00 mmHg，动脉血氧饱和度 73.00%，实际碳酸氢根 14.90 mol/L，标准碳酸氢盐 18.50 mmol/L，总血红蛋白 11.20 g/dL，血细胞比容 36.00 L/L，乳酸 2.10 mmol/L，缓冲碱（BB）–7.60 mmol/L，碱剩余（BE）–9.30 mmol/L，二氧化碳总量 15.60 mmol/L，钾 3.40 mmol/L，钠 128.00 mmol/L，钙 0.92 mmol/L。

2024-04-25 C- 反应蛋白 + 全血细胞计数＋五分类：红细胞计数 4.22×10^{12}/L，C- 反应蛋白 177.77 mg/L，白细胞计数 17.7×10^{9}/L，淋巴细胞计数 0.30×10^{9}/L，中性粒细胞计数 17.02×10^{9}/L，淋巴细胞百分比 1.7%，中性粒细胞百分比 96.3%，血细胞比容 0.376 L/L，血小板计数 66×10^{9}/L，平均血小板体积 13.2 fL，血小板压积 0.087%，单核细胞百分比 1.7%，嗜酸性细胞百分比 0.30%。

2024-04-25 血浆 D- 二聚体 + 凝血功能筛查：凝血酶时间 13.50 秒，纤维蛋白原 5.99 g/L，D- 二聚体 5.50 mg/L。

2024-04-25 肾功 5 项（急诊）+ 肝功 8 项（急诊）+ 电解质 6 项（急诊）+ 心肌酶 3 项（急诊）：总蛋白 60.6 g/L，白蛋白 27.1 g/L，白球比 0.8 g/L，总胆红素 29.6 μmol/L，二氧化碳结合力 19.6 mmol/L，尿素 22.50 mmol/L，肌酐 325.8 μmol/L，葡萄糖（GLU）2.71 mmol/L，钾 2.75 mmol/L，钠 136.8 mmol/L，钙 1.98 mmol/L，eGFR（CKD-EPI）16.02 mL/（min·1.73 m²）。

2024-04-25 血清肌钙蛋白 T 0.123 ng/mL。2024-04-25 B 型脑利钠肽前体测定：钠尿肽（NT-proBNP）547.0 pg/mL。

📋 诊断

（一）初步诊断

重症肺炎；肺脓肿伴有肺炎；呼吸衰竭；急性呼吸窘迫综合征；感染性休克；脓毒血症；急性肾功能不全；电解质紊乱；肝功能不全；低蛋白血症；营养不良；营养风险；高血压。

诊断依据：患者中年男性，此次以"发现腹膜后血肿 1 日"为主诉入院，体温37℃，脉搏 140 次 / 分，呼吸 23 次 / 分，血压 121/60 mmHg，氧饱和度 80%，患者神志较差，颜面口唇略发绀，双侧颈静脉无充盈，双肺下野呼吸音减弱，可闻及少量湿性啰音。

（二）鉴别诊断

（1）干酪性肺炎：肺结核常有较长一段时间的低热、盗汗，痰中可找到抗酸杆菌，痰培养可有结核菌生长。结核菌素试验可呈阳性。X 线或胸部 CT 检查显示肺结核病灶多在两肺上叶的尖后段和下叶的背段，可形成空洞和周围卫星灶，病灶久不消散。本病例为急性起病，不具备上述特点，故肺炎的可能性为大。但是，如果抗生素治疗后体温无明显下降，肺内病灶不吸收，可进一步行结核菌素试验、痰抗酸杆菌检查，排除结核的可能。

（2）肺癌：少数周围型肺癌 X 线影像颇似肺炎，CT 检查常可显示明确的块影。这类患者无肺炎的全身毒血症状，外周血 WBC 计数正常，与本例的疾病特点不符合。但是，中心型肺癌可引起阻塞性肺炎，因此，当患者体温降至正常后，行支气管镜检查以排除肺癌阻塞引起的肺炎。

（3）其他疾病：肺炎表现有胸痛或胸腔积液时需与肺梗死、结核性胸膜炎等鉴别。肺梗死患者表现为突发胸闷、胸痛、呼吸困难，部分患者可出现咯血痰。常见于下肢深静脉血栓形成、长期卧床、口服避孕药等患者。多表现为肝大，颈静脉怒张，胸、腹水等右心功能不全体征。胸部 X 线片可见典型的楔形影，肺动脉 CTA 及 D- 二聚体检测有助于诊断，本例患者无上述特点，可排除。

（三）最终诊断

重症肺炎；肺脓肿伴有肺炎；呼吸衰竭；急性呼吸窘迫综合征；感染性休克；脓毒血症；急性肾功能不全；电解质紊乱；肝功能不全；低蛋白血症；营养不良；营养风险；高血压。

诊疗经过

入院后积极完善相关检查。治疗上积极给予抗感染、平喘、化痰、抑酸、呼吸机辅助呼吸等对症支持治疗，患者目前病情相对平稳，因患者肺脓肿治疗周期较长，建议回当地医院继续给予抗感染治疗，向患者及家属交代出院注意事项及后期治疗方案，可报出院。

出院情况

神志清，精神尚可，咳嗽、咳痰气喘较前明显好转，鼻导管吸氧，目前氧合尚可。查体：体温 36.8℃，脉搏 76 次 / 分，呼吸 18 次 / 分，血压 119/56 mmHg，氧饱和度 94%（鼻塞吸氧 2 L/min）。全身皮肤黏膜及巩膜未见黄染，无出血，全身浅表淋巴结无肿大，眼睑及颜面部无水肿，双侧呼吸音弱，两肺底呼吸音未及，可闻及少量湿啰音，无胸膜摩擦音，心率 84 次 / 分，律齐，未及病理性杂音，腹软，肝脾肋下未及，无压痛及反跳痛，双下肢无水肿。

讨论

重症肺炎是肺炎的严重阶段，常伴呼吸衰竭、多器官功能障碍。病因多样，包括细菌、病毒等感染。症状严重，如高热、呼吸困难等。

诊疗思路：早期诊断，评估病情严重程度，明确病原体，综合治疗。包括抗生素、呼吸支持、液体管理、营养支持等方式。

经验教训：早期识别、及时干预至关重要，个体化精准治疗提高疗效。

治疗方案：根据病原体选择抗生素，结合呼吸支持、液体管理、营养支持等综合措施。

肺脓肿是肺组织的化脓性病变，常由多种病原体引起。症状包括高热、咳嗽、咳大量脓臭痰等。

诊疗思路：明确病原体，积极抗感染，加强痰液引流。内科治疗无效时考虑外科手术治疗。

经验教训：行及时有效的抗感染治疗，结合痰液引流，减少并发症。

治疗方案：抗菌药物应用、体位引流、对症治疗和外科治疗。根据痰培养及药敏试验选择敏感抗生素，疗程需足够长，直至临床症状和影像学表现完全消失。

（蔺　雪）

病例 ⑥ 细菌性肺炎

基本信息

姓名：×××　　性别：男　　年龄：62 岁

主诉：黑便 2 次，伴双下肢水肿、腹胀 5 天。

现病史：患者 2020-01-09 左右饮酒后出现排黑色糊状便两次，量 300 ~ 400 g，伴头晕、乏力、纳差，自测血压 80/50 mmHg，患者未在意，一周后出现下腹胀及双下肢水肿，水肿部位从双侧脚踝逐渐延及膝盖及双侧大腿，呈凹陷性水肿，且呈持续加重，以"肝硬化"收住消化内科。病程中，患者神志清，精神尚可，饮食入眠欠佳。入院后肺部 CT 示双肺散在炎症，后转入重症医学科治疗。

既往史：2018 年因布氏菌病脊柱炎，口服多西环素片，一日两次，一次一片；利福平胶囊 4 粒，一日一次；治疗周期 6 个月。此后间断诉腰痛自行间断口服上述药物，近 2 周再次因腰痛自行口服多西环素、利福平等；有长期大量饮酒史（200 g/d，20 余年）；否认高血压、糖尿病及其他传染病病史。

查体

（一）体格检查

体温 36.7 ℃，脉搏 80 次 / 分，呼吸 21 次 /

分，血压 100/62 mmHg。贫血貌，颈前区可见散在蜘蛛痣，双手大小鱼际肌可见肝掌，双肺呼吸音粗，未闻及干湿性啰音；心律齐，心前区未闻及病理性杂音。腹部膨隆，呈蛙状腹，无腹壁静脉曲张；腹软，全腹无压痛及反跳痛，墨菲征阴性，肝脾触诊不满意；肝、肾区无叩击痛，移动性浊音阳性；听诊肠鸣音 4 次 / 分。双下肢胫前可见色素沉着，双下肢重度凹陷性水肿。

（二）辅助检查

2020-01-21 腹部彩超：肝脏弥漫性病变并结节样改变，符合肝硬化声像改变，建议密切观察；胆囊壁稍厚、毛糙胆囊多发结石胆囊内胆汁淤积；脾稍大；腹腔大量积液（9.3 cm）。

2020-01-22 胸部 CT：见图 2-4。

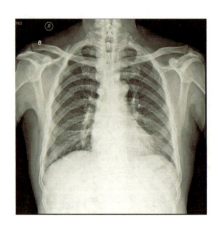

图 2-4　2020-01-22 胸部 CT

诊断

（一）初步诊断

肝硬化；腹腔积液；羊布氏杆菌病；布氏菌病脊柱炎；胆囊结石。

（二）鉴别诊断

（1）原发性胆汁性肝硬化：多见于中年女性，起病缓慢，以皮肤瘙痒和黄疸为主要症状，自身抗体 AMA 和 AMA-M2 为阳性。体检可有肝脾大。必要时可进一步行肝穿以明确。

（2）原发性硬化性胆管炎：症状有乏力、瘙痒与黄疸。在发生胆管狭窄时可有继发性细菌性胆管炎，表现为上腹痛、发热、黄疸，晚期有消瘦、腹腔积液、食管胃底静脉曲张及肝性脑病，体检半数有肝大、脾大、黄疸、黄疣及皮肤色素沉着。自身抗体 pANCA 多为阳性。可进一步行 MRCP 或肝穿以明确。

（3）药物性肝炎：黄疸通常于服用肝损药物 1 ~ 4 周后出现，可同时伴有发热、皮疹及皮肤瘙痒。停药后多可缓解，再度用药时黄疸再发。必要时可进一步行肝穿以明确。

（三）最终诊断

重症肺炎；细菌性肺炎；Ⅰ型呼吸衰竭；急性呼吸窘迫综合征；肝硬化；重度贫血；低蛋白血症；腹腔积液；羊布氏杆菌病；布氏菌病脊柱炎；胆囊结石；电解质代谢紊乱。

🩺 诊疗经过

患者入院后完善相关检查。B 型钠尿肽测定、自身免疫抗体 7 项、抗肝抗原抗体组合 9 项、梅毒 2 项、艾滋、腹腔积液一般细菌培养、呼吸道感染病原体、甲乙流感病毒均未见明显异常。腹腔积液肿瘤六项：细胞角蛋白 19 片段测定 8.67 ng/mL。流感病毒 2 项正常。全血细胞分析白细胞计数 2.1×10^9/L，血红蛋白 62 g/L，血小板计数 54×10^9/L。肝功：总蛋白 50.2 g/L，白蛋白 24.6 g/L，谷氨酰转肽酶 336.0 U/L。

2020-01-26 肺部 CT 高分辨率（双源，图 2-5）：双肺散在炎症，双肺肺气肿，双侧胸腔积液；心脏增大，主动脉及冠状动脉硬化；脂肪肝，肝左叶小囊肿；肝硬化，脾大，腹腔积液；胆囊多发结石。予以利尿、腹腔穿刺、纠正低蛋白血症等对症治疗，升级为莫西沙星联合泰能抗感染，同时予以止咳化痰、纠正低蛋白血症、人免疫球蛋白增强抵抗力，予无创呼吸机辅助通气配合欠佳，开放气道呼吸机辅助通气，氧合指数86，予俯卧位通气，保护性肺通气，同时间断肺复张，予积极纠正内环境紊乱、营养支持、间断补充人血白蛋白、低分子肝素抗凝预防血栓形成对症治疗，经治疗后患者一般情况逐渐好转，氧合指数持续升高，呼吸循环逐渐稳定，拔除气管插管后生命体征平稳。

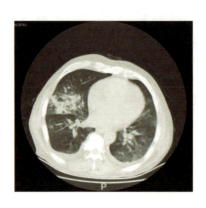

图 2-5 2020-01-26 肺部 CT

📋⁺ 出院情况

患者神志清，精神可，体温正常，呼吸稳定，无明显不适主诉。

📖 讨论

细菌性肺炎是由细菌感染引起的肺部炎症，主要由肺炎链球菌引起，金黄色葡萄球菌、溶血性链球菌、流感嗜血杆菌等也是常见病原体。目前细菌性肺炎出现一些新特点，包括病原谱变迁，特别是医院内肺炎 G⁻ 杆菌比率显著上升，肺炎链球菌虽然在社区获得性肺炎病原体中仍占主导地位，但临床表现多趋于不典型。细菌耐药率增高，所谓"难治性"肺炎屡见不鲜，尤其在儿童、老年人和免疫抑制患者中病死率极高。

临床表现：患者多为青壮年，起病急，常有寒战高热、胸痛、咳嗽、咳铁锈色痰等症状。

并发症：大叶性肺炎并发症较少，但重症病例可能发生感染性休克，致死率高。小叶性肺炎并发症较多且危险性大，如脓毒血症、肺脓肿和脓胸等。

治疗：早期给予抗生素治疗，加强支持治疗和及时处理并发症是关键。

预防：提高病原学诊断水平，合理应用抗生素，避免耐药菌出现，同时改善支持治疗是肺炎临床处理方面迫切需要强调和解决的问题。

（尤伟艳）

病例 **7** 肺源性心脏病

基本信息

姓名：×××　　性别：男　　年龄：84岁

主诉：纳差、乏力1周，加重伴呼吸困难2天。

现病史：患者于1周前无明显诱因出现纳差，伴有头晕、恶心及乏力不适，于2天前患者不能经口进食，自觉全身乏力明显，并出现气促，伴有咳嗽、咳痰，痰量少而黏稠不易咳出，今日凌晨5时左右被家人发现患者在家中倒地不起，呼之可睁眼，不能对答，无大小便失禁，由救护车急诊送入院，急诊科监测血氧饱和度为40%，立即予以经口气管插管呼吸机辅助呼吸收入院。病程中，患者意识不清，精神差，近两月食欲、食量差，大便便秘，小便正常，近期体力较前明显下降，有消瘦，体重未测。

既往史：原发性高血压史10余年，间断服药，脑梗死病史遗留右侧肢体肌力下降，未服药治疗；患有高脂血症病史5年余，未用药。慢性阻塞性肺疾病病史，长期饮酒、吸烟，已戒烟20年。

查体

（一）体格检查

神志昏迷，呼吸急促，病危面容，经口气

管插管接呼吸机辅助呼吸，体温 38.5℃，脉搏 129 次/分，呼吸 17 次/分，血压 153/104 mmHg，血氧饱和度 83%；双侧瞳孔等大等圆，直径 2.5 mm，对光反射迟钝。颈软无抵抗，桶状胸，肋间隙增宽，叩诊呈过清音，双肺呼吸音粗、左下肺呼吸音减弱，可闻及湿啰音。双下肢无水肿，生理反射存在，病理反射阴性。

（二）辅助检查

全血细胞计数＋五分类：淋巴细胞计数 0.64×10^9/L，淋巴细胞百分比 9.4%，中性粒细胞百分比 86.3%。

肾功：总蛋白 87.6 g/L，总胆红素 44.3 μmol/L，天门冬氨酸转移酶 64.0 U/L，肌酐 110.4 μmol/L，eGFR（CKD–EPI）52.60 mL/（min·1.73 m^2），非结合胆红素 22.56 μmol/L。

心电图：异位心律心房扑动（2：1），心电轴左偏下壁异常 Q 波，ST–T 改变。

诊断

（一）初步诊断

呼吸衰竭；肺部感染。

诊断依据：患者因"纳差、乏力 1 周，加重伴呼吸困难 2 天"入院，结合患者病史及相关检查结果做出诊断。

（二）最终诊断

肺源性心脏病、慢性阻塞性肺疾病伴有急性加重、心力衰竭、心功能Ⅳ级、肺动脉高压、呼吸衰竭、脑梗死、高血压。

诊疗经过

患者入院后立即予以呼吸机辅助呼吸。

予哌拉西林钠他唑巴坦钠抗感染、支气管扩张、糖皮质激素、抑酸护胃、维持内环境稳定、抗凝预防血栓形成、营养支持等对症治疗。

急诊完善头及肺 CT：脑桥基底部、两侧外囊、左内囊前肢、两侧放射冠区腔隙性脑梗死灶。脑萎缩。两侧脑室前、后角旁白质区脱髓鞘样改变；脑动脉硬化；两肺肺气肿；两肺上叶、右肺中叶外带局灶肺炎；左肺上叶舌段、两肺下叶后外带局灶纤维化、慢性炎性；左肺下叶后外带局灶实变不张灶；双侧胸腔积液；心脏增大、冠状动脉硬化、心包积液；肺动脉干增宽；主动脉硬化；肝脏外前缘被膜下区积液。

急诊床旁超声心脏动图检查：双房增大；左室肥厚；左室收缩功能降低（LVEF ＜ 35%）主动脉瓣钙化并少量反流；二尖瓣后叶根部钙化并少量反流；肺动脉高压（轻度）。

肺血管 CTA（图 2-6）：肺动脉 CTA 见未见确切栓塞征象。

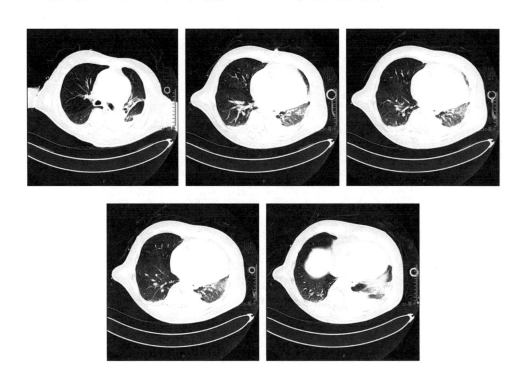

图 2-6 肺血管 CTA

血管活性药物维持循环、间断补充人血白蛋白，血、痰、尿培养阴性，钠尿肽

（NT-proBNP）持续升高，组织水肿加重，继续予强心利尿等对症治疗，甲乙型流感、呼吸道病原体、新型冠状病毒等均为阴性，予床旁血液净化治疗脱水。

第三日给予拔除经口气管插管，改行无创呼吸机过度至高流量鼻导管吸氧，至入院第 20 日低流量吸氧，氧合稳定，二氧化碳分压为 60 mmHg 左右。

出院情况

患者神志清，精神可，对答基本切题。

讨论

肺源性心脏病常由慢性阻塞疾病性肺等慢性呼吸系统疾病发展而来，导致肺动脉高压及右心衰竭。心衰是肺源性心脏病的严重阶段，表现为呼吸困难、水肿等症状。慢性阻塞疾病急性加重时，呼吸困难、咳嗽、咳痰等症状明显加剧，需及时治疗以防病情恶化。

临床诊疗思路：首先，通过病史、体检及辅助检查确诊。治疗上，针对急性加重期需控制感染、改善通气、纠正缺氧和二氧化碳潴留，同时处理并发症如心衰。心衰治疗包括利尿、强心、扩血管等措施。

手术方法：肺源性心脏病心衰及慢性阻塞疾病急性加重一般首选药物治疗，手术非首选。但在特定情况下，如肺栓塞引起的急性肺源性心脏病，可能需考虑介入或外科取栓手术。

总结经验教训：早期识别与干预是关键，加强基础疾病管理，如戒烟、疫苗接种等，可减少急性加重风险。同时，提高诊疗水平，个体化治疗，以改善患者预后和生活质量。

（尤伟艳）

病例 ⑧ 慢性阻塞性肺疾病急性加重

基本信息

姓名：×××　　性别：男　　年龄：82 岁

主诉：反复咳痰喘 11 年，加重伴意识不清 2 日。

现病史：患者自 2012 年春季受凉后出现咳嗽，咳白痰，并伴有气喘症状，予抗感染治疗（具体经过不详）后症状好转。此后受凉后易出现阵发性咳嗽，咳白痰，并伴有活动后气喘，相关症状于受凉后反复发作，春季及秋冬季气候寒冷或天气多变时多发，夏季气候温暖时症状相对稳定，症状迁延，连年发作；患者多次间断就诊并住院治疗；此次于 2023-06-17 前受凉后感咳嗽、咳痰及气喘症状加重，逐渐出现嗜睡意识不清，患者家属为求进一步诊治故急来医院，2023-06-19 急诊查 C- 反应蛋白＋全血细胞计数＋五分类：淋巴细胞百分比 16.0%，中性粒细胞百分比 79.1%，平均血红蛋白浓度 307 g/L，嗜酸性细胞百分比 0.20%，嗜酸性细胞计数 0.01×10^9/L。2023-06-19 肾功 6 项（急诊）＋肝功 9 项（急诊）＋电解质 6 项（急诊）：总蛋白 87.6 g/L，球蛋白 41.6 g/L，白球比 1.1 g/L，总胆红素 23.5 μmol/L，二氧化碳结合力 45.1 mmol/L，肌酐 51.1 μmol/L，葡萄糖（GLU）11.24 mmol/L，钠 146.2 mmol/L，氯 93.7 mmol/L，镁 1.04 mmol/L，磷 1.53 mmol/L。2023-06-19 B 型脑利钠肽前体测定：钠尿肽

（NT-proBNP）1 136.0 pg/mL。2023-06-19 凝血系统检查纤维蛋白原 5.23 g/L，D-二聚体 0.80 mg/L。2023-06-19 血清肌钙蛋白 T 0.018 ng/mL，血气分析：pH 7.15，$PaCO_2$ 157 mmHg，PaO_2 59 mmHg。急诊以"慢性阻塞性肺疾病伴急性加重、呼吸衰竭、肺性脑病"收住重症医学科，病程中，患者昏迷状，大小便正常，双下肢无水肿，近期体重无明显变化。

既往史：有支气管哮喘、慢性阻塞性肺疾病 4 年，目前使用噻托溴铵粉（思力华）一次一粒，一天一次。有慢性肺源性心脏病、2 型糖尿病、冠心病病史。

查体

（一）体格检查

体温 36.1℃，脉搏 149 次 / 分，呼吸 25 次 / 分，血压 171/89 mmHg；血氧饱和度 74%。昏睡状，全身皮肤湿冷，呼吸急促，双肺呼吸音弱。桶状胸，胸壁叩诊呈过清音，听诊双肺呼吸音粗，可闻及干湿性啰音，律不齐，各瓣膜听诊区未闻及病理性杂音，腹平软，全腹无压痛及反跳痛，肝脾肋下未触及，双下肢无水肿。

（二）辅助检查

2023-06-19 C- 反应蛋白 + 全血细胞计数＋五分类：淋巴细胞百分比 16.0%，中性粒细胞百分比 79.1%，平均血红蛋白浓度 307 g/L，嗜酸性细胞百分比 0.20%，嗜酸性细胞计数 0.01×10^9/L。

2023-06-19 肾功 6 项（急诊）＋肝功 9 项（急诊）＋电解质 6 项（急诊）：总蛋白 87.6 g/L，球蛋白 41.6 g/L，白球比 1.1 g/L，总胆红素 23.5 μmol/L，二氧化碳结合力 45.1 mmol/L，肌酐 51.1 μmol/L，葡萄糖（GLU）11.24 mmol/L，钠 146.2 mmol/L，氯 93.7 mmol/L，镁 1.04 mmol/L，磷 1.53 mmol/L。

2023-06-19 B 型脑利钠肽前体测定：钠尿肽（NT-proBNP）1 136.0 pg/mL。

2023-06-19 凝血系统检查：纤维蛋白原 5.23 g/L，D- 二聚体 0.80 mg/L。血清肌钙蛋白 T 0.018 ng/mL。

血气分析：pH 7.15，$PaCO_2$ 157 mmHg，PaO_2 59 mmHg。

诊断

（一）初步诊断

慢性阻塞性肺疾病急性加重；呼吸衰竭；肺性脑病；肺源性心脏病；心功能不全；冠状动脉粥样硬化性心脏病；肺部感染；2 型糖尿病；营养不良；高血压。

诊断依据：患者为老年男性，此次以"反复咳痰喘 11 年，加重伴意识不清 2 日"为主诉入院，查体：体温 36.1℃，脉搏 149 次 / 分，呼吸 25 次 / 分，血压 171/89 mmHg；血氧饱和度 74%。昏睡状，全身皮肤湿冷，呼吸急促，双肺呼吸音弱。桶状胸，胸壁叩诊呈过清音，听诊双肺呼吸音粗，可闻及干湿性啰音，律不齐，各瓣膜听诊区未闻及病理性杂音，腹平软，全腹无压痛及反跳痛，肝脾肋下未触及，双下肢无水肿。

（二）鉴别诊断

（1）支气管哮喘：喘息型慢性支气管炎应与支气管哮喘相鉴别。哮喘常于幼年或青年突然起病，一般无慢性咳嗽、咳痰史，以发作性哮喘为特征。发作时两肺布满哮鸣音，缓解后可无症状，常有个人或家族过敏性疾病史。喘息型慢性支气管炎多见于中、老年，一般以咳嗽、咳痰伴喘息及哮鸣音为主要临床表现，感染控制后症状多可缓解，但肺部可听到哮鸣音。

（2）支气管扩张：表现为慢性咳嗽、大量脓痰、反复咯血、反复肺部感染，查体常有肺部固定性粗湿啰音，可有杵状指（趾）。胸部 X 片显示肺纹理粗乱或呈卷发状，支气管造影或 CT 检查可以鉴别。

（3）肺结核：患者常有咳嗽、咳痰，伴或不伴咯血、气喘，以及低热、午后盗汗、消瘦、肢体乏力等结核中毒症状，查体可闻及肺部干湿啰音，PPD 试验常有阳性表现，经 X 线检查和痰结核菌检查可以明确诊断。

（三）最终诊断

慢性阻塞性肺疾病急性加重；呼吸衰竭；肺性脑病；肺源性心脏病；心功能不全；冠状动脉粥样硬化性心脏病；肺部感染；2 型糖尿病：营养不良；高血压；低蛋白血症；心房颤动；胸腔积液。

🩺 诊疗经过

入院后积极完善相关检查：2023-06-19 C- 反应蛋白 + 全血细胞计数 + 五分类：淋巴细胞百分比 16.0%，中性粒细胞百分比 79.1%，平均血红蛋白浓度 307 g/L，嗜酸性细胞百分比 0.20%，嗜酸性细胞计数 0.01×10^9/L。

2023-06-19 肾功 6 项（急诊）+ 肝功 9 项（急诊）+ 电解质 6 项（急诊）：总蛋白 87.6 g/L，球蛋白 41.6 g/L，白球比 1.1 g/L，总胆红素 23.5 μmol/L，二氧化碳结合力 45.1 mmol/L，肌酐 51.1 μmol/L，葡萄糖（GLU）11.24 mmol/L，钠 146.2 mmol/L，氯 93.7 mmol/L，镁 1.04 mmol/L，磷 1.53 mmol/L。

2023-06-19 B 型脑利钠肽前体测定：钠尿肽（NT-proBNP）1 136.0 pg/mL。

2023-06-19 凝血系统检查：纤维蛋白原 5.23 g/L，D- 二聚体 0.80 mg/L。

血清肌钙蛋白 T 0.018 ng/mL。

血气分析：pH 7.15，$PaCO_2$ 157 mmHg，PaO_2 59 mmHg。

入科后立即行气管插管、心肺复苏术，复苏成功后积极予抗感染、平喘、化痰等对症支持治疗。

于 2023-06-27 因无法脱离呼吸机，给予行经皮气管切开，继续积极予呼吸机辅助呼吸，加强呼吸功能锻炼。

目前已完全脱离呼吸机，患者自主咳嗽、咳痰能力弱，暂无法拔除气切套管，予套管内吸氧，目前生命体征尚平稳，反复向患者家属交代病情，建议转康复科继续进一步康复治疗，但家属暂不考虑，要求今日自动出院。

出院情况

患者神志清，精神尚可，经皮气管切开套管内吸氧 2 L/min，查体：体温 36.7℃，脉搏 80 次 / 分，呼吸 20 次 / 分，血压 115/65 mmHg，血氧饱和度 98%。桶状胸，胸壁叩诊呈过清音，听诊双肺呼吸音粗，未闻及干湿性啰音，各瓣膜听诊区未闻及病理性杂音，腹平软，全腹无压痛及反跳痛，肝脾肋下未触及，双下肢无水肿。

讨论

慢性阻塞性肺疾病（COPD）是一种以持续气流受限为特征的疾病，通常与长期吸入有害气体或颗粒导致的肺部炎症反应有关。

症状：包括慢性咳嗽、咳痰、气短或呼吸困难、喘息和胸闷等。

病因：尚未完全阐明，但吸烟是主要危险因素，其他还包括空气污染、职业性粉尘和化学物质吸入等。

并发症：可能发展为肺心病和呼吸衰竭，严重影响患者生活质量。

临床诊疗思路如下。

诊断：基于患者的病史、临床表现、体征及肺功能检查（如 $FEV_1/FVC < 70\%$）进行综合判断。

病情评估：确定气流受限程度、疾病对患者健康状况的影响及远期不良风险。

治疗方案制定：根据病情严重程度及患者具体情况，制定个体化的综合治疗方案。

经验教训：

（1）早期干预：COPD 早期症状不明显，但早期干预可有效延缓病情进展。

（2）戒烟：吸烟是 COPD 的主要危险因素，戒烟是防治 COPD 的关键措施。

（3）多学科协作：COPD 治疗需多学科协作，共同制定最佳治疗方案。

治疗方案：

（1）稳定期治疗：包括戒烟、药物治疗（如支气管扩张剂、吸入糖皮质激素等）、肺康复训练、心理调适和饮食调节等。

（2）急性加重期治疗：需确定急性加重的原因及病情严重程度，给予扩张气道、低浓度吸氧、抗生素及糖皮质激素等治疗。

（3）其他治疗：如长期家庭氧疗、外科手术治疗（肺大疱切除术、肺减容术）及肺移植术等，适用于特定患者群体。

综上所述，COPD 的诊疗需综合考虑多方面因素，制定个体化的综合治疗方案，以提高患者生活质量并延缓病情进展。

（蔺　雪）

病例 9 重症社区获得性肺炎

🪪 基本信息

姓名：×××　　性别：男　　年龄：74 岁

主诉：发热伴咽痛 4 天。

现病史：患者自述于 2024-05-04 无明显诱因出现发热伴寒战，体温高达 38℃，有咽痛、口干不适，无咳嗽、咳痰，自行口服阿莫西林、小柴胡、感冒风热颗粒后，体温暂时下降，仍反复发热，未予重视，继续口服上述药物治疗。近日发现躯干部红色充血性皮疹，部分融合成片，轻度瘙痒，自觉咽痛、口干症状加重，伴腹胀不适。现患者为求进一步诊治，于今日就诊发热门诊，完善相关辅助检查。C- 反应蛋白＋全血细胞计数＋五分类：C- 反应蛋白 197.69 mg/L，淋巴细胞计数 0.33×10^9/L，中性粒细胞计数 7.51×10^9/L，淋巴细胞百分比 4.0%，中性粒细胞百分比 91.3%，血小板计数 111×10^9/L，单核细胞百分比 2.8%。心肌酶学：羟丁酸脱氢酶 401.0 U/L，乳酸脱氢酶 585.0 U/L，肌酸激酶同工酶 32.1 U/L。肾功（门诊）＋肝功（门诊）：前白蛋白 93.2 mg/L，白蛋白 39.0 g/L，总胆红素 64.9 μmol/L。直接胆红素 49.4 μmol/L，间接胆红素 15.5 μmol/L，天门冬氨酸转移酶 130.9 U/L，碱性磷酸酶 462.0 U/L，谷氨酰转肽酶 286.0 U/L，肌酐 198.0 μmol/L，丙氨酸氨基转移酶 86.6 U/L，葡萄糖（GLU）6.60 mmol/L，eGFR（CKD-EPI）27.84 mL/（min·1.73 m^2），

AFP、甲／乙流抗原、肺炎支原体抗原检测未见异常。腹部常规超声检查（肝胆胰脾肾）：轻度脂肪肝。门诊医师综合评估患者病情后建议住院治疗，以"感染性发热、肝功能不全"收入院。病程中，患者神志清、精神差，饮食、睡眠差，有发热，口干、咽痛不适，伴腹胀明显，大便近2日未解，尿少，近期体重变化不详。

既往史：既往否认高血压、糖尿病、冠心病等慢性病病史，否认乙肝、结核等传染病病史。否认药物过敏史。

查体

（一）体格检查

体温36.8℃，脉搏84次／分，呼吸20次／分，血压133/81 mmHg，躯干部皮肤可见充血性红疹，轻度瘙痒，部分融合成片，左前臂皮肤可见2 cm×3 cm烫伤瘢痕，口唇干燥，咽部充血，双侧扁桃体Ⅰ度肿大，表面可见白色点状物，颈软，无抵抗，全身浅表淋巴结未触及肿大；胸廓对称，呼吸运动协调，听诊双肺呼吸音粗，未闻及干湿性啰音；律齐，心音有力，未闻及病理性杂音；腹部膨隆，腹胀明显，无压痛、反跳痛，肋下肝脾无肿大，左上腹叩诊呈鼓音，肾区无叩击痛，肠鸣音正常；四肢活动正常，无关节肿胀，无触痛。双下肢无水肿。

（二）辅助检查

2024-05-08 发热门诊 C- 反应蛋白 + 全血细胞计数＋五分类：C- 反应蛋白 197.69 mg/L，淋巴细胞计数 0.33×10^9/L，中性粒细胞计数 7.51×10^9/L，淋巴细胞百分比 4.0%，中性粒细胞百分比 91.3%，血小板计数 111×10^9/L，单核细胞百分比 2.8%。心肌酶学：羟丁酸脱氢酶 401.0 U/L，乳酸脱氢酶 585.0 U/L，肌酸激酶同工酶 32.1 U/L。

肾功（门诊）＋肝功（门诊）：前白蛋白 93.2 mg/L，白蛋白 39.0 g/L，总胆红素 64.9 μmol/L，直接胆红素 49.4 μmol/L，间接胆红素 15.5 μmol/L，天门冬氨酸转移酶 130.9 U/L，碱性磷酸酶 462.0 U/L，谷氨酰转肽酶 286.0 U/L，肌酐 198.0 μmol/L，丙氨酸氨基转移酶 86.6 U/L，葡萄糖（GLU）6.60 mmol/L，eGFR（CKD-EPI）27.84 mL/

（min·1.73 m²），AFP、甲／乙流抗原、肺炎支原体抗原检测未见异常。

腹部常规超声检查（肝胆胰脾肾）：轻度脂肪肝。

诊断

（一）初步诊断

发热；脓毒血症；感染性休克；肝功能不全；急性肾衰竭；心功能不全；皮疹。

诊断依据：患者老年男性，因发热、咽痛4天，皮疹2天，于2024-05-08 20：44：43入院。结合患者病史及相关检查结果做出诊断。

（二）鉴别诊断

（1）伤寒：经粪口途径传播，典型患者有持续发热、全身中毒症状、相对缓脉、肝脾大、玫瑰疹及白细胞较少、化验肥达氏反应阳性、血培养可培养出伤寒杆菌表现。此患者肥达反应阴性，临床症状、体征均与之不符，可排除。

（2）肺结核：免疫力低下人群易感，可见于各年龄段人群，常表现为持续发热、盗汗、乏力、消瘦、咳嗽、咳痰等结核中毒症状，检查胸部影像可发现结核病灶，本例患者无发热、盗汗、乏力、消瘦等结核中毒症状，CT检查见陈旧性结核病灶，临床表现、辅助检查暂不除外肺结核。

（三）最终诊断

脓毒血症；急性肾衰竭；急性呼吸窘迫综合征；Ⅰ型呼吸衰竭；社区获得性肺炎，重症；肝功能不全；心功能不全；皮疹；急性扁桃体炎；代谢性酸中毒；电解质紊乱；EB病毒感染；低蛋白血症；营养不良；睡眠障碍；脂肪肝；泌尿道感染。

诊疗经过

入院后积极完善相关检查，2024-05-09 全血细胞计数＋五分类：中性粒细胞

计数 7.17×10^9/L，淋巴细胞百分比 6.7%，中性粒细胞百分比 90.4%，血小板计数 102×10^9/L，单核细胞百分比 0.9%，淋巴细胞计数 0.5×10^9/L。电解质 + 肝功（住院）+ 肾功（住院）+ 心肌酶学：前白蛋白 67.4 mg/L，丙氨酸氨基转移酶 75.4 U/L，总蛋白 58.4 g/L，白蛋白 34.0 g/L，总胆红素 72.7 μmol/L，直接胆红素 55.5 μmol/L，间接胆红素 17.2 μmol/L，天门冬氨酸转移酶 87.9 U/L，碱性磷酸酶 455.7 U/L，谷氨酰转肽酶 260.8 U/L，二氧化碳结合力 18.5 mmol/L，尿素 15.6 mmol/L，肌酐 323.0 μmol/L，尿酸 506.4 μmol/L，羟丁酸脱氢酶 398.8 U/L，乳酸脱氢酶 620.9 U/L，肌酸激酶同工酶 28.5 U/L，钠 136.8 mmol/L，氯 98.1 mmol/L，钙 2.07 mmol/L，镁 0.64 mmol/L，eGFR（CKD–EPI）15.4 mL/（min · 1.73 m^2）；白介素 –6 测定 3 632.00 pg/mL。B 型脑利钠肽前体测定：钠尿肽（NT–proBNP）1 408.0 pg/mL。甲功 3 项：游离三碘甲状腺原氨酸 11.61 pmol/L。神经元特异性烯醇化酶 + 细胞角蛋白 19 片段测定 + 鳞状细胞癌相关抗原测 +AFP+CEA：鳞状细胞癌相关抗原测定 3.92 ng/mL，细胞角蛋白 19 片段测定 4.09 ng/mL，神经元特异烯醇化酶 30.92 ng/mL；降钙素原 10.79 ng/mL；血清肌钙蛋白 T 0.102 ng/mL。

凝血功能筛查 +D- 二聚体 +FDP+AT Ⅲ：D- 二聚体 18.08 mg/L，抗凝血酶 Ⅲ 65.00%，凝血酶原时间 12.30 秒，活化部分凝血活酶时间 40.60 秒，纤维蛋白原 4.35 g/L，纤维蛋白（原）降解产物 36.06 μg/mL。

胰腺炎两项、戊型肝炎抗体 IgM 测定、呼吸道感染六联检、丙型肝炎抗体测定 + 乙肝两对半（定性）+ 甲型肝炎抗体 IgM 测定、梅毒螺旋体 + 人免疫缺陷病毒抗体、红细胞沉降率测定、自身免疫抗体 15 项均未见明显异常。

患者有感染性发热、脓毒血症、急性肾衰竭、肝功能不全、心功能不全等，治疗上积极予以补液扩容、抗感染、保肝降酶、抗休克、升压、纠酸等对症治疗，配合胃肠减压、灌肠排气支持治疗后，现患者腹胀、胃灼热等症状仍未见减轻，复查肾功有持续恶化趋势，感染指标持续增高，现重症感染、脓毒血症，合并多脏器功能衰竭，病情危重，死亡风险高，麻疹病毒 RNA 检测回报阴性，请多学科会诊建议转科诊治，与患者家属沟通病情，其表示同意转科。故转入重症医学科。

入科后查 EB 病毒 DNA 阳性，请感染科会诊：该患者 EB 病毒感染诊断明确，EB 病毒主要经口对口及密切接触传播，非法定管理传染病，建议接触隔离，医护在诊疗过程中标准防护、做好手卫生；该患者为重症患者，建议积极抗病毒治疗：更昔洛韦 1.25 mg/kg，每天静脉输注一次，监测肾功，若患者需要持续血液净化治疗，建议净化治疗后给药，定期复查 EB DNA，评价疗效。建议静脉滴注糖皮质激素及人免疫球蛋白行免疫调节治疗：地塞米松（10 mg, ivgtt），静注人免疫球蛋白（20 g, ivgtt），连用 3～5 天后调整，其余诊疗尊重重症医学科意见。遵会诊建议。患者重症感染，给予美罗培南（1 g, q8h）联合更昔洛韦（0.1 g, qd）抗感染，并给予 CVVHDF 血液净化治疗改善肾脏功能、清除炎症因子。

胆红素偏高，腹部 CT 提示胆汁淤积，肝胆外科会诊建议：予以抗感染、保肝、抑酸、退热、纠正电解质紊乱、补液等对症治疗；完善腹部立位平片；建议请消化内科等科室会诊协助诊治；定期复查血球分析、肝肾功及电解质、腹部 B 超等检查；有情况随诊。

消化科会诊：考虑患者黄疸可能与 EB 病毒感染有关，告知患者及家属目前患者病情危重，病情变化随时可能出现多脏器功能衰竭危及生命，暂予以保肝等对症治疗，动态复查肝肾功，联系相关科室协助诊治，有情况我科随诊。遵会诊建议，给予保肝等对症治疗。肺部 CT 提示右肺下叶实变，较前明显增多，完善呼吸道病原体九项、甲乙流、新型冠状病毒未见明显异常，不排除是否与 EB 病毒感染相关，完善痰培养、痰涂片寻找病原学证据，加用氧化雾化，鼓励咳嗽、咳痰，体位引流，给予高流量吸氧，根据氧合指数调整吸氧浓度。腹部超声：肝胆脾胰双肾未见明显异常。2024-05-13 胸部正位：考虑两肺间质性改变；左肺尖陈旧性肺结核不除外；心影增大；右膈抬高。结合病情患者存在急性呼吸窘迫综合征，呼吸衰竭，予以加用西维来司他钠（0.3 g, qd）改善肺部病变，痰培养提示少量真菌生长，给予加用双歧杆菌三联活菌片（2 g, tid）维持菌群稳定，患者咽痛不适，可见咽部红肿，给予康复新液（10 mL, tid）漱口改善黏膜损伤。拔尿管未成功，尿道口稍渗液，请泌尿外科会诊：患者为老年男性，此次因脓毒血症入院，现患者出现尿道口分泌物及溢尿症状，考虑尿管刺激引起，嘱患者适当多饮水，尝试拔除尿管后出现排尿困难，建议患者口服盐酸坦索罗辛、非那雄胺片对症治疗，1 周后尝试拔除尿管，如有排尿困难，我科随诊。

2024-05-18 复查感染指标呈下降趋势，患者全身炎症反应症状基本消退，血流动力学稳定，血小板恢复正常范围，故降阶梯治疗为头孢哌酮舒巴坦 3 g, q12h。患者目前无发热，腹胀、胃灼热、心慌不适消退，尿量尚可，胆酶恢复正常，肝酶基本恢复正常，白细胞计数、中性粒细胞百分比恢复正常，降钙素原较前明显下降，氧合指数可。

讨论

重症社区获得性肺炎（SCAP）是在医院外罹患的感染性肺实质炎症，病情严重，常伴有呼吸衰竭和其他系统明显受累表现，是临床常见急危重症。

病因：病原体多样，常见的有肺炎链球菌、流感嗜血杆菌、支原体、衣原体等，以及耐药菌株如耐甲氧西林金黄色葡萄球菌（MRSA）等，可通过呼吸道飞沫、接触传播等途径感染。

临床表现：急性起病，除发热、咳嗽、咳痰、胸痛等典型症状外，重症患者可出现呼吸困难、缺氧、休克，甚至肾衰竭等严重并发症。意识障碍、呼吸频率增快、氧分压降低、动脉收缩压下降等是诊断重症肺炎的重要依据。

诊断：综合患者的症状、体征、实验室检查和影像学检查等进行判断，胸部 X 线或 CT 检查对确诊具有重要意义。

治疗：强调早期识别与及时干预，治疗包括抗感染治疗、对症支持治疗等。根据病原体的不同选择合适的抗生素或抗病毒药物进行治疗，同时需注意监测生命体征、保持呼吸道通畅等。对于病情严重或保守治疗无效的患者，可能需要使用机械通气、体外膜肺氧合装置等高级生命支持技术。

预防：保持良好的生活习惯，如均衡饮食、适量运动、充足睡眠、避免吸烟等，有助于降低患病风险。在流感等呼吸道传染病高发季节，注意做好个人防护，如佩戴口罩、勤洗手等。对于高危人群，如老年人、患有慢性疾病者等，可考虑接种流感疫苗、肺炎球菌疫苗等以预防疾病发生。

（董王钰）

病例 ⑩ 克雷伯杆菌肺炎

基本信息

姓名：××× 性别：女 年龄：56 岁

主诉：发热近 1 月。

现病史：患者于 2024-02-16 无明显诱因出现发热，最高体温达 40.5℃，伴右侧背痛，遂就诊于当地医院，完善检查提示"右肺炎症"，具体治疗不详，症状反复发作，于 2024-02-22 出现咳嗽、咳痰，痰不易咳出。遂就诊于外院急诊科，完善相关检查提示：肝内异常回声，脓肿不除外。收住普外科，行 CT 示：两肺散在炎症；肝 S_8 段低密度灶，肝脓肿可能大；胆囊壁厚；肝 S_5、S_7、S_8 段静脉充盈缺损，脓栓不除外；肠系膜脂膜炎。于 2024-02-24 行肝脓肿穿刺引流术。术后患者病情未见明显好转，复查见肺部感染加重，于 2024-02-27 转入重症医学科治疗，出现氧合低，行气管插管呼吸机辅助呼吸，连续行 CRRT 治疗。行痰培养、NGS 等提示：肺炎克雷伯杆菌感染、呼吸道合胞病毒感染。间断行纤维支气管镜灌洗。于 2024-03-02 复查 CT 提示：双肺炎症，并右肺及左肺下叶背侧炎症实变，新发右侧胸腔积液；左侧顶叶低密度灶，梗死不除外；肝 S_8 脓肿穿刺引流术后，与前片比未见明显变化，其旁新发病灶，肝静脉内低密度灶较前范围增大，考虑脓栓；右腹部肠管内充气。2024-03-08 患者全身皮肤出现大量针尖样水疱疹，培养提示白假丝酵母菌，给予氟康唑注射液（负荷量 0.4 g qd，维持量 0.2 g qd）抗真菌，但近 4 日患者仍间断发热，体温最高 38.9℃左右，咳黄灰色脓痰，咳痰能力较弱，2024-03-13 复查血球分析提示白细胞计数 2.09×10^9/L，调整抗感染方案为头孢哌酮舒巴坦联合替加环素。现为求进一步诊治，于今日就诊于急诊内科，邀重症医学科医师会诊后，以"脓毒血症、真菌性肺炎、克雷伯杆菌肺炎"收入院。病程中，患者神志清，精神差，反应迟缓，询问有时不能正确回应，饮食、睡眠欠佳，留置导尿状态，尿色深黄，近 2 日大便未解，近期体重变化不详。

既往史：近 1 月发现血糖偏高，暂给予临时胰岛素控制血糖。否认高血压、冠心病、结核病病史。

🩺 查体

（一）体格检查

体温 38.0℃，心率 115 次 / 分，血压 137/75 mmHg，呼吸 22 次 / 分，氧饱和度 92%（面罩吸氧 5 L/min），全身皮肤可见散在小米粒状透明水疱疹，皮肤黏膜无出血点，双肺听诊呼吸音粗，下肺呼吸音稍弱，可闻及散在湿性啰音，心脏各瓣膜听诊未闻及病理性杂音，腹部平坦，无腹壁静脉曲张，未见胃肠型及蠕动波，右侧肝脓肿引流管固定，未见引流液体，腹软，全腹无明显压痛，无反跳痛，肝脏肋缘下未可触及肿大，胆囊未触及肿大，脾脏肋缘下未触及肿大，Murphy 征阴性；腹部叩诊鼓音，移动性浊音阴性，肠鸣音 3 次 / 分，未闻及血管杂音。

（二）辅助检查

2024-02-24 外院检查 CT：两肺散在炎症；肝 S_8 段低密度灶，肝脓肿可能大；胆囊壁厚；肝 S_5、S_7、S_8 段静脉充盈缺损，脓栓不除外；肠系膜脂膜炎。2024-03-02 CT 示：双肺炎症，并右肺及左肺下叶背侧炎症实变，新发右侧胸腔积液；左侧顶叶低密度灶，梗死不除外；肝 S_8 脓肿穿刺引流术后，与前片比未见明显变化，其旁新发病灶，肝静脉内低密度灶较前范围增大，考虑脓栓；右腹部肠管内充气。2024-

03-13 全血：白细胞 2.09×10^9/L，红细胞 2.72×10^{12}/L，血红蛋白 82 g/L，中性粒细胞百分比 88.6%；2024-03-12 降钙素原 0.90 ng/mL。血气分析：pH 值 7.46，二氧化碳分压 53.00 mmHg，氧分压 80.00 mmHg，动脉血氧饱和度 96.00%，实际碳酸氢根 37.70 mol/L，标准碳酸氢盐 34.70 mmol/L，总血红蛋白 8.10 g/dL，血细胞比容 26.00 L/L，乳酸 1.10 mmol/L，缓冲碱（BB）12.50 mmol/L，碱剩余（BE）13.90 mmol/L，二氧化碳总量 39.30 mmol/L，葡萄糖 15.80 mmol/L，钾 3.60 mmol/L，钠 136.00 mmol/L，钙 1.03 mmol/L，Ca^{2+}（7.4）1.06 mmol/L。

诊断

（一）初步诊断

脓毒血症；真菌性肺炎；克雷伯杆菌肺炎；肝脓肿；重症肺炎；胸腔积液；2 型糖尿病；肠梗阻；下肢深静脉血栓形成；低蛋白血症；电解质代谢紊乱；贫血；营养风险；白细胞减少。

诊断依据：患者为女性，近 1 月发现血糖偏高，暂给予临时胰岛素控制血糖。否认高血压、冠心病、结核病史。此次以"发热近 1 月"为主诉入院。查体：体温 38.0℃，心率 115 次 / 分，血压 137/75 mmHg，呼吸 22 次 / 分，氧饱和度 92%（面罩吸氧 5 L / 分），全身皮肤可见散在小米粒状透明水疱疹，皮肤黏膜无出血点，双肺听诊呼吸音粗，下肺呼吸音稍弱，可闻及散在湿性啰音，心脏各瓣膜听诊未闻及病理性杂音，腹部平坦，无腹壁静脉曲张，未见胃肠型及蠕动波，右侧肝脓肿引流管固定，未见引流液体，腹软，全腹无明显压痛，无反跳痛，肝脏肋缘下未可触及肿大，胆囊未触及肿大，脾脏肋缘下未触及肿大，Murphy 征阴性；腹部叩诊鼓音，移动性浊音阴性，肠鸣音 3 次 / 分，未闻及血管杂音。

（二）鉴别诊断

（1）大叶性肺炎：多见于青壮年，病前多有受凉史，临床表现为高热、胸痛、咳嗽、咳暗红色铁锈样痰，查血常规白细胞及中性粒细胞计数明显升高，胸部 X 线检查示肺炎征象。本例患者与之不符，排除。

（2）慢性支气管炎：以长期、反复而逐渐加重的咳嗽为突出症状，伴有咳痰，尤以清晨或夜间为重，痰量增多，咳嗽剧烈时可痰中带血，伴有哮喘，严重时出现呼吸困难。

（三）最终诊断

克雷伯杆菌肺炎；脓毒血症；重症肺炎；真菌性肺炎；肺脓肿伴有肺炎；Ⅱ型呼吸衰竭；全身炎症反应综合征；肝脓肿；胸腔积液；2型糖尿病；肠梗阻；下肢深静脉血栓形成；低蛋白血症；营养风险；白细胞减少；重度贫血；血小板减少；电解质代谢紊乱；低钾血症；低镁血症；低钙血症；腔隙性脑梗死；鼻出血；失用性肌肉萎缩；过敏性皮炎。

🏥 诊疗经过

入院后患者有脓毒血症，全身炎症反应重，结合痰、尿、血培养结果，给予头孢他啶阿维巴坦（2.5 g，q8h）+伏立康唑注射液（0.2 g，q12h）+利奈唑胺（600 mg，q12h）抗感染，于2024-03-15行经口气管插管，患者肺换气障碍明显，二氧化碳分压持续偏高，肺部病变较重，无法脱离呼吸机。2024-03-25完善头颅+肺部+腹部CT：考虑左侧顶叶局限性脑梗死，感染不除外，建议MRI检查；双侧上颌窦、筛窦及蝶窦炎；双肺多发空洞，右肺为著，考虑脓肿，合并真菌感染不除外，请结合临床随诊；左肺上叶、下叶基底段支气管扩张并感染；纵隔淋巴结增大、部分钙化；肺动脉增宽，冠状动脉局灶钙斑；双侧后肋骨质多发毛糙；双侧胸背腹部皮下软组织水肿；胃腔及十二指肠内置管状态；肝右叶稍低密度占位，考虑脓肿，建议增强检查；右侧结肠旁沟及盆腔积液。

于2024-03-26行经皮气管切开接呼吸机辅助通气，给予俯卧位通气、定期纤维支气管镜肺泡灌洗、呼吸机吸入雾化、适当镇静镇痛抑制炎症反应、清除炎症因子、代谢复苏治疗、纠正血三系偏低、营养支持、抗凝、预防应激性溃疡、降温等对症治疗。

自2024-04-04患者体温逐渐下降至37.5℃左右，循环恢复稳定，感染指标下降至轻度感染范围，全身炎症反应好转，但白细胞计数、血小板计数仍存在异常，二氧化碳分压间断高于正常范围，继续给予改善肺损伤、肺泡灌洗、机械辅助排痰等对症治疗，后患者呼吸状况好转，二氧化碳分压恢复正常，予以逐渐下调呼吸机支持参数。

2024-04-11 行高流量气切套管内吸氧。2024-04-15 复查肺部 CT：双肺多发空洞、感染，右肺为著，考虑脓肿，合并真菌感染不除外，右肺上叶空洞内积液较前增多，请结合临床随诊；双侧胸膜局限性增厚、粘连，考虑双侧胸腔少量积液可能；纵隔淋巴结增大、部分钙化；肺动脉增宽，主动脉及冠状动脉局灶钙斑；贫血征象；双侧后肋骨质多发毛糙。双侧胸背部皮下软组织水肿，较前减轻；肝右叶稍低密度占位，考虑脓肿，建议增强检查；考虑肝周局限性积液。心胸外科会诊：同意目前诊疗方案，可定期复查随诊复查胸部 CT，必要时可联系我科行进一步诊疗。故继续促进痰液排除、化痰、营养支持等对症治疗，并行康复锻炼，抗感染治疗已足疗程，已停用，目前患者痰液仍偏多，午后低热，37.5℃左右，完善结核菌 T-SPOT、结核菌涂片未见异常，痰培养为耐碳青霉烯类肺炎克雷伯杆菌。

2024-04-16 晚间患者出现发热，体温最高 38.0℃，复查降钙素原较前上升，因患者有肺脓肿，可致感染反复，故予以加用头孢哌酮舒巴坦（3 g，q12h）抗感染。

2024-04-24 复查降钙素原仍偏高，但近两日未见高热，体温最高波动在37.5℃，考虑与患者肺脓肿相关，目前头孢哌酮舒巴坦钠已足疗程，予以停用。患者一般生命体征平稳，出院至外院行肺脓肿穿刺引流术。

🗨 讨论

克雷伯杆菌性肺炎，是一种由肺炎克雷伯杆菌引起的急性肺炎，多见于老年体弱、营养不良及原有慢性支气管 - 肺病者。其主要症状包括寒战、高热、咳嗽、胸痛、脓痰，其中砖红色胶冻痰具有特征性。此外，部分患者还可能出现消化道症状如恶心、呕吐等。克雷伯杆菌肺炎的诊断需结合临床表现、痰培养、X 线检查等。治疗方面，首选氨基糖苷类和头孢菌素类抗生素，同时强调支持治疗，如保持气道通畅、纠正水电解质失衡等。由于克雷伯杆菌耐药率较高，因此合理选择抗生素并遵循药物敏感试验结果至关重要。

（董王钰）

病例 11

脓毒症＋下肢感染＋肺部感染

 基本信息

姓名：×××　　性别：男　　年龄：58 岁

主诉：摔伤致右下肢肿胀半月，发热伴无尿 1 周，加重 2 日。

现病史：患者大约在 2020-08-18 在家中上厕所时癫痫发作，摔倒在自家院子旱厕中（具体受伤部位及情况不详），当时无家属在场，此后自行缓解，可自行行走，患者未向家属叙述伤情，此后出现右侧下肢小腿肿胀明显，轻微擦伤，未见明显伤口及流血，未就诊，自行在家中休息，感下肢肿胀及疼痛，欲进一步就诊，2020-08-21 患者骑行电动三轮车去当地医院就诊，摔入路边林带，被路人发现搀扶送回家中，可行走，具体伤情不详。可能有被电动车砸压情况，反复询问患者家属，具体受伤情况及骶尾部破溃时间均叙述不详。2020-08-22 因右下肢肿痛于当地医院就诊，对症处理 2 日后未见缓解，肿胀进行性加重，遂 2020-08-24 于当地医院就诊，查肌酐明显升高，考虑"肾衰竭、尿少"入院，并行床旁血液净化治疗，入院后约第三日患者出现发热，此后一周反复发热，体温不详，并卧床，无尿，住院期间有胡言乱语，幻视、幻听，谵妄情况，近两日患者出现高热，体温最高 40.5℃，伴意识障碍，呼之无反应，且患者肌酐值持续明显偏高，并无尿。2020-09-01 胸部及头颅 CT：考虑两肺感染；颅内未见明显异常。2020-09-01 生化：谷草转氨酶 151 U/L，尿素 50 mmol/L，肌酐 1729.2 μmol/L，尿酸 916.4 μmol/L，血糖 21.59 mmol。镁 1.22 mmol/L，磷 3.2 mmol/L，钾 5.6 mmol/L，钙 1.83 mmol/L，碳酸氢根 14 mmol/L，降钙素原 13.69 ng/mL。2020-08-24 腹部 CT：胆囊小结石可能；双肾周少许渗出性改变；盆腔各脏器 CT 平扫未见异常。遂今日转入院，急诊以"急性肾功能不全、意识障碍"收住重症医学科，病程中患者神志欠清，精神差，纳差，有恶心，无呕吐，无寒战，有发热，无腹泻，大便 4 日未排，近期体重未见明显下降。

既往史：既往有癫痫病史 50 余年，发作较频繁，在声音刺激、感冒、劳累等情况多发，长期服用"丙戊酸钠缓释片早 1 片，晚 2 片（药物具体规格不详），睡前服用氯硝西泮"，糖尿病病史 9 年，目前使用甘舒霖（早 23 U，晚 25 U），血糖未规律监测，具体血糖情况叙述不详，既往有冠心病病史。否认有慢性肾功能不全病史。

🩺 查体

（一）体格检查

患者睁眼昏迷状，目视前方，双眼无神，呼之无反应，双侧瞳孔基本等大，约 3 mm，对光反射存在，心率 110 次/分，氧饱和度 93%（鼻塞吸氧），呼吸 33 次/分，血压 123/69 mmHg，体温 39.0℃，口腔黏膜可见出血、血痂覆着，颈部强直，脑膜刺激征阳性，两肺听诊呼吸粗，可闻及散在痰鸣音，腹部平坦，未闻及肠鸣音，腹部余查体不能配合，右下肢肿胀，局部皮温略高，未触及皮下波动感，未见渗血渗液，局部可见黑色小结痂，骶尾部可见约 15 cm×10 cm 破溃，皮肤颜色灰白肿胀，中央部可见皮下散在黑灰色干酪样坏死物，局部少量出血，外周一圈见散在直径 1～5 cm 的大小不等多个水疱，细针穿刺抽取黄色泡液，双侧病理征生理征均未引出。

（二）辅助检查

2020-09-03 急诊肺部 CT 高分辨率（双源，图 2-7）：脑萎缩；右侧上颌窦小囊肿；右肺上叶后段、中叶、左肺上叶尖后段、舌段、两肺下叶基底段局限性炎症，右肺下叶背段局部实变；双侧胸膜局限性增厚；主动脉硬化；双肾周边缘絮状影，考虑慢性炎性、渗出性改变，请结合临床、随诊。肝脏、胆囊、脾脏、胰腺及盆腔CT平扫未见异常。

2020-09-03右侧胫腓骨正侧位X光（图2-8）：右侧股骨骨质未见异常；右侧胫腓骨骨质未见异常。

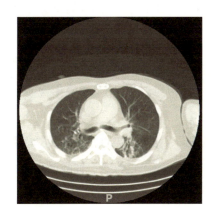 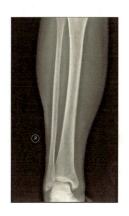

图2-7　2020-09-03 肺部CT　　　　图2-8　2020-09-03 右侧胫腓骨正侧位X光

诊断

（一）初步诊断

肺部感染；急性肾衰竭；意识障碍；下肢肿胀（右下肢）；癫痫；糖尿病；皮肤感染（骶尾部）；高钾血症；冠状动脉粥样硬化性心脏病。

诊断依据：根据患者病史、临床表现及辅助检查，患者持续无尿，肌酐值明显偏高，感染指标高，肺部CT可见炎症改变，符合目前肺部感染、急性肾功衰竭诊断。

（二）最终诊断

下肢软组织感染（右下肢）；细菌性肺炎；急性肾衰竭，下肢肿胀（右下肢）；癫痫；意识丧失；白细胞减少；皮肤感染（骶尾部）；血小板减少；贫血；消化道出血；糖尿病；高钾血症；冠状动脉粥样硬化性心脏病；心房颤动；低蛋白血症。

✚ 诊疗经过

患者入院后积极完善相关检查。血气分析：pH 7.32，PaO_2 81 mmHg，$PaCO_2$ 24 mmHg，血氧饱和度 95%，血糖 14.4 mmol/L，碳酸氢盐 12.4 mmol/L，标准碳酸氢盐 15.7 mmol/L，BE-11.8 mmol/L，Lac 2.2 mmol/L，K^+ 5.7 mmol/L，Na^+ 134 mmol/L。科内检验：BNP 9300 pg/mL，降钙素原 56 ng/mL，D-二聚体 3.4 μg/mL，肌钙蛋白 I 3.5 ng/mL，肌酸激酶同工酶 < 3.0 ng/mL，超敏 C-反应蛋白 > 5.0 μg/mL，CRP > 100 μg/mL，肌红蛋白 210 ng/mL。

患者高热，伴意识障碍，降钙素原明显偏高，考虑感染重，予以美罗培南（1 g，q8h）联合利奈唑胺（0.6 g，q12h）抗感染治疗，给予抗癫痫、抑酸、止血、清除炎症介质、解痉平喘、化痰、稳定循环及对症支持治疗。患者饱和度偏低，难以维持，予以无创呼吸机辅助通气。患者无尿，肌酐值明显升高，BNP 明显升高，血钾偏高，考虑肾衰竭，予以行床旁血液净化治疗，维持水电解质酸碱平衡；患者意识障碍；头颅 CT 未见异常，营养脑神经、营养支持对症；右下肢感染、破溃，故于 2020-09-09 行右下肢减压清创 VSD 引流术，2020-09-17 行肌肉清创术，术后继续 VSD 引流，2020-09-23 予患者行清创缝合术。此后患者下肢及骶尾部创面逐渐好转，病情稳定后报出院。

✚ 出院情况

患者神志清，精神可，饮食、睡眠可。查体：双侧瞳孔等大，瞳孔直径约 2.5 mm，光反射存在，颈部软，抵抗，心率 87 次/分，氧饱和度 100%，呼吸 18 次/分，血压 127/53 mmHg，体温 36.8℃，口腔黏膜、鼻腔未见出血，两肺听诊呼吸稍粗，可闻及少许散在湿啰音，腹部平坦，肠鸣音可及，腹软，无压痛，敷料包扎，无渗出，骶尾部可见约 8 cm×5 cm 破溃，愈合尚可，予以每日三次换药，孚诺、生长因子外用，遵嘱可有下肢活动，双上肢肌张力可，双下肢无水肿，创面愈合可，双侧病理征阴性。

讨论

脓毒症是一种由感染引起的全身性炎症反应，其关键在于病原体侵入血液并释放毒素，导致高热、寒战、皮疹等症状，严重时可能引发休克和多器官损害。

下肢感染通常源于创伤、手术或慢性病，表现为局部红肿、疼痛和功能障碍。治疗需清除感染源，使用抗生素，并抬高患肢以促进血液回流。

肺部感染则是由细菌、病毒等引起的肺部炎症，常见症状有咳嗽、咳痰、发热等。治疗需根据病原体选用敏感抗生素，同时保持呼吸道通畅，必要时进行氧疗。

对于这三类病例，预防均至关重要。加强个人卫生，避免创伤和接触病原体，及时治疗感染性疾病，是减少脓毒症、下肢感染和肺部感染发生的关键。

（尤伟艳）

病例 ⑫ 呼吸心搏骤停

👤 基本信息

姓名：×××　　性别：女　　年龄：66 岁

主诉：摔倒后逐渐出现左肩关节疼痛活动受限 4 个月余。

现病史：患者自述 2023-10-20 在家院里不慎摔倒，患者自感左肩后伸活动部分受限，患者未处理，在家休息，后逐渐出现左肩关节疼痛活动受限，今患者为求进一步诊治就诊于门诊，2024-02-18 门诊完善核磁检查示左肩关节 MRI 平扫（1.5T）左肩关节肱骨大结节骨髓水肿。左肩关节冈上肌肌腱局部损伤。左肩关节囊、肩峰下 - 三角肌下滑囊、喙突下滑囊、肩胛下肌上隐窝积液。门诊以"肩关节痛"收入骨科，住院期间出现晕厥、头晕、呼吸费力等症状，后转入重症医学科。

既往史：既往体健。

🩺 查体

（一）体格检查

患者神志清，精神可，饮食睡眠可，大小便正常，诉肩关节疼痛不适。左侧肩关节未见明显肿胀，结节间沟、大结节、冈下肌区压痛叩痛明显，前屈后伸、内收及外展、内外旋转活动明显受限，JOB 试验阳性，内外旋抗阻阳性，肩峰撞击试验阳性，末梢血运可，手指活动正常。

（二）辅助检查

2024-02-18 左肩关节 MRI 平扫（1.5T）左肩关节肱骨大结节骨髓水肿；左肩关节冈上肌肌腱局部损伤；左肩关节囊、肩峰下 – 三角肌下滑囊、喙突下滑囊、肩胛下肌上隐窝积液。

诊断

（一）初步诊断

肩关节痛。

诊断依据：患者为女性，66 岁，患者因摔倒后逐渐出现左肩关节疼痛活动受限 4 个月余入院，查体示左侧肩关节未见明显肿胀，结节间沟、大结节、冈下肌区压痛叩痛明显，前屈后伸、内收及外展、内外旋转活动明显受限，JOB 试验阳性，内外旋抗阻阳性，肩峰撞击试验阳性，结合 MRI 平扫结果可作出诊断。。

（二）鉴别诊断

（1）肩关节周围炎：本病大多数发病在 50 岁左右，本病有自限性，多种原因致肩盂肱关节囊粘连、僵硬，以肩关节周围疼痛、各方向活动受限为特点，尤其外展外旋和内旋后伸活动，MRI 见关节囊增厚。

（2）肩峰下撞击综合征：肩外侧痛（夜间痛），外展、上举障碍，X 线显示肩峰、肱骨大结节硬化，骨赘形成，MRI 排除肩袖损伤。

（三）最终诊断

肺动脉栓塞；呼吸心搏骤停；心脏停搏复苏成功；急性肾衰竭；心肌损害；肝功能不全；急性失血性贫血；肺部感染；血小板减少；低纤维蛋白原血症；凝血功能异

常；真菌感染；股动脉血栓形成；冠状动脉粥样硬化；心包积液；代谢性酸中毒；乳酸性酸中毒；肩关节痛；肩袖损伤；肩关节滑膜炎；眩晕综合征；胸腔积液；腹腔积液；下肢静脉血栓形成（肌间静脉）；硬膜外血肿；肢体动脉硬化；神经根型颈椎病；颈椎退行性病变；颈椎间盘突出；电解质紊乱；营养风险；睡眠障碍。

🏥 诊疗经过

2024-02-23 08：12 患者出现晕厥，约数十秒后患者自行苏醒，仍感头晕及呼吸费力。

12：00 左右患者上卫生间后躺床上后出现血氧饱和度下降，血压下降。给予患者气管插管后由骨科转入重症医学科。

12：40 患者转入重症医学科，入科时患者出现呼吸心搏骤停，立即予以心肺复苏术，同时给予强心、纠酸、纠正电解质紊乱、输血及对症治疗。

13：00 患者瞳孔对光反射存在，经家属同意后，予行 V–A ECMO。

14：40 V–A ECMO 转机成功。

20：00 患者在医护人员陪同下前往介入室行冠状动脉造影，结果示：冠状动脉呈均衡型，左主干未见明显狭窄，左前降支近段局限性浅斑块，未见明显狭窄，远端血流 TIMI 3 级，回旋支未见明显狭窄，TIMI 3 级；右冠中段管壁不光滑，未见严重狭窄，血流 TIMI 3 级。

20：45 患者结束造影返回病房。治疗上给予亚胺培南西司他丁钠（1.0 g，q8h）联合万古霉素（1.0 g，q12h）抗感染、保肝降酶、升压、床旁血液净化及对症治疗。患者真菌 D- 葡聚糖阳性、粪常规示霉菌阳性、大便真菌涂片阳性，加用伏立康唑抗真菌治疗。

2024-02-25 患者一般状况可，评估后前往手术室撤除 ECMO 辅助。

2024-02-26 查头颅＋肺＋腹部 CT＋肺 CTA：脑萎缩。双侧枕额顶部皮下软组织肿胀；双侧上颌窦、筛窦、蝶窦炎症；气管插管术后；胃部置管术后；双侧胸腔积液，两肺下叶基底段炎症、实变，压缩性肺不张；右肺中叶内侧段局限性肺纤维化。肝内多发肝囊肿；胆囊窝积液；胰腺尾部、左侧肾前筋膜增厚、模糊，胰腺炎待排，建议结合临床、实验室检查；腹腔、盆腔积液；双侧腰大肌、双侧髂腰肌肿胀、密度减低，考虑肌肉水肿；双侧腰部、髋部皮下软组织肿胀。膀胱导尿术后改变；两肺肺栓塞；查淀粉酶、脂肪酶增高。血脂未见异常；给予抑酸、抑酶及对症治疗。

2024-02-28 患者自主呼吸可，肌力可，予以拔除气管插管，序贯经鼻高流量吸氧（氧浓度 45%，氧流量 40 L/min）。

出院情况

患者神志清，精神尚可。间断头晕。无发热，体温 36.7℃，脉搏 85 次 / 分，呼吸 18 次 / 分，指尖血氧饱和度 100%（鼻导管吸氧 2 L/min），双侧瞳孔等大等圆，直径约 3 mm，对光反射存在，双上肺听诊呼吸音清，双下肺呼吸音粗，腹部平坦，心律齐，腹肌软，无压痛及反跳痛，股动脉、股静脉处敷料包扎，未见渗出。双下肢无水肿，背底、双上肢无水肿，双侧足背动脉搏动良好，皮温温暖，双侧对称。

讨论

呼吸心搏骤停的病因多样，包括严重创伤、心脏病发、药物过量、电击、溺水等。临床表现为突发意识丧失、呼吸停止、心搏骤停。

临床诊疗思路：

（1）迅速判断患者生命体征。

（2）立即启动心肺复苏（CPR），包括胸外按压和人工呼吸。

（3）拨打急救电话，寻求专业医疗团队支持。

经验教训：

（1）强调早期识别与及时干预的重要性。

（2）提高公众急救意识，普及 CPR 技能。

治疗方案：

（1）基础生命支持：CPR，维持血液循环和通气。

（2）高级生命支持：根据患者病情，可能包括药物治疗、电除颤、机械通气等。

（3）后续治疗：针对原发病因进行对因治疗，同时监测患者生命体征，预防并发症。

（蔺　雪）

病例 ⑬ 右上肺炎性结节的护理

基本信息

姓名：×××　　性别：男　　年龄：59 岁

现病史：患者于 1 月余前因咯血于外院住院治疗，行胸部 CT 提示：右上肺肿物，予莫西沙星抗感染，巴曲亭、神经垂体素、肾上腺色腙片止血，硝酸甘油降压，止咳祛痰，营养支持等对症治疗，症状缓解后出院。2023-12-15 胸部 CT 示：右肺上叶后段病灶。右肺下叶背段小肺大疱；右肺中叶内侧段少量纤维增生灶同前。双肺散在微小结节大致同前。右侧第 10 后肋可见局灶性透亮影，同前。扫及肝右叶上段稍高密度影，考虑肝内胆管结石与钙化灶鉴别。现为进一步诊治，拟以"右上肺肿物"收入心胸外科。患者近来无再发咯血，无咳嗽、咳痰，无胸闷气短，无前胸后背痛，无发热畏寒，无恶心呕吐。精神尚可，睡眠可，二便正常。自诉近期体重无明显变化。

既往史：平素健康状况良好，否认肝炎、结核等传染病史，否认高血压、糖尿病等慢病史，预防接种史不详，否认药物、食物过敏史，否认手术史，否认外伤史，否认输血史。

个人史：久居本地，否认血吸虫疫水接触史，否认到过地方病高发及传染病流行地区。否认嗜酒史，既往有吸烟史，已戒烟 1 月余。无常用药品及麻醉毒品嗜好。无工业毒物、粉尘、放射性物质接触史。否认冶游史。

婚育史：已婚已育，配偶体健，子女体健。

家族史：家人体健，否认家族性遗传病史。

查体

（一）体格检查

体温 36.7℃，脉搏 66 次 / 分，呼吸 20 次 / 分，血压 152/90 mmHg。发育正常，营养良好，自主体位，体形正力型。步行入室，神志清楚，表情自如，查体合作。

（二）专科检查

胸廓正常，无胸骨叩痛，双侧呼吸运度对称。肋间隙未见明显异常，未闻及毛细血管搏动征、水冲脉和枪击音。双侧触觉语颤正常，未触及胸膜摩擦感，未触及皮下捻发感，双肺叩诊呈清音，听诊呼吸规整，双肺呼吸音稍粗，未闻及干湿啰音，语音传导正常，未闻及胸膜摩擦音。

（三）辅助检查

2023-12-15 胸部 CT 示：右肺上叶后段病灶。右肺下叶背段小肺大疱；右肺中叶内侧段少量纤维增生灶同前。双肺散在微小结节大致同前。右侧第 10 后肋可见局灶性透亮影，同前。扫及肝右叶上段稍高密度影，考虑肝内胆管结石与钙化灶鉴别。

诊疗经过

入院后予完善相关检查。止凝血功能：凝血酶原时间（PT）10.10 s，活化部分凝血活酶时间 25.70 s。肿瘤标志物（8 项）：甲胎蛋白 1.74 IU/mL，糖类抗原 125 10.54 U/mL，糖类抗原 15-3 14.20 U/mL，糖类抗原 19-9 ＜ 0.600 U/mL，糖类抗原 72-4 1.5 U/mL，癌胚抗原 2.6 ng/mL，细胞蛋白 19 片段 2.05 ng/mL，神经元特异性烯醇化酶 12.01 ng/mL。电解质 7 项 + 肝功 + 代谢 8 项 + 心肌酶 6 项：钾 3.65 mmol/L，钠 142.56 mmol/L，白蛋白 45.50 g/L，总胆红素 13.80 μmol/L，直接胆红素 3.10 μmol/L，间接胆红素 10.70 μmol/L，谷丙转氨酶 83.00 U/L，尿素 4.95 mmol/L，肌酐 80.00 μmol/L，谷草转氨酶 49.00 U/L，肌酸激酶 57.00 U/L，肌酸激酶 MB 同工酶 6.00 U/L。血常规（有核红）：白细胞计数 8.15×10⁹/L，中性粒细胞比值 49.30%，红细胞计数 4.19×10¹²/L，血红蛋白浓度 133 g/L，血小板计数 207×10⁹/L。

常规心电图：窦性心律；心电图大致正常。

心超：主动脉弹性下降，左心舒张功能下降。

腹部超声：右肝内结石或钙化灶，前列腺增大，胆、胰、脾、双肾、膀胱未见异常声像图。

胸部增强 CT：右肺上叶后段病灶，较前减淡，建议治疗后复查；右肺下叶背段小肺大疱；右肺中叶内侧段少量纤维增生灶同前；双肺散在微小结节大致同前，建议跟踪复查；右侧第 10 后肋可见局灶性透亮影，同前；扫及肝右叶上段稍高密度影，考虑肝内胆管结石与钙化灶鉴别。

排除禁忌，于 2023-12-28 行胸腔镜右上肺楔形切除术，术程顺利，术中冰冻病理示：（右上肺）纤维组织增生，待常规明确诊断。

术后予心电监护及面罩吸氧、抗感染、止血、祛痰、止痛等对症支持治疗，胸腔引流管已拔除，复查胸片大致正常。VTE 风险评估为 5 分，日常生活评定量表为 15 分，压力损伤风险评估为 12 分。密切注意病情变化，做好相关专科护理。

（一）呼吸道及氧疗护理

术后第一天，鼓励患者取半坐卧位。面罩吸氧，监测生命体征，观察有无胸闷气促表现。指导深呼吸及有效咳嗽、咳痰，遵嘱予雾化吸入，协助患者叩背，促进排痰。

（二）疼痛护理

评估患者疼痛持续的强度、性质、时间、诱发因素及部位。鼓励患者表达对疼痛的想法，向患者解释引起疼痛的原因，给予心理安慰。遵医嘱予凯纷药物镇痛。指导患者咳嗽时按压手术区域，防止胸廓扩张导致疼痛加重。做好管道固定，防止管道牵拉扭曲从而加重疼痛。

（三）预防感染的护理

应用新服欣药物抗感染。指导患者有效咳嗽，雾化，保证有效通气，预防肺部感染。鼓励患者早期进行床上活动，尽早下床活动，增加肺活量，减少肺部并发症。术后禁食期间做好口腔护理，术后自理患者鼓励经常漱口，减少肺部感染的机会。

（四）管道护理

妥善固定导管，敷料贴卷边、湿润时应及时更换，做好交接班，加强巡视观察。告知患者留置引流管重要性，嘱患者翻身、离床活动时动作要轻柔、避免牵拉引流管。注意观察引流管固定是否牢固，若出现异常及时更换处理。更换引流装置时，动作轻柔。床头悬挂"防脱管"标识。

（五）预防出血的护理

密切观察生命体征，定期检查患者术区敷料及引流口周围渗血情况。予补液止血等对症治疗。密切观察引流液的量颜色及性质，如连续 3 h 出现引流量大于 200 mL，呈鲜红色，患者出现烦躁不安、血压下降、脉搏增快、尿量少等血容量不足的表现时，应立即报告医师。

（六）营养护理

指导进食高热量、高蛋白、低脂、低嘌呤、丰富维生素的饮食，避免产气食物，保证足够的饮水量。

（七）心理护理

协助患者做好生活护理，指导进行床上手功能锻炼及踝泵运动，鼓励其下床活动，让患者做力所能及的活动，增加其康复的信心。鼓励家属和子女给予患者关心和支持，使患者积极配合治疗和护理。鼓励患者表达自身感受，耐心为患者答疑解惑。

出院情况

患者为中年男性，诊断为"右上肺炎性结节"，经手术、心电监护及面罩吸氧、抗感染、止血、祛痰、止痛等对症治疗及相关护理。病情好转出院。

（陈楚玲）

病例 ⑭ 左上肺腺癌的护理

基本信息

姓名：×××　　性别：女　　年龄：59 岁

现病史：患者于 2 年余前因反复咳嗽伴气促住院治疗，2021-07-30 于 CT 引导下经皮肺穿刺活检术，病理报告提示"腺癌"，术后基因检测，提示：EGFR 突变。予奥希替尼 80 mg qd 方案靶向治疗，出院诊断"左上肺腺癌；双肺多发结节，肺内转移癌？纵隔淋巴结肿大：癌性转移？"2021-09-12 复查胸部 CT：左肺上叶团块灶伴周围阻塞性肺炎，考虑肺癌可能，较前缩小。继续按原方案治疗，疗程顺利，患者无明显不适。患者之后每月返院复诊，1 天前无明显诱因出现胸闷，呈阵发性，休息或卧床时稍缓解，门诊以"胸闷查因"收治入院。患者无胸壁疼痛、头晕乏力、肢体乏力、畏寒发热、恶心呕吐、腹胀腹痛、头晕、头痛、声音嘶哑等不适。精神状态良好，饮食正常，睡眠良好，体重无明显变化，小便正常，大便正常。

既往史：抗肿瘤病史详见既往病历，否认肝炎、结核等传染病史，否认高血压、糖尿病等慢病史、预防接种史不详，否认药物、食物过敏史，否认手术史，否认外伤史，否认输血史。

个人史：久居本地，否认血吸虫疫水接触史，否认到过地方病高发及传染病流行地区。否认嗜酒史，否认吸烟史。无常用药品及麻醉毒品嗜好。

无工业毒物、粉尘、放射性物质接触史。否认冶游史。

婚育史：已婚已育，配偶体健，子女体健。

月经史：现已绝经。

家族史：家人体健，否认家族性遗传病史。

查体

（一）体格检查

体温 36.3℃，脉搏 67 次/分，呼吸 20 次/分，血压 127/85 mmHg。发育正常，营养良好，自主体位，体形正力型。步行入室，神志清楚，表情自如，查体合作。

（二）专科检查

双侧锁骨上区及全身其他浅表淋巴结未触及肿大；胸廓无畸形、无静脉曲张，胸壁无压痛；呼吸平顺，双肺呼吸音清，未闻及干湿性啰音及胸膜摩擦音。

（三）辅助检查

2021-08-03 穿刺组织活检检查与诊断，左上肺肿物穿刺组织示：腺癌。标记结果（I029332）：CK（pan）（+），CK7（+），TTF-1（+），NapsinA（−），p40（−），P63（−），CD56（−），Ki-67（热点区约 60%+）。术后基因检测，提示：EGFR 突变。2023-11-06 全身骨扫描示：左上肺癌伴多发转移瘤靶向治疗后左肺上叶肿瘤较前明显缩小，代谢较前显著减弱，左肺门及纵隔淋巴结前明显缩小，代谢不高。

2024-01-15 急查血常规：白细胞计数 10.96×10⁹/L，降钙素 0.32μg/mL，急诊生化示：总蛋白 63.90 g/L、谷丙转氨酶 62.0 U/L、谷氨酰转肽酶 118.70 U/L。2023-12-29 腹部 B 超：胆囊壁毛躁稍增厚、胆囊多发壁间结石并息肉可能。2023-12-29 心脏彩超：主动脉弹性下降，左心舒张功能下降，左心房扩大，中度二尖瓣关闭不全，轻度三尖瓣关闭不全，肺动脉扩张。

🏥 诊疗经过

入院后予完善相关检查。2023-12-29 常规心电图 + 十八导联：心房颤动；完全性右束支阻滞；电轴轻度右偏；心肌劳损。排除相关禁忌证，于 2024-01-14 送手术室行"单孔胸腔镜左上肺叶切除 + 肺门纵隔淋巴结清扫 + 左下肺背段部分切除 + 胸膜粘连烙断术"，术程顺利，术后予吸氧、心电监护、抗感染、护胃、补液等对症治疗。术后常规病理，2024-01-16 手术标本检查与诊断（组织 + 淋巴结）提示：送检"LN5（1/3）"可见转移癌，"LN4（0/1）、LN7（0/5）、LN10（0/3）"未见转移癌。2024-01-18 免疫组织化学染色诊断（全自动单独温控法）：TTF-1（+），Sy（+），CD56（+），Ki-67（90%+），ChromograinA（−），P63（−），p40（−），CK（pan）（+）。术后复查：2024-01-18 胸部正侧位片。左肺术后，吻合器周围散在少许炎症；左侧少量胸腔积液。心影增大；主动脉硬化。于 2023-01-17 顺利拔除左侧胸腔引流管。排除相关禁忌证，于 2023-01-30 行"卡铂 0.5 g（D1）+ 依托泊苷0.18 g（D1 ~ D3）+ 信迪利单抗 200 mg"方案治疗，辅以护胃、止呕等对症治疗。术后当天 VTE 风险评估为 5 分，日常生活评定量表为 20 分，压力损伤风险评估为12 分。术后予心电监护及吸氧，雾化祛痰，抗感染，止血止痛等对症支持治疗。密切注意病情变化，做好相关专科护理。

（一）呼吸道及氧疗护理

指导患者深呼吸和有效咳嗽，加强翻身、拍背、肺部体疗，促进有效排痰，必要时予吸痰，保持气道通畅。进行雾化吸入，指导患者雾化后漱口。遵嘱正确使用祛痰药、平喘药、抗生素，观察药物的疗效和不良反应。密切观察咳嗽、咳痰、血氧情况，详细记录痰液的色、量、质，防止痰液阻塞呼吸道引起窒息。

（二）疼痛护理

鼓励患者表达对疼痛的想法，向患者解释引起疼痛的原因，给予心理安慰。评估患者疼痛持续的强度、性质、时间、诱发因素及部位。指导患者咳嗽时用抱枕按压手术区域，防止胸廓扩张导致疼痛加重。指导并协助患者改变卧位。

（三）预防感染的护理

关注患者体温、白细胞情况，遵医嘱应用足量有效的抗生素，用时注意控制滴数及注意其不良反应。伤口有渗血、渗液时及时更换敷料，严格遵循无菌操作原则。注意引流袋、瓶放置的位置，更换引流袋、瓶时应注意无菌操作。限制陪人探视，避免交叉感染。

（四）管道护理

告知患者留置引流管重要性，嘱患者翻身离床活动时动作轻柔、避免牵拉引流管。妥善固定导管，敷料贴卷边、湿润时应及时更换，做好交接班，加强巡视观察。更换引流装置时，动作轻柔。床头悬挂"防脱管"标识。

（五）预防出血的护理

密切监测患者生命体征，尤其是血压、心率的情况。如血压低、心率快、患者大汗淋漓面色苍白，则应立即报告医师。遵嘱应用止血药物，按需复查血常规，注意血红蛋白情况。观察手术切口敷料有无渗血，如有渗血应报告医师，及时更换伤口敷料。

（六）预防下肢静脉血栓的护理

抬高下肢20°～30°，指导或协助患者被动屈伸下肢和进行踝泵运动，每天6组，每组30次。做好深静脉血栓栓塞基础预防及物理预防措施，进行关节松动训练。无特殊情况禁止下肢静脉穿刺。

（七）营养护理

嘱进食少量清淡饮食，避免进食辛辣、油腻食物。

（八）心理护理

鼓励家属和子女给予患者关心和支持，使患者积极配合治疗和护理。鼓励患者表达自身感受，耐心为患者答疑解惑。鼓励其下床活动，让患者做力所能及的活动，增加其康复的信心。

出院情况

患者被诊断为"左上肺腺癌"，经手术、心电监护及吸氧、雾化祛痰、抗感染、止血止痛、靶向治疗等对症支持治疗及相关护理。病情好转出院。

（陈楚玲）

病例 15

晚期肺癌合并心包积液及肺栓塞的护理

基本信息

姓名：×××　　性别：女　　年龄：73 岁

现病史：患者于 2 月前无明显诱因出现咳嗽，咳少许白黏痰，伴胸闷不适，无胸痛气促，无发热畏寒，无恶心呕吐，无血丝痰，起病后病情持续性发作，发病后未就医，未服药，为进一步诊治来院就诊，拟以"胸闷；右肺上叶肺占位"收入院，患者自发病以来精神状态一般，饮食一般，睡眠欠佳，体重减轻，小便正常，大便正常。

既往史：肿瘤病史，糖尿病史，否认肝炎、结核等传染病史，否认高血压等慢病史，预防接种史不详，否认药物、食物过敏史，否认手术史，否认外伤史，否认输血史。

个人史：久居本地，否认血吸虫疫水接触史，否认到过地方病高发及传染病流行地区。否认嗜酒史，否认吸烟史。无常用药品及麻醉毒品嗜好。无工业毒物、粉尘、放射性物质接触史。否认冶游史。

婚育史：已婚已育，家人体健。

月经史：已绝经，无异常阴道出血。

家族史：否认家族性遗传病史。

🩺 查体

（一）体格检查

体温 36.5℃，脉搏 94 次 / 分，呼吸 20 次 / 分，血压 152/94 mmHg。发育正常，营养良好，自主体位，体形正力型。步行入室，神志清楚，表情自如，查体合作。

（二）专科检查

胸廓正常，无胸骨叩痛，无颈静脉怒张，双侧呼吸运动度对称。肋间隙未见明显异常，未扪及毛细血管搏动征、水冲脉和枪击音。双侧触觉语颤正常，未触及胸膜摩擦感，未触及皮下捻发感，双肺叩诊呈清音，听诊呼吸规整，右上肺呼吸音粗，未闻及干湿啰音，语音传导未见明显异常，未及明显胸膜摩擦音。

➕ 诊疗经过

患者于 2 月前无明显诱因出现咳嗽，咳少许白黏痰，伴胸闷不适，无胸痛气促，无发热畏寒，无恶心呕吐，无血丝痰，起病后病情持续性发作，发病后未就医，未服药，为进一步诊治来院就诊收入院。

入院后完善相关检查，血常规（有核红）：白细胞计数 10.58×10^9/L，中性粒细胞比值 83.70%，血红蛋白浓度 157 g/L，血小板计数 261×10^9/L；D- 二聚体 17 790 μg/L。电解质 7 项 + 肝功 + 代谢 8 项 + 心肌酶 6 项：钾 4.65 mmol/L，白蛋白 47.40 g/L，谷丙转氨酶 45.00 U/L，葡萄糖 8.31 mmol/L，三酰甘油 2.33 mmol/L，总胆固醇 7.79 mmol/L，低密度脂蛋白胆固醇 5.40 mmol/L，谷草转氨酶 34.00 U/L，乳酸脱氢酶 419.00 U/L；糖化血红蛋白 7.30%；鳞状上皮细胞癌抗原 0.7 ng/mL。

癌胚抗原 CEA+ 神经元特异性烯醇化酶测定 + 细胞角蛋白 19 片段测定：癌胚抗原 3.8 ng/mL，神经元特异性烯醇化酶 17.76 ng/mL，细胞蛋白 19 片段 4.86 ng/mL；C- 反应蛋白 31.4 mg/L。肺癌自身抗体谱检测：p53 自身抗体 49.7 U/mL，GAGE7 自身抗体 32.6 U/mL。

2023-11-07 行"B 超引导下心包积液穿刺置管术"。

2023-11-08 胸部 CT 平扫 + 三维重建：双侧肺气肿，多发肺大疱；慢性支气管炎改变；考虑双肺散在间质性肺疾病可能，待排合并少许肺水肿，建议治疗后复查；右肺上叶后段团片影，建议增强扫描进一步检查；纵隔内数个稍大淋巴结，请结合临床；心脏增大，心包中量积液。双侧胸腔少许积液；扫及结节性甲状腺肿可能，建议超声检查；扫及 C_7 椎体骨岛可能。

2023-11-08 心脏彩色多普勒超声：升主动脉增宽、肺动脉增宽；左房增大室间隔稍增厚；主动脉瓣反流（轻度），三尖瓣反流（轻 - 中度），肺动脉高压（轻 - 中度），卵圆孔未闭可能，左室舒张功能下降；心包积液（微量）。

2023-11-09 肾上腺，腹部（肝、胆、胰、脾）+ 门静脉系统，泌尿系（含双肾、输尿管、膀胱、前列腺）+ 肾血管 B 超：轻度脂肪肝；右肾囊肿；胆、胰、脾、左肾、膀胱、肾上腺未见明显异常声像图。

2023-11-13 免疫组织化学染色诊断（全自动单独温控法）：心包积液细胞蜡块可见癌细胞，结合免疫组化标记，倾向于肺来源腺癌细胞，请结合临床，进一步检查。

2023-11-16 床边 24 小时动态心电图：窦性心律；频发房性期前收缩（可见伴心室内差传，可见未下传，可见成对出现，可见二联律、三联律，可见短阵性房性心动过速）。

入院后予止咳化痰、抗感染等对症支持治疗，患者诉偶有胸闷不适，复查血示：D- 二聚体 42 070 μg/L。

2023-11-17 肺动脉 CT 血管成像（CTPA）肺动脉 CTA：右肺上叶及中叶动脉、右肺上叶尖段、前段及后段动脉、右肺下叶背段、右肺下叶基底段动脉散在栓塞，请结合临床；右肺上叶后段团片影，范围大致同前，考虑恶性肿瘤性病变可能；另双肺散在多发实性结节，较前稍增多，未除外转移可能，建议追踪复查；考虑右肺散在炎症，以右肺下叶为著，病灶较前增多，部分病灶呈片状实变，建议治疗后复查；考虑双肺散在病灶，部分呈间质性改变，较前变化不大，注意间质性肺疾病可能，未排合并间质性肺水肿可能，建议结合其他相关检查分析；纵隔内、双肺门数个稍大、增大淋巴结，请结合临床；心脏增大，心包较多量积液，较前稍减少。右侧胸腔少量积液，较前增多；扫及结节性甲状腺肿可能，建议超声检查；扫及 C_7 椎体骨岛可能。

予加强抗血小板凝聚等对症支持治疗，复查血示：D- 二聚体 8 700 μg/L；患者 EGRF（-）、ALK（-），经院内 MDT 会诊后，于 2023-11-30 予"替雷丽珠单抗 100 mg+ 培美曲塞"方案免疫 + 化疗，并辅以止吐及其他对症支持治疗。

住院期间日常生活评定量表 70 ~ 90 分，生活基本自理；Barden 压力性损伤风险评分 16 ~ 19 分，提示轻度危险；VTE 评分 9 分，为极高危。跌倒坠床风险护理单：15 分（长期口服阿普唑仑，床头挂警示牌）；每周评估糖尿病足护理单（糖尿病史）；吞咽评估护理单洼田饮水试验 1 级（提示无风险）。密切注意病情变化，做好相关专科护理。

（一）皮肤护理

定期翻身，密切观察患者易受压皮肤情况，必要时应用水胶体等保护。应用水垫、翻身枕，取舒适卧位。衣物污染或被汗液浸湿时协助患者更换衣物，做好皮肤清洁。密切观察患者敷料及固定贴等敷料膜处，及时更换并改变粘贴位置。

（二）呼吸道及氧疗护理

指导患者深呼吸和有效咳嗽，加强翻身、拍背、肺部体疗，促进有效排痰。进行雾化吸入，指导患者雾化后漱口。遵医嘱用药，观察药物的疗效和不良反应。关注患者呼吸次数、节律及血氧饱和度情况。

（三）病情观察

加强病情观察，重视主诉。密切观察咳嗽、咳痰、血氧情况，详细记录痰液的色、量、质，防止痰液阻塞呼吸道引起窒息。严密心电监护，监测心率、心律变化，发现心律失常及时报告医师并处理。观察血液电解质情况，警惕因电解质失衡引起的心律失常，及时纠正电解质紊乱。观察意识、皮肤有无瘀斑淤点，有无血尿、呕血、排黑便等出血征象。监测血常规及止凝血功能情况，及时按医嘱调整溶栓药物方案。

（四）肺血栓栓塞症预防护理

做好疾病相关知识宣教，卧床时适当床上活动，保持情绪稳定，避免激动，进清淡易消化饮食，避免饱餐。避免增加腹内压动作，保持大便通畅。患者病情好转后就应该指导其进行适量活动，先在床上做踝泵运动、四肢主动及被动运动，再于床边轻柔活动，运动循序渐进，以不引起患者胸闷心慌为度。病情允许下指导患者合理运动，可促进下肢静脉血回流。出院后应指导患者多饮水、避免久坐及长时间站立、穿加压弹力袜、戒烟少酒、保持健康体重等。

（五）管道护理

妥善固定导管，敷料贴如有卷边、湿润应及时更换，做好交接班，加强巡视观察。告知患者留置引流管的重要性，嘱患者翻身离床活动时动作轻柔、避免牵拉引流管。注意观察引流管固定是否牢固，若出现异常及时更换处理。更换引流装置时，动作轻柔。

（六）用药护理

应用琥珀酸美托洛尔抗心律失常治疗，观察药物疗效；除颤仪备用。

服用阿普唑仑，注意评估药物的使用效果及不良反应。告知患者药物的不良反应，指导患者卧床休息。提供安静、舒适的环境，床头挂警示牌，加强观察巡视，予床栏保护，做好防跌倒、防坠床的措施。病情允许下，指导患者下床前应先静坐 10 秒后再站立，站立 10 秒后再迈步。留家属陪同，活动时有人陪伴。应用"替雷丽珠单抗 100 mg+ 培美曲塞 740 mg"方案免疫 + 化疗，根据药品使用说明书，做好用药指导。嘱患者多饮水，加强口腔护理。定期复查血常规，加强血常规观察。做好饮食指导，嘱进清淡、易消化、优质蛋白饮食。妥善固定针头，加强巡视，防药物外渗。加强病情观察，监测药物不良反应，加强生命体征监测。

（七）营养护理

进清淡、易消化饮食，避免饱餐，选择血糖生成指数较低的粗粮，如麦面、玉米面等富含维生素 B 及食物纤维的主食，多食用鱼、肉、蛋、牛奶及豆类，不宜进食蜜饯、饮料、果汁、糖制糕点等，不宜吃动物的肝、蛋黄、黄油、猪牛羊油。

（八）心理护理

嘱患者保持情绪稳定，避免激动，做好疾病相关知识宣教，倾听重视主诉。生活上给予细致周到的关怀，予精神、心理上的支持、鼓励。

出院情况

患者为老年女性，诊断为"晚期肺癌合并心包积液及肺栓塞"，经吸氧、心电监护、抗感染、止咳祛痰、抗血小板凝聚、调节心律、免疫＋化疗、止吐及其他对症支持治疗等对症治疗及相关护理。病情好转出院。

（陈楚玲）

病例 ⑯ 右侧自发性气胸的护理

👤 基本信息

姓名：×××　　性别：男　　年龄：71岁

现病史：患者于半月余前无明显诱因突然出现胸闷、气促，伴咳嗽、咳痰，咳黄白色痰，伴有胸部隐痛，坐立时呼吸困难，起病后病情持续性发作，3天前症状加重明显，诉自服中药后未明显好转。遂至医院就诊，查胸部CT提示右侧气胸，拟以诊断"右侧自发性气胸"收入院，患者自发病以来，精神状态一般，饮食量少，睡眠欠佳，体重无明显变化，小便正常，大便正常。

既往史：平素健康状况一般，否认肝炎、结核等传染病史，否认高血压、糖尿病等慢病史，预防接种史不详，自诉对"头孢类"药物过敏，否认食物过敏史，否认手术史，否认外伤史，否认输血史。

个人史：久居本地，否认血吸虫疫水接触史，否认到过地方病高发及传染病流行地区。长期饮酒史，长期吸烟史。无常用药品及麻醉毒品嗜好。无工业毒物、粉尘、放射性物质接触史。否认冶游史。

婚育史：已婚已育，配偶体健，子女体健。

家族史：家人体健，否认家族性遗传病史。

📖 查体

（一）体格检查

体温 36.3℃，脉搏 75 次 / 分，呼吸 20 次 / 分，血压 94/47 mmHg。发育正常，营养良好，自主体位，体形正力型。步行入室，神志清楚，表情自如，查体合作。

（二）专科检查

胸廓正常，无胸骨叩痛，双侧呼吸动度对称。肋间隙未见明显异常，未闻及毛细血管搏动征、水冲脉和枪击音。双侧触觉语颤右侧减弱，未触及胸膜摩擦感，未触及皮下捻发感，左肺叩诊呈清音，右肺叩诊呈鼓音，听诊呼吸规整，左肺呼吸音清，右肺呼吸音弱，未闻及干湿啰音，语音传导正常，未闻及胸膜摩擦音。

（三）辅助检查

2023-10-17 胸部 CT 平扫 + 三维重建：右侧大量气胸，右肺受压为 70% ～ 80%，请结合临床分析并追踪复查；肺气肿，双肺多发肺大疱；右肺上叶前段实性结节，建议定期复查；双侧部分胸膜增厚、粘连；主动脉硬化。

🔍 诊断

右侧自发性气胸。

➕ 诊疗经过

患者于半月余前无明显诱因突然出现胸闷、气促，伴咳嗽、咳痰，咳黄白色痰，伴有胸部隐痛，坐立时呼吸困难，起病后病情持续性发作，诊断"右侧自发性气胸"。

入院后完善相关检查。2023-10-17 胸部 CT 平扫＋三维重建：右侧大量气胸，右肺受压 70% ~ 80%，请结合临床分析并追踪复查；肺气肿，双肺多发肺大疱；右肺上叶前段实性结节，建议定期复查；双侧部分胸膜增厚、粘连；主动脉硬化。

2023–10–19 查血常规示：HGB 63 g/mL，血小板压积 0.120%，血细胞比容 0.180%。

2023–10–17 在局部浸润麻醉下行右侧胸腔闭式引流术。

2023–10–19 于手术室 A2 在气管插管麻醉下行胸腔镜右侧肺大疱切除术＋胸膜粘连松解术。术毕安返病房，予心电监护及高流量吸氧，留置胸管及尿管，予抗感染、止血、止痛、输血、补充蛋白等处理，术后当天 VTE 风险评估为 3 分，日常生活评定量表为 25 分，压力损伤风险评估为 12 分。密切注意病情变化，做好相关专科护理。

（一）体位护理

根据患者的病情和需要，选择合适的体位。对于患有呼吸困难的患者，可采用半坐位或高位卧位，有助于改善通气功能，减轻呼吸困难。

（二）呼吸道及氧疗护理

对于缺氧的患者，可根据医嘱进行氧疗。氧疗可以通过给予患者吸氧装置或使用氧气面罩等方式，提供足够的氧气，改善患者的氧合功能。定期清洁和湿润患者的呼吸道，预防呼吸道感染的发生。护理呼吸道包括口腔护理、气道湿化、痰液引流等，可以减少呼吸道分泌物的堆积，保持呼吸道的通畅。

（三）病情观察

监测血氧、呼吸频率节律、面色变化，倾听患者主诉，观察有无胸闷气促表现。密切观察生命体征、术区敷料、胸腔引流的量及性质。建立多条静脉通道，遵嘱予补液止血等对症治疗。让患者保持卧床休息。卧床休息可以减少出血的情况，同时有利于患者的恢复。

（四）疼痛护理

全身麻醉患者在术后 2 ~ 6 h 疼痛最剧烈，对患者身体变化的观察不容忽视。根据症状遵嘱予止痛治疗，如使用止痛泵，静脉滴注凯纷组液。指导患者活动时用手按压引流伤口时固定好引流管。

（五）管道护理

使用管道的患者应标注管道名称，妥善固定，防止脱管。对于躁动不安的患者，可采取约束带约束，以防止自行拔管。向患者及家属说明脱管的风险，以及预防脱管的方法，如将导管留有足够的长度，避免牵拉，保持导管通畅等。观察和记录导管的位置、通畅度和外露长度等，如发现异常应及时处理。

（六）营养护理

保证患者每日营养需要量，监测并记录患者的进食量，按医嘱使用能够增加患者食欲的药物，根据患者的病因制定相应的护理措施及饮食计划，鼓励适当活动以增加营养物质的代谢和作用，从而增加食欲。

（七）心理护理

患者常常伴有焦虑、恐惧等负面情绪，护士对患者存在焦虑倾向应有足够认识，要主动给予患者积极的心理支持，帮助患者应对情绪困扰，减轻心理压力，促进康复。指导家属要根据患者的实际情况和生活习惯，给予适当的照顾，原则上要让患者做力所能及的事，可以改变患者注意力。其次，要让患者感到家属对治疗有信心，家属不能在患者面前表现出怀疑和消极的情绪，要表现出积极自信态度，配合治疗。

出院情况

患者为老年男性，诊断明确，经予手术、吸氧、抗感染、止血、止痛、输血、补充蛋白等对症治疗及相关护理。病情痊愈出院。

（陈楚玲）

一 循环系统急危重症

PART THREE

病例 ① 主动脉夹层

基本信息

姓名：×××　　　性别：男　　年龄：53 岁

主诉：突发右下肢乏力 1 小时。

现病史：2023-10-18 夜间 23 时许在开车时感右下肢无力，随后让同伴开车将其送入急诊科就诊，病程中患者感头晕不适，无呕吐及头痛，无胸闷、胸痛，无腹痛、腹泻，无下肢疼痛。

既往史：否认高血压、糖尿病、冠心病病史，吸烟 1 盒 / 日，无饮酒史。

查体

（一）体格检查

血压 86/43 mmHg，心率 89 次 / 分，呼吸 22 次 / 分，血氧饱和度 96%，神志清，精神差，双肺呼吸音粗，未闻及啰音，心律齐，未闻及杂音，腹软，无压痛，双下肢肌力正常，右下肢肌力 2 级。

（二）辅助检查

血球分析及肝肾功、心肌酶谱均正常，血钾 2.94 mmol/L，纤维蛋白降解产物 70.06 μg/mL，D-二聚体 31.26 mg/L。

患者就诊期间出现右下肢无力进一步加重，

伴有右下肢感觉逐渐减退、疼痛。此时查右足背动脉搏动明显减弱。随后完善腹主动脉增强提示：Ⅰ型主动脉夹层，累及右侧髂总动脉。

🔍 诊断

初步诊断：急性脑梗死；低钾血症。

最终诊断：Ⅰ型主动脉夹层；低钾血症。

🔲 诊疗经过

明确诊断后，患者被收住心胸外科行手术治疗。

📧 讨论

主动脉夹层（AD）又称主动脉夹层动脉瘤，是由各种原因导致主动脉壁撕裂，从而使主动脉腔被分隔成真腔和假腔的一种疾病，具有潜在致死性。

（一）常见原因

边缘型高血压很容易被忽视，然而带来的危害却是致命的。边缘型高血压如果不进行干预，会慢慢地向真正的高血压发展，血压会不断地在正常与不正常之间大幅度波动，这个过程，血管壁不断地受到高压的刺激，大幅度拉伸容易导致血管内膜的损伤。

血管钙化：动脉损伤或别的地方损伤后的修复也可以最后导致钙化，包括皮下。在修复的过程中钙离子慢慢沉积到一个地方，形成钙化。在钙化的血管和软的血管交界处更容易撕裂。

马凡氏综合征：身高比较高，胳膊比一般人长，关节很松弛，马凡氏综合征的患者血管的中膜层缺少一种弹力纤维，血管弹性不好更容易发生夹层，更容易破。

（二）好发人群

（1）高血压人群。

（2）肥胖人群。

（3）脾气急躁者。

（4）不良生活习惯者。

（5）妊娠。

（6）某些遗传性疾病、先天性疾病导致主动脉壁本身有病变。

（7）外伤性主动脉夹层、医源性主动脉夹层。

（三）形成机制

主动脉分为内中外三层，其中承受血流压力的是中层的动脉壁，外膜和内膜没有太大的承受能力。如果患者的主动脉壁产生病损，在血压的作用下，可能会导致内膜的撕裂，血液流到内膜和中层之间，进而导致中层撕裂，出现主动脉夹层，所以患者会有剧烈的疼痛感。如果主动脉夹层外层破裂，患者会在 4 ~ 5 分钟内死亡，根本来不及抢救。

（四）临床表现

（1）疼痛：为本病突出而有特征性的症状，约 96% 的患者有突发、急起、剧烈而持续且不能耐受的疼痛。疼痛性质呈撕裂样、搏动性、刀割样等。疼痛部位主要为胸背部，有时疼痛部位会发生移动。疼痛部位有时可提示撕裂口的部位：如仅前胸痛，90% 以上在升主动脉；如为背、腹或下肢痛则强烈提示在降主动脉夹层。

（2）血压变化：多数由于疼痛血压升高。约 1/3 的患者发病后出现休克表现：有苍白、大汗、皮肤湿冷、气促、脉速、脉弱或消失、血压下降等，见于夹层破裂出血、心脏压塞或急性重度主动脉瓣关闭不全等。

（3）由于夹层血肿的扩展可压迫邻近组织或波及主动脉大分支，从而出现不同的症状与体征，致使临床表现错综复杂，应引起高度重视。

1）心血管系统：①主动脉瓣关闭不全和心力衰竭，由于升主动脉夹层使瓣环扩大，主动脉瓣移位而出现急性主动脉瓣关闭不全；②心肌梗死，当少数近端夹层的内膜破裂下垂物遮盖冠状窦口可致急性心肌梗死；多数影响右冠窦，因此多见下壁心肌梗死；③心脏压塞。

2）中枢神经系统：近端夹层影响无名或左颈总动脉血供引起昏迷、偏瘫等。远端夹层可因累及脊髓动脉而致肢体运动功能受损发生截瘫等。夹层压迫喉返神经可引起声音嘶哑。

3）呼吸系统：夹层破入胸腔，引起胸腔积液，破入气管、支气管可导致大量咯血。

4）消化系统：夹层扩展到腹腔动脉或肠系膜动脉可致肠缺血，出现腹痛腹泻、消化道出血和急腹症。夹层破入食管可引起大呕血。

5）泌尿系统：夹层扩展到肾动脉可引起急性腰痛、血尿、急性肾衰或肾性高血压。

6）周围动脉：夹层扩展至髂动脉可导致股动脉灌注减少而出现下肢缺血疼痛，严重者以致坏死。

（五）主动脉夹层分型

DeBakey 分型，一共分为三型（Ⅰ型、Ⅱ型、Ⅲ型），分型依据破口位置和累及范围进行判断。

Ⅰ型：第一破口（也就是指夹层的起始部分）位于升主动脉近心端，或由主动脉弓降部的夹层向近心端延伸至升主动脉（逆行），夹层向远端延伸至降主动脉。这一类至少要累及主动脉弓（推荐手术治疗）。

Ⅱ型：第一破口位于升主动脉，且夹层局限于升主动脉（推荐手术治疗）。

鉴别：与Ⅰ型的鉴别主要在于头臂干是否受累，未受累者为Ⅱ型，受累者为Ⅰ型。

Ⅲ型：第一破口位于主动脉弓降部以远，局限于胸降主动脉（Ⅲa）或累及腹主动脉（Ⅲb）（通常非手术治疗）。

鉴别：与Ⅰ型、Ⅱ型鉴别，主要是判断第一破口是否位于左锁骨下动脉以远的位置。

Ⅱ与Ⅰ型的鉴别主要在于头臂干是否受累，未受累者为Ⅱ型，受累者为Ⅰ型。

Ⅲ与Ⅰ型、Ⅱ型鉴别，主要是判断第一破口是否位于左锁骨下动脉以远的位置。

于图 3-1 可见，Ⅲ型分为Ⅲa 和Ⅲb 两型。两者主要以膈肌为分界。

Ⅲa：限于胸降主动脉，也称为局限型。

Ⅲb：扩展至膈下，累及腹主动脉，也称为广泛型。

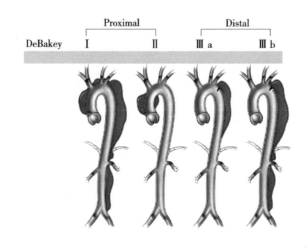

图 3-1　DeBakey 分型

（六）辅助检查

（1）超声心动图：包括经胸主动脉彩超（TTE）和经食管主动脉彩超（TEE）。超声心动图对 AD 的诊断准确性较 CT、MR 略低，但具有可床旁检查、无创、无须对比剂的优点。经胸超声心动图诊断 A 型和 B 型主动脉夹层敏感性分别为 78%~100% 和 31%~55%。

经食管超声心动图（TEE）诊断近端 AD 的敏感性＞95%，诊断远端 AD 的敏感性为 80%。TEE 还可评估冠状动脉、心包和主动脉反流；也可观察到气管后的盲点。

（2）CT：具快速、无创、易于进行等优点。CT 具有 100% 的敏感性及 98%~99% 的特异性。可作为可疑 AD 患者的首选术前检查手段。全主动脉 CTA 是主动脉夹层的诊断首选和治疗后随访评价的主要技术。

（3）主动脉造影：是诊断主动脉夹层的"金标准"，但基本上已被主动脉 CTA 和 MRA 所取代，目前多只在腔内修复术中应用，而不作为术前常规诊断手段。

（4）D- 二聚体：对于急性主动脉夹层的筛查有十分重要的意义。虽然 D- 二聚体升高并不仅在 AD 患者当中可以发生，其诊断的特异性有限；但是，若是急性胸痛患者的 D- 二聚体 < 500 ng/mL，对于除外主动脉夹层有很高的敏感性和阴性预测值，D- 二聚体 < 500 ng/mL，排除 AD 达 93% ～ 98%。

（5）血常规和 C- 反应蛋白：可有 C- 反应蛋白升高，白细胞计数轻、中度增高。

（6）平滑肌肌凝蛋白重链单克隆抗体的免疫分析：也是一个诊断 AD 的新方法，在发病 12 小时内，其诊断敏感性和特异性分别是 90% 和 97%，能准确地鉴别心肌梗死和 AD。

（七）治疗要点

即刻处理，严密监测血流动力学指标。

绝对卧床休息，强效镇静与镇痛，必要时静脉注射较大剂量吗啡或冬眠治疗。

1. 治疗原则

（1）先给予强化的内科药物治疗。

（2）升主动脉夹层特别是波及主动脉瓣或心包内有渗液者宜行急诊外科手术。

（3）降主动脉夹层急性期病情进展迅速，病变局部血管直径 ≥ 5 cm 或有血管并发症者应争取介入治疗置入支架（动脉腔内隔绝术）。

2. 药物治疗

（1）降压迅速将收缩压降至 < 100 mmHg 或更低。

（2）β - 受体阻滞剂减慢心率至 60 ～ 70 次 / 分及降低左室张力和收缩力，以防止夹层进一步扩展。

3. 介入治疗

目前此项措施已成为治疗大多数降主动脉夹层的优选方案。

4. 外科手术

治疗修补撕裂口，排空假腔或人工血管移植术。手术死亡率及术后并发症发生率均很高。仅适用于升主动脉夹层及少数降主动脉夹层有严重并发症者。

参考文献

［1］葛均波，徐永健，王辰．内科学［M］．9版，北京：人民卫生出版社，2018.

［2］林果为，王吉耀，葛均波．实用内科学［M］．15版，北京：人民卫生出版社，2017.

［3］中国医师协会心血管外科医师分会．主动脉夹层诊断与治疗规范中国专家共识［J］．中华胸心血管外科杂志，2017，33（11）：641-654.

（张　伟）

病例 2 急性心肌梗死

基本信息

姓名：×××　　性别：男　　年龄：53 岁

主诉：突发胸闷、胸痛 3 小时余。

现病史：患者于 2022-06-01 15：10 无明确诱因突然出现胸闷、心前区胸痛伴全身大汗，行心电图后考虑心肌梗死，休克血压 80/50 mmHg，给予拜阿司匹林 300 mg、替格瑞洛 180 mg 口服，血管活性药物维持血压拟急诊 PCI。患者呼吸和循环不稳定，出现恶心和呕吐，随即心脏停搏，立即电除颤、胸外心脏按压、气管插管、分次静脉推注肾上腺素等，心肺复苏计 44 分钟后患者自主心跳恢复，房颤律，血压低，收缩压 60 mmHg 左右，急收入院监护治疗。

既往史：既往体健，否认疾病。

查体

（一）体格检查

体温 36.5℃，呼吸 19 次 / 分，血压 56/41 mmHg，经口气管插管接呼吸机辅助通气，血氧饱和度 98%，神志昏迷，双肺呼吸音粗，未闻及干湿性啰音，心率 50 次 / 分，律不齐，未闻及病理性杂音，腹平软，全腹压痛及反跳痛无法查，双下肢无水肿。

（二）辅助检查

急诊内科门诊查：心电图呈窦性心动过缓，心室率 51 次 / 分，急性下壁心肌梗死，急性前侧壁心肌损伤，高侧壁心肌缺血。

2022-06-01 复查常规心电图检查（十二通道）：异位心律心房颤动，频发室早，下壁心肌梗死（超急性期），ST-T 改变（下壁弓背样抬高）。NT-proBNP 小于 50 pg/mL，CKMB < 2.5 ng/mL，cTnI < 0.10 ng/mL，MPO < 30 ng/mL。

2022-06-01 全血细胞分析 +CRP：白细胞计数 13.0×10^9/L，淋巴细胞计数 6.49×10^9/L，血小板计数 352×10^9/L。

2022-06-01 凝血系统检查：凝血酶原时间 10.20 秒，凝血酶原活动度 134.30%。

2022-06-01 肾功 5 项（急诊）+ 肝功 9 项（急诊）+ 电解质 6 项（急诊）+ 心肌酶 3 项（急诊）：二氧化碳结合力 30.6 mmol/L，尿素 8.00 mmol/L，葡萄糖（GLU）16.70 mmol/L，钾 3.18 mmol/L，eGFR（CKD-EPI）70.62 mL/（min · 1.73 m²）。2022-06-01 血清肌钙蛋白 T 0.007 ng/mL。

📑 诊断

急性冠状动脉综合征；急性下壁心肌梗死；急性前侧壁心肌梗死；急性高侧壁心肌梗死；心源性休克；心脏停搏复苏成功；急性肾功能不全。

🧰 诊疗经过

收入 ICU 积极抗休克维持循环、适当镇静、控制体温后呼吸机辅助通气（FiO₂ 100%），循环较前稍有稳定，立即转运至介入室行冠状动脉造影右冠闭塞，前降支及回旋支狭窄。

行右冠 PCI 术置入支架。

术后返回行呼吸机辅助通气、血管活性药物维持血压、适量补液、抗血小板聚集、抗凝、调脂稳定血管斑块、降温毯降温、抗感染等治疗，2022-06-02 心脏彩色多普勒超声检查急诊床旁超声心动图检查：EF 47%，FS 24%，室壁节段性运动异常，左心收缩功能降低，二尖瓣少量反流。

2022-06-02 胸部正位考虑：左心室大；两肺膈未见异常。患者持续昏迷状态，可见肢体躁动，高热，尿少，肌酐进行性升高，监测 PICCO 提示心功能偏低，血管外肺水较高。加行 CRRT 治疗脱水、控制体温等，同时患者心肺复苏时间长，不除外误吸所致肺炎，行纤维支气管镜下肺泡灌洗，降钙素原及白细胞、中性粒细胞百分比高，入院及纤支镜痰培养回报大量肺炎克雷伯杆菌。

调整抗感染治疗，IABP 支持，加用营养脑神经及促醒药物、营养支持、血液净化等治疗，治疗过程中，患者突然出现消化道大出血，使用止血药，输注红细胞悬液，静脉给予抑酸药保护胃黏膜，禁食，营养支持治疗，出血停止，正常进食，血色素逐渐回升，患者生命体征逐渐稳定，复查各项脏器功能指标明显好转，逐渐撤离 IABP、呼吸机、血液净化治疗等。

出院情况

生命体征稳定，肝肾功心肌酶等处于正常范围，室内活动可，无不适主诉。

讨论

心肌梗死是一种严重的心血管疾病，其病例相关知识要点、临床诊疗思路及经验教训归纳如下。

急性心肌梗死是冠状动脉急性、持续性缺血缺氧所引起的心肌坏死。临床上多有剧烈而持久的胸骨后疼痛，休息及硝酸酯类药物不能完全缓解，伴有血清心肌酶活性增高及进行性心电图变化，可并发心律失常、休克或心力衰竭，常可危及生命。

（一）临床诊疗思路

快速识别：依据患者症状、体征及心电图、心肌酶谱等检查快速识别心肌梗死。

紧急处理：立即给予吸氧、镇痛、抗心律失常等对症治疗，同时准备介入手术或溶栓治疗。

再灌注治疗：尽快恢复冠状动脉血流，减少心肌坏死面积，提高患者生存率和生活质量。常用方法包括经皮冠状动脉介入治疗（PCI）和溶栓治疗。

并发症防治：积极防治心律失常、心力衰竭、休克等并发症。

（二）总结经验教训

时间就是心肌：尽早识别心肌梗死并启动再灌注治疗，每耽误一分钟都意味着更多心肌细胞的坏死。

专业救治：心肌梗死患者应在有救治能力的医院接受专业救治，避免因转运延误治疗。

健康教育：加强公众对心肌梗死的认识和防范意识，提高自救互救能力。

持续管理：心肌梗死患者出院后需进行长期管理，包括药物治疗、生活方式调整和心理支持等。

（尤伟艳）

病例

3

急性心力衰竭

基本信息

姓名：×××　　性别：男　　年龄：57 岁

主诉：胸闷、气喘 1 周，加重 2 天。

现病史：患者家属代诉，患者于 1 周前无明显诱因出现胸闷、气喘，活动耐量下降，活动后喘加重，休息后可稍缓解，自行口服"参松养心胶囊、泛醌 10"等药物（具体不详），效果不佳，无发热，无咳嗽、咳痰，无头晕、头疼。近 2 日上述症状明显加重，夜间气喘明显，不能平卧，伴有双下肢凹陷性水肿，自行服药（具体不详）后效果欠佳，水肿逐渐波及至全身，腹部较前膨隆，尿量逐渐减少，约 500 mL/d，为求进一步诊治，于 2024-03-29 来医院急诊科就诊，完善相关检查提示，血球分析：红细胞计数 2.21×10^{12}/L，C- 反应蛋白 6.21 mg/L，白细胞计数 9.7×10^9/L，淋巴细胞计数 0.60×10^9/L，中性粒细胞计数 8.45×10^9/L，淋巴细胞百分比 6.2%，中性粒细胞百分比 87.5%，血红蛋白 73 g/L，血细胞比容 0.217 L/L；肌钙蛋白 T 2.230 ng/mL。肝肾功+电解质+淀粉酶：白球比 1.0 g/L，天门冬氨酸转移酶 438.3 U/L，二氧化碳结合力 15.4 mmol/L，尿素 22.50 mmol/L，肌酐 330.7 μmol/L，尿酸 527.4 μmol/L，葡萄糖（GLU）10.17 mmol/L，肌酸激酶 672.5 U/L，乳酸脱氢酶 1148.0 U/L，钾 5.79 mmol/L，钠 135.2 mmol/L，氯 107.6 mmol/L，钙 2.07 mmol/L，镁 1.01 mmol/L，磷 1.61 mmol/L，淀粉酶 273.0 U/L，丙氨酸氨基转移酶 194.1 U/L，eGFR（CKD-EPI）16.88 mL/（min·1.73 m²）。血凝分析：活化部分凝血活酶时间 21.10 秒，纤维蛋白原 4.24 g/L，D- 二聚体 3.35 mg/L；钠尿肽（NT-proBNP）2 3705.0 pg/mL。心电图：窦性心律，ST-T 改变。给予利尿对症后，患者气喘症状稍缓解，但 2024-03-30 晨复查肌钙蛋白 T 2.900 ng/mL，较前呈上升趋势，复查淀粉酶 248.0 U/L，脂肪酶（LPS）511.0 U/L，较前上升，故急诊请重症医学科会诊后，以"急性心力衰竭、肾功能不全"收入重症医学科。病程中，患者神志清，精神欠佳，食欲减退，睡眠欠佳，无发热，无咳嗽、咳痰，感胸闷，无胸痛，无头晕、头痛，无恶心、呕吐，无腹胀、腹痛，排气、排便正常，小便尿少，近期体重未见明显变化。

既往史：糖尿病史、糖尿病性视网膜病变史，血糖未规律监测；有贫血、高脂血症病史；否认高血压、冠心病病史。

📖 查体

（一）体格检查

体温 36.6℃，脉搏 101 次 / 分，呼吸 22 次 / 分，血压 116/73 mmHg，全身皮肤黏膜未见黄染及出血，双肺呼吸音稍粗，可闻及散在湿啰音，两肺底呼吸音弱，心律齐，各瓣膜区听诊未闻及病理性杂音，腹部膨隆，未见胃肠型及蠕动波，听诊肠鸣音约 3 次 / 分，腹部叩诊鼓音，移动性浊音阴性，腹软，无压痛及反跳痛，Murphy 征阴性，全身水肿明显，双下肢病理征阴性。

（二）辅助检查

血气分析：pH 值 7.38，二氧化碳分压 25.00 mmHg，氧分压 94.00 mmHg，动脉血氧饱和度 97.00%，实际碳酸氢根 14.80 mol/L，标准碳酸氢盐 17.70 mmol/L，总血红蛋白 7.40 g/dL，血细胞比容 24.00 L/L，乳酸 1.40 mmol/L，缓冲碱（BB）-9.30 mmol/L，碱剩余（BE）-10.30 mmol/L，二氧化碳总量 15.60 mmol/L，葡萄糖 15.80 mmol/L，钾

4.40 mmol/L，钠 131.00 mmol/L，钙 1.06 mmol/L，Ca^{2+}（7.4）1.05 mmol/L。

2024-03-30 肝胆脾超声检查 + 胸腔、腹腔积液床旁超声探查：肝实质回声增强、稍增粗；肝静脉增宽，请结合临床；餐后胆囊；双侧胸腔积液（已定位）。胰腺超声：胰头及胰尾稍增大，请结合临床及实验室检查（未见明显水肿、渗出征象）。

2024-03-30 胸腹腔积液常规检查：李凡他试验弱阳性。血球分析：红细胞计数 2.37×10^{12}/L，C- 反应蛋白 10.54 mg/L，白细胞计数 10.5×10^9/L，淋巴细胞计数 0.60×10^9/L，中性粒细胞计数 9.10×10^9/L，淋巴细胞百分比 5.7%，中性粒细胞百分比 86.9%，血红蛋白 77 g/L，血细胞比容 0.231 L/L，嗜酸性细胞百分比 0.20%，单核细胞计数 0.73×10^9/L。

血凝分析：活化部分凝血活酶时间 20.80 秒，纤维蛋白原 4.24 g/L，D- 二聚体 5.70 mg/L，凝血酶原时间 12.90 秒，凝血酶原活动度 65.00%，纤维蛋白（原）降解产物 13.18 μg/mL。

肝肾功 + 电解质 + 胰酶两项：白球比 1.1 g/L，天门冬氨酸转移酶 561.7 U/L，二氧化碳结合力 18.3 mmol/L，尿素 25.00 mmol/L，肌酐 373.9 μmol/L，尿酸 579.3 μmol/L，葡萄糖（GLU）9.93 mmol/L，肌酸激酶 799.3 U/L，乳酸脱氢酶 1 011.0 U/L，钠 133.7 mmol/L，淀粉酶 251.0 U/L，丙氨酸氨基转移酶 344.6 U/L，eGFR（CKD-EPI）14.55 mL/（min·1.73 m²），脂肪酶（LPS）1063.0 U/L。肌钙蛋白 I 21.70 ng/mL。胸腔积液培养未见异常。

心电图：窦性心律，ST-T 段改变。心脏超声：左房、左室稍大，左室收缩功能降低，多瓣膜反流，肺动脉高压（重度）。

诊断

（一）初步诊断

急性心力衰竭；肾功能不全；2 型糖尿病；糖尿病性视网膜病变；高钾血症；酸中毒；肾性贫血；高脂血症。

诊断依据：患者为男性，有糖尿病史、糖尿病性视网膜病变史，血糖未规律监测；有贫血、高脂血症病史；否认高血压、冠心病病史。以"胸闷、气喘 1 周，加重 2

天"为主诉入院。体温 36.6℃，脉搏 101 次 / 分，呼吸 22 次 / 分，血压 116/73 mmHg，全身皮肤黏膜未见黄染及出血，双肺呼吸音稍粗，可闻及散在湿啰音，两肺底呼吸音弱，心律齐，各瓣膜区听诊未闻及病理性杂音，腹部膨隆，未见胃肠型及蠕动波，听诊肠鸣音约 3 次 / 分，腹部叩诊鼓音，移动性浊音阴性，腹软，无压痛及反跳痛，Murphy 征阴性，全身水肿明显，双下肢病理征阴性。

（二）鉴别诊断

（1）肺源性心脏病：肺、心功能代偿期主要是慢阻肺表现。慢性咳嗽、咳痰、气促，活动后可感心悸、呼吸困难、乏力和劳动耐力下降。体检可有明显肺气肿征，听诊多有呼吸音减弱，偶有干、湿性啰音，下肢轻微浮肿，下午明显，次晨消失。心浊音界常因肺气肿而不易叩出。心音遥远，但肺动脉瓣区可有第二心音亢进，提示有肺动脉高压。三尖瓣区出现收缩期杂音或剑突下示心脏冲动，多提示有右心室肥大。部分病例因肺气肿使胸膜腔内压升高，阻碍腔静脉回流，可见颈静脉充盈。又因膈下降，使肝上界及下缘明显地下移，应与右心衰竭的肝瘀血征相鉴别。肺心病患者常有营养不良的表现。

（2）支气管哮喘：本病多见于青少年有过敏史，发作时不一定强迫坐起，咳白色黏痰后呼吸困难常可缓解，肺部听诊以哮鸣音为主，而心衰以夜间阵发性呼吸困难，多见于老年高血压或冠心病患者，发作时必须坐起，肺部有干湿性啰音，甚至咳粉红色泡沫痰。

（三）最终诊断

慢性肾功能不全尿毒症期；急性非 ST 段抬高型心肌梗死；急性心力衰竭；缺血性心肌病；慢性心功能不全急性加重；肺动脉高压重度；2 型糖尿病；糖尿病性视网膜病变；高钾血症；酸中毒；肾性贫血；高脂血症；营养风险；低蛋白血症；肝功能不全；血小板减少；胸腔积液；血液透析。

✚ 诊疗经过

入院后完善相关检查。血气分析：pH 值 7.38，二氧化碳分压 25.00 mmHg，氧分压 94.00 mmHg，动脉血氧饱和度 97.00%，实际碳酸氢根 14.80 mol/L，标准碳酸氢盐 17.70 mmol/L，总血红蛋白 7.40 g/dL，血细胞比容 24.00 L/L，乳酸 1.40 mmol/L，缓冲碱（BB）–9.30 mmol/L，碱剩余（BE）–10.30 mmol/L，二氧化碳总量 15.60 mmol/L，葡萄糖 15.80 mmol/L，钾 4.40 mmol/L，钠 131.00 mmol/L，钙 1.06 mmol/L，Ca^{2+}（7.4）1.05 mmol/L。

2024–03–30 肝胆脾超声检查 + 胸腔、腹腔积液床旁超声探查：肝实质回声增强、稍增粗；肝静脉增宽，请结合临床；餐后胆囊；双侧胸腔积液（已定位）。胰腺超声：胰头及胰尾稍增大，请结合临床及实验室检查（未见明显水肿、渗出征象）。

2024–03–30 胸腹腔积液常规检查：李凡他试验弱阳性。血球分析：红细胞计数 2.37×10^{12}/L，C– 反应蛋白 10.54 mg/L，白细胞计数 10.5×10^9/L，淋巴细胞计数 0.60×10^9/L，中性粒细胞计数 9.10×10^9/L，淋巴细胞百分比 5.7%，中性粒细胞百分比 86.9%，血红蛋白 77 g/L，血细胞比容 0.231 L/L，嗜酸性细胞百分比 0.20%，单核细胞计数 0.73×10^9/L。血凝分析：活化部分凝血活酶时间 20.80 秒，纤维蛋白原 4.24 g/L，D– 二聚体 5.70 mg/L，凝血酶原时间 12.90 秒，凝血酶原活动度 65.00%，纤维蛋白（原）降解产物 13.18 μg/mL。肝肾功 + 电解质 + 胰酶两项：白球比 1.1 g/L，天门冬氨酸转移酶 561.7 U/L，二氧化碳结合力 18.3 mmol/L，尿素 25.00 mmol/L，肌酐 373.9 μmol/L，尿酸 579.3 μmol/L，葡萄糖（GLU）9.93 mmol/L，肌酸激酶 799.3 U/L，乳酸脱氢酶 1011.0 U/L，钠 133.7 mmol/L，淀粉酶 251.0 U/L，丙氨酸氨基转移酶 344.6 U/L，eGFR（CKD-EPI）14.55 mL/（min · 1.73 m^2），脂肪酶（LPS）1063.0 U/L。肌钙蛋白 I 21.70 ng/mL。胸腔积液培养未见异常。

心电图：窦性心律，ST–T 段改变。

心脏超声：左房、左室稍大，左室收缩功能降低，多瓣膜反流，肺动脉高压（重度）。

针对肌钙蛋白 T 偏高，2024–04–05 请心内科会诊：目前诊断为 NSTEMI；急性心力衰竭；急性肾损伤；肝功能不全；余诊断同贵科。处理意见：目前患者有中度贫血，多脏器功能不全，暂无行急诊冠状动脉造影术的指征；可给予氯吡格雷片 75 mg qd、富马酸比索洛尔片 2.5 mg qd、沙库巴曲缬沙坦钠 50 mg bid、呋塞米 20 mg qd、螺内酯 20 mg qd；隔期复查心电图及肌钙蛋白 T；患者病情危重，多脏器功能不全，有突发心搏骤停、恶性心律失常、心脏破裂等的风险性。2024-04-09 完善冠状动脉 CTA：冠状动脉充盈欠佳，请结合临床综合评价，建议随诊复查、必要时行 DSA 进一步检查。冠状动脉粥样硬化表现：左前降支 LAD（7 段）管壁局限性混合斑块，管腔重度狭窄；LAD（8 段）充盈欠佳。左回旋支 LCX（11 段）管壁弥漫性混合斑块，管腔重度狭窄；LCX（13 段）管壁局限性钙化斑块，管腔轻度狭窄。右冠状动脉 RCA（1 段）管壁节段性混合斑块，管腔轻度狭窄；RCA（2 段）管壁节段性混合斑块，管腔重度狭窄；RCA（3 段）管壁节段性钙化斑块，管腔重度狭窄。双侧胸腔少量积液，右侧叶间裂少量积液。右侧深静脉置管。肺动脉稍增宽。请心内科会诊：根据患者既往病史及冠状动脉 CTA 等检查结果可诊断为冠心病、缺血性心肌病、慢性心功能不全急性加重，同意贵科目前积极治疗，监测 BNP、生命体征，病情变化，我科继续随诊。遵会诊建议，向患者及家属交代病情，患者家属表示拒绝行冠状动脉造影进一步检查，签字为证。

入院后给予利尿、床旁血液净化治疗脱水、减轻心脏及组织间水肿、改善心衰、纠正贫血、引流胸腔积液、改善血糖、抗感染等对症治疗。

2024-04-09 复查胸腔超声：双侧胸腔积液（左 2.0 cm、右侧 1.7 cm），积液量较前减少，胸闷、气短症状明显好转，无特殊不适，请肾病科会诊后建议行规律透析，2024-04-11 至血液透析室行治疗一次，未诉特殊不适，已完善肾病科建议相关检查为后续行规律透析做准备。

复查肝功 + 血清 β_2 微球蛋白测定 + 血清胱抑素 C：丙氨酸氨基转移酶 78.0 U/L，总蛋白 57.5 g/L，白蛋白 33.6 g/L，天门冬氨酸转移酶 53.2 U/L，β_2 微球蛋白 13.3 mg/L，胱抑素 C 3.54 mg/L 转铁蛋白饱和度：血清总铁结合力测定 37.92 μmol/L，乙肝两对：乙肝 e 抗体阳性，乙肝核心抗体阳性。

贫血三项：铁蛋白 690.50 ng/mL，维生素 B_{12} 1 053.00 pmol/L，甲状旁腺激素 120.70 pg/mL，降钙素原 2.73 ng/mL。

电解质：钠 134.8 mmol/L，氯 96.4 mmol/L，钙 2.09 mmol/L。血球分析：红细胞

计数 2.00×10^{12}/L，C- 反应蛋白 6.68 mg/L，淋巴细胞计数 0.54×10^9/L，淋巴细胞百分比 10.0%，中性粒细胞百分比 79.5%，血红蛋白 66 g/L，血细胞比容 0.203 L/L，平均红细胞体积 101.4 fL，红细胞分布宽度 16.1%，血小板计数 85×10^9/L，血小板压积 0.101%。红细胞沉降率 27 mm/h。患者一般情况好转后出院。

讨论

急性心力衰竭（Acute Heart Failure，AHF）是一种严重的临床综合征，表现为心脏泵血功能急剧下降，无法满足身体各器官的需求，从而导致一系列危及生命的症状。

（董王钰）

病例 ④ 室间隔缺损的护理①

基本信息

姓名：×××　　性别：男　　年龄：10 天

现病史：04-08 患儿出生后不久即出现呼吸困难，就诊于外院新生儿科，治疗效果不佳。04-18 救护车接诊至医院，以"新生儿肺炎"为诊断收入新生儿科一病区。04-23 超声检查提示：室间隔缺损；房间隔缺损；动脉导管未闭。肺炎好转后经会诊转入外科继续治疗。05-01 全身麻醉体外循环下行"室间隔缺损修补术 + 房间隔缺损修补术 + 三尖瓣成形术 + 动脉导管结扎"。

查体

血常规：红细胞 3.31×10^{12}/L，血红蛋白 102 g/L，血小板 116×10^9/L，C- 反应蛋白 30.64 mg/L，PCT 55.675 ng/mL。

肝肾功能：总蛋白 54.4 g/L，总胆红素 75.29 μmol/L。

心肌酶谱：乳酸脱氢酶 699.2 U/L，肌酸激酶 683.8 U/L，α- 羟丁酸脱氢酶 411.9 U/L；N 末端 B 型钠尿肽原 > 3 5000 pg/mL。

胸片：双肺纹理增重，心影大。

诊断

室间隔缺损；房间隔缺损；动脉导管未闭；

肺动脉高压；新生儿肺炎。

诊疗经过

术后第四日：呼吸机辅助呼吸，氧浓度50%，频率30次/分，心率偏慢；静脉应用多巴胺泵、米力农泵维持强心，托拉塞米泵利尿，异丙肾上腺素泵提升心率；胸引管、尿管、鼻饲管、中心静脉导管通畅，固定良好。血气分析结果满意，逐步撤除呼吸机。

主要治疗如下。

静脉用药：多巴胺泵、米力农泵、托拉塞米泵、异丙肾上腺素泵，强心利尿；头孢哌酮舒巴坦，抗感染；西咪替丁，护胃。

其他用药：氨溴索，化痰；尖吻蝮蛇血凝酶，止血。

胃管注入：枸橼酸钾，补钾；常乐康，调节肠道菌群；卡托普利，降血压；地高辛，增强心功能。

基础护理：右心房压力检测；动脉内压力检测；肺部物理治疗 q6h，口腔护理 q8h；会阴护理 q12h，擦浴 qd。

（一）气体交换受损

护理措施：

（1）清理呼吸道分泌物（评估时机、方法）；清除分泌物后，根据患儿情况调高氧流量确保患儿氧气量充足。

（2）给予肺部物理治疗（体位、手法排痰）与雾化吸入，可有效减轻气道炎症、缓解支气管痉挛、促进黏液清除。

（3）定时监测氧分压、经皮氧饱和度的变化，根据血气分析结果（氧分压、二氧化碳分压）调整呼吸机参数。

（4）各项护理操作集中进行，减少刺激及耗氧量。

（5）室内定时通风，保持温湿度适宜，温度为 22 ～ 24℃，湿度为 55% ～ 65%。

（二）营养失调：低于机体需要量

护理措施：

（1）于术后第一日开始提供肠内营养支持，按 140 ～ 150 kcal/kg 的能量给予喂养。为控制液体摄入，可以选择高能量密度配方奶粉，在奶量不变的情况下摄入更多热量和营养成分。

（2）每次打奶前先回抽胃管，胃残余量不超过 1/3 ～ 1/2 时不需要中断肠内营养，可以调整喂养时间隔或减量喂养。

（3）应用调节肠道菌群的药物促进消化。

（4）出现胃肠功能障碍等不能满足代谢需求时增加静脉营养。

（三）有脱管的风险

护理措施：

（1）有效固定，保持管道通畅、清洁干燥。

（2）粘贴标识，记录置管深度；严格床旁交接班，发现实际深度与记录不符时，及时通知医师处理。

（3）适度镇静镇痛（止疼泵、肌松镇静药等），防止烦躁。

（4）识别高危脱管因素（气管狭窄、烦躁不安、缝线松动等）。

（5）每日评估导管存在的必要性，不必要时及时拔除。

（四）有感染风险

护理措施：

（1）三管监测：导尿管相关尿路感染，中央导管相关血流感染，呼吸机相关性肺炎。

（2）加强手卫生，提高无菌观念。

（五）潜在并发症：低心排综合征

护理措施：

（1）典型表现为心动过速、低血压、少尿［＜ 1 mL/（kg·h）］、肝脏肿大、中枢高热、灌注不足等。

（2）药物治疗：使用血管扩张剂和正性肌力药物，提高心肌收缩力，减轻心脏负荷；抗凝血药物和抗心律失常药物，降低并发症风险。

（3）使用血浆、白蛋白等，纠正低血容量，保持心脏理想的前负荷。

（4）增加氧供、降低氧耗，如积极处理发热、给予适当镇静镇痛等。

（六）潜在并发症：出血

护理措施：

（1）重视出血诱因（吸痰负压过大时间过长、肺血管压力增高等），操作时动作轻柔，给予镇静，减少躁动，避免疼痛、烦躁等诱因。

（2）术后48小时观察ACT及肝素变化，ACT测定值＞150秒时给予鱼精蛋白中和。

（3）正确评估失血量：引流液鲜红或出血量每小时＞4 mL时，应高度警惕活动性出血的发生。

（4）应用止血药物，补充新鲜血浆、红细胞及凝血酶原复合物，适当增加正性肌力药用量，以维持循环稳定。

（5）警惕脑出血。

参考文献

［1］张安然. 小儿复杂先心术后呼吸道管理体会临床研究［J］. 2019，04（27）：163-164.

［2］夏姗姗，丁亚平，周红琴，等. 机械通气患儿呼吸道管理的研究进展［J］. 中华急危重症护理杂志，2021，2（6）：553-556.

［3］杨玉霞，顾莺，胡静，等. 儿科重症监护病房患儿肠内营养中断的研究进展［J］. 解放军护理杂志，2021，38（2）：69-71.

［4］杜雨，张海涛. 低心排血量综合征中国专家共识解读［J］. 中国循环杂志，2018，33（6）：84-88.

（鲁美苏）

病例 ⑤ 室间隔缺损的护理②

基本信息

姓名：××× 性别：女 年龄：2个月9天

现病史：患儿于2024-04-13由呼吸一科转入外科，来时体温36.8℃，脉搏162次/分，呼吸36次/分，血压88/58 mmHg，体重4.4 kg，体格发育正常，营养一般，神志清，精神欠佳，皮肤黏膜色泽欠红润，温度和湿度正常，弹性正常，毛发正常。呼吸急促、三凹征阳性，双肺听诊呼吸音粗，可闻及明显痰鸣音，偶可闻及喉鸣音。心率快，心音低钝，心脏听诊区可闻及2/6级收缩期粗糙杂音。遵医嘱给予心电监护、鼻导管吸氧及相关辅助检查，置入中心静脉导管（CVC），患儿在住院期间，病情相对稳定，于2024-04-16出院赴心外科手术治疗。

查体

相关阳性体征见表3-1。

表 3-1　辅助检查

项目		名称	检验 / 检查结果	参考范围	单位
检验	血常规	淋巴细胞数	11.96	2.4 ~ 9.5	10^9/L
		单核细胞数	1.94	0.15 ~ 1.56	10^9/L
		红细胞	2.85	3.3 ~ 5.2	10^{12}/L
		血红蛋白	78	97 ~ 183	g/L
	降钙素原	降钙素原	0.169	0 ~ 0.05	ng/mL
	心肌标志物	B 型钠尿肽前体测定	1811.1	0 ~ 300	pg/mL
	心肌酶	肌酸激酶	244.2	40 ~ 200	U/L
		肌酸激酶同工酶	48.1	0 ~ 24	U/L
		乳酸脱氢酶	404.1	120 ~ 250	U/L
检查		心电图	窦性心动过速		
		胸片	两肺炎		
		心脏彩超	室间隔缺损、卵圆孔未闭		

诊疗经过

主要用药见表 3-2。

表 3-2　主要用药

药名	作用
头孢哌酮舒巴坦	抗感染
氨溴索	化痰
VC、磷酸肌酸	营养心肌改善心肌代谢
人免疫球蛋白	提高免疫力
左甲状腺素钠片（优甲乐）	增强甲状腺功能

（一）护理诊断

（1）清理呼吸道无效：与呼吸道分泌物黏稠，无力咳嗽，呼吸功能受损有关。

（2）气体交换受损：与血流动力学的改变、肺部炎症造成的肺通气、换气障碍有关。

（3）低效性的呼吸形态：与缺氧有关。

（4）活动无耐力：与体循环血量减少或血氧饱和度下降有关。

（5）皮肤完整性受损：与患儿长期卧床、营养失调有关。

（6）营养失调：低于机体需要量，与摄入不足、消耗增加有关。

（7）有感染的危险：与疾病、实施有创操作、CVC日常使用及维护有关。

（8）潜在并发症：休克、心力衰竭。

（二）护理措施

1. 监测生命体征变化、保持呼吸道畅通

（1）严密观察患儿生命体征，监测心率、呼吸、经皮氧饱和、血压、面色及皮肤情况。

（2）监护仪报警参数的调整，密切监测患儿的血压及心率。

（3）痰液黏稠者遵医嘱给予化痰药物应用，按需吸痰，应注意无菌操作。

（4）遵医嘱采取合适氧疗方式进行吸氧，以提高肺内氧分压，纠正缺氧，必要时给予气管插管，机械通气。

2. 保持皮肤完整性

（1）注意观察患儿皮肤情况，根据患者卧位，采用水枕或水胶体敷料保护骨隆突处皮肤。

（2）选用吸水性强柔软布质或者纸质尿布，每次便后用温水清洗臀部并擦干，以保持皮肤清洁、干燥。局部皮肤发红处涂以臀护膏，若有糜烂或溃疡者，可采用暴露法。

3. 营养支持

（1）严格执行医嘱，按医嘱给予患儿鼻饲奶喂养。

（2）严格记录24 h出入量，观察大便（颜色、性状）及分泌物（性状、量）情况。

4. 控制感染，严格执行手卫生

（1）严格遵守无菌操作、严格执行手卫生制度。

（2）遵医嘱选用针对具体病原菌的抗生素以控制感染。

5．中心静脉置管的维护及护理

（1）严格执行无菌操作，导管要妥善固定。

（2）敷贴每7天更换1次，有渗血、潮湿及明显污染时及时更换。

（3）经输液接头（或接口）进行输液及推注药液前，应使用消毒剂多方位擦拭各种接头（或接口）的横切面及外围。

（4）擦拭时间15秒。

（5）每次输液后应使用大于10 mL的注射器抽吸生理盐水以脉冲式进行冲管和正压封管，密切观察患者状况，发生感染时应及时处理或者拔除。

（三）观察要点

（1）严密观察生命体征变化，密切监测心率情况。

（2）观察患儿的呼吸情况，如有呼吸困难，及时报告医师，给予正确处理。

（3）观察面色及痰液的性状量及黏稠度，给予及时吸痰，防止窒息。

（4）记录饮食、排便次数及出入水量情况，维持机体摄入量。

（5）观察辐射台温度，防止损伤患儿皮肤，防止坠床。

（6）严密交接班。

（鲁美苏）

消化系统急危重症

PART FOUR

病例 ① 膈疝合并消化道出血

基本信息

姓名：×××　　性别：男　　年龄：81 岁

主诉：胸痛 2 小时，呕血半小时。

现病史：患者自诉 07-20 晚 08：00 左右饭后出现胸痛不适，疼痛位于左侧胸部，位置偏下，为持续性胀痛，服用硝酸甘油无明显缓解，09：30 左右呕血一次，为咖啡色胃液，伴有食物残渣，约 500 mL，呕吐后疼痛症状略缓解，约半小时后再次加重，为求进一步诊治，来医院急诊。病程中患者无发热，无咯血，无腹痛腹泻。

既往史：高血压，冠心病，结肠恶性肿瘤术后约 8 年。

查体

（一）体格检查

体温 36.2 ℃，脉搏 87 次 / 分，呼吸 20 次 / 分，血压 180/105 mmHg；神志清，精神差，平卧位，躁动，全身大汗，双侧胸廓对称，左侧胸壁触痛，压痛，听诊双肺呼吸音粗，左下肺呼吸音减低，心律齐，未闻及杂音，右正中线以外可闻及心音，双腹部腹肌略紧张，左上腹压痛，余未见明显阳性体征。

（二）辅助检查

血常规：HB 118 g/L，余正常。

生化：血清淀粉酶 231 U/L，其余处于正常范围。血凝分析正常；呕吐物隐血试验阳性；肌酸激酶同工酶、肌红蛋白、D- 二聚体均为阴性结果。

心电图：窦性心动过速，ST 改变。

诊断

初步诊断：上消化道出血；急性冠状动脉综合征；高血压 3 级；肠梗阻？结肠术后。

最终诊断：膈疝；上消化道出血；高血压急症；冠心病；结肠术后。

诊疗经过

给予吸氧、心电监护、建立通道、硝酸甘油泵入，患者仍疼痛剧烈，烦躁不安，血压控制不理想，给予吗啡止痛；拟行主动脉 CT 检查，家属告知对比剂过敏，拒绝上述检查；请心内科、消化内科急会诊。

心内科会诊意见：暂给予对症治疗，建议完善主动脉 CT 或急查心彩超，4 小时后复查心电图及心肌损伤标志物。

消化内科会诊意见：根据患者呕吐物性状，考虑急性胃黏膜病变，禁食禁水。予抑酸、补液对症治疗，积极寻找胸痛原因。

回忆查体时听诊心音向右辐射范围较大，调取患者以往就诊记录，无扩心病病史，两年前胸片所示心胸比例基本正常。再次详细查体：叩诊心界向两侧显著扩大，左胸部分叩诊呈鼓音，位置不固定；完善双肺 CT 平扫（图 4-1）。

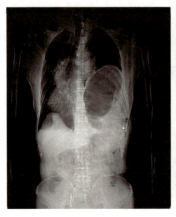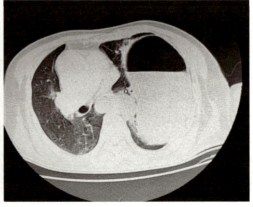

图 4-1　双肺 CT 平扫

考虑膈疝，转胸外科行手术治疗。

讨论

（一）膈疝分类

膈疝分为创伤性膈疝与非创伤性膈疝，非创伤性膈疝又分为先天性和后天性两类。非创伤性膈疝常见食管裂孔疝、胸腹裂孔疝、胸骨旁疝和膈缺如等。食管裂孔疝在膈疝中最为常见，可达 90% 以上。

（二）膈疝病因

可能由于横膈先天性的部分缺失，或者是因为构成横膈的几个部分在胚胎时期愈合不全，也可以是因外伤或者膈下脓疡、脓胸而导致横膈裂开或坏死所致。其中经食管裂孔突出至胸腔的膈疝最为常见，它大多数发生在左胸，而脱出是以胃、脾最多。

（三）典型症状

因腹内脏器的移位而发生的功能障碍，常表现为进食后腹上区不适或者疼痛、嗳气、恶心、呕吐等。如进入胸腔的内脏为肠管，则可以有疼痛、腹胀、便秘、呕吐等急、慢性肠梗阻现象。

因胸内脏受压而发生的呼吸循环衰竭，一般并不严重，因后天性膈疝脱出至胸腔的脏器常不多，但在先天性或严重外伤引起的膈疝中，可能有大量脏器进入胸腔，压迫心、肺，并使纵隔移位，常表现为呼吸困难、发绀、心率加速、循环衰竭等。

患者可能会出现舟状腹，即所谓"吉布森症"。

（四）诊断标准

主要依靠病史、临床症状、体征和实验室检查。进食后腹上区不适或者疼痛、嗳气、恶心、呕吐等。如进入胸腔的内脏为肠管，则可以有疼痛、腹胀、便秘、呕吐等急、慢性肠梗阻现象。结合影像学检查在胸腔发现胃或其他腹腔脏器，诊断依据则更为充分。

（五）治疗

根据膈疝的严重程度，考虑是否手术治疗。如果腹内脏器进入胸腔，压迫心、肺，并使纵隔移位，这种情况一般需经胸腹联合切口把脱出的脏器还原，然后再行膈肌裂孔修补。对于有明显症状及有结肠、小肠脱入胸腔者，手术很有必要。

参考文献

［1］吴肇汉，秦新裕，丁强. 实用外科学［M］. 北京：人民卫生出版社，2017.

［2］张启瑜，钱礼. 腹部外科学［M］. 北京：人民卫生出版社，2017.

（张　伟）

病例 ② 腹痛之急性阑尾炎

基本信息

姓名：×××   性别：男   年龄：18 岁

主诉：恶心呕吐、腹泻伴腹痛半日。

现病史：患者自诉于上午进食生冷食物后出现恶心呕吐、腹泻不适，腹泻约 4 次，均为黄色稀水样便，呕吐物为胃内容物，休息后自觉上述症状稍有好转。后患者出现腹痛，位置位于腹上区，性质为阵发性绞痛，遂来医院诊疗。

既往史：体健。

查体

（一）体格检查

血压 104/64 mmHg，脉搏 105 次 / 分，体温 37.5℃，呼吸 20 次 / 分。神志清晰，精神差，皮肤黏膜无黄染，无肝掌、蜘蛛痣，双肺呼吸音清，未闻及干湿性啰音，心律齐，未闻及病理性杂音。腹部听诊肠鸣音活跃 10 次 / 分，腹软，腹上区及脐周压痛阳性，无反跳痛，墨菲征阴性，麦氏点压痛阴性。

（二）辅助检查

血球分析、肝肾功、电解质均无异常。

大便常规提示：白细胞 1 ~ 3 个 /hp。

心电图提示：窦性心动过速。

🔍 诊断

（一）初步诊断

急性胃肠炎。

（二）鉴别诊断

（1）消化系统：急性阑尾炎、细菌性痢疾、急性胆囊炎、肝脓肿、消化性溃疡、急性胰腺炎、肠穿孔、肠梗阻。

（2）内分泌系统：糖尿病酮症酸中毒、甲状腺危象、电解质紊乱。

（3）食物中毒。

（三）最终诊断

急性阑尾炎。

➕ 诊疗经过

就诊后给予头孢类抗生素抗感染、山莨菪碱肌内注射解痉、补液等对症治疗。患者不适症状明显好转，嘱托明日继续抗感染治疗。

次日上午，患者再次就诊仍诉恶心呕吐、脐周及腹上区疼痛，恶心呕吐、腹泻症状仍不缓解。晚夜间最高体温38.7℃，自行口服降温药物可降至正常。再次完善相关检查，血生化提示钠、氯偏低。血常规：WBC 15.6×10^9/L，N 91.2%。血淀粉酶正常。血酮体阴性。腹部彩超：胆囊、双肾、双输尿管、阑尾未见异常。腹部彩超暂时没有阳性发现，继续原治疗。

第三日患者病情逐渐加重，腹痛转移至右下腹，右下腹肌紧张拒触，压痛、反跳痛阳性，以麦氏点为著，肠鸣音消失。立即行全腹部CT检查，结果示：阑尾重度肿胀，边缘大片状模糊影，提示急性阑尾炎；部分小肠肠腔扩张、积液，提示高位肠梗阻。随后给予胃肠减压，大量补液，手术后积极抗感染治疗，患者治愈出院。

讨论

急性阑尾炎是一种常见的急诊疾病，也是发生率极高的急腹症，1889 年 McBurney 提出外科手术治疗本病，并强调早期手术的必要性。

提及阑尾炎，很多人往往会想到其典型症状"转移性右下腹痛"，但是临床上约有 20% 的急性阑尾炎表现不典型，与许多其他急腹症表现相似，早期诊断具有一定的困难，有时还会误诊误治甚至延误治疗，从而导致严重并发症。

（一）阑尾炎疼痛出现转移的原因

很多人都知道，转移性右下腹痛是急性阑尾炎的典型症状，但疼痛为什么会出现转移却未必清楚。阑尾的神经由交感神经纤维经腹腔丛和内脏小神经传入，其传入的脊髓节段在第 10、11 胸节。而急性阑尾炎的炎症是由内向外逐渐蔓延的，它是一个从黏膜层侵及浆膜层至而波及壁腹膜的过程，因此腹痛转移不会很快完成，一般需要 6 ~ 8 小时，长者需要数十小时。

在发病初期，炎症局限于浆膜层以内时，常表现为第 10 脊神经所分布的脐周牵涉痛，这种牵涉痛属内脏痛，其特点是对牵拉、缺血等刺激较为敏感，但对疼痛定位不准确，范围较弥散。当炎症侵及浆膜层时，受躯体神经支配的右下腹的壁腹膜就会受到刺激，表现为右下腹痛，位置较固定，其为躯体性疼痛，对物理刺激较为敏感，定位比较准确。由此可见，急性阑尾炎的疼痛是一个从内脏性疼痛变成躯体性疼痛的过程，其定位先模糊，后准确至右下腹，其过程表现为转移性右下腹痛。

（二）部分阑尾炎表现与胃肠炎相似的原因

恶心、呕吐是急性阑尾炎的常见症状，当阑尾炎发生于空腹时，往往仅有恶心，饱餐后发生者多有呕吐，当阑尾管腔梗阻及炎症程度较重时，症状更为突出。当炎症扩散至盆腔内形成脓肿时，可刺激直肠引起肠功能亢进，从而出现腹泻症状。因此，急性阑尾炎发病初期，当腹痛还未转移至右下腹，患者仅表现为恶心、呕吐、腹痛、腹泻时，很容易误诊为急性胃肠炎。

询问病史及体格检查不详细和临床经验不足可能是急性阑尾炎误诊为急性胃肠炎的主要原因。

（三）超声检查有时会误诊漏诊的原因

B超检查最早于20世纪80年代应用于急性阑尾炎的诊断，采用加压探测法，将四周肠内气体驱开而阑尾形态不变。目前其仍被认为是急性阑尾炎诊断中一项有价值的方法。作为一种常规的检查方法，B超检查也有局限之处，即超声波易受到腹壁脂肪及腹腔气体的干扰而影响声像图的显像。右下腹回声增强、积液以及肠腔气体干扰被认为是导致超声误诊漏诊急性阑尾炎的主要原因。

文献报道，灵活应用不同频率的超声探头，高频结合低频超声检查能提高肿大阑尾及周围结构显示率，从而提高急性阑尾炎的诊断率。如果超声检查为阴性，临床仍未确诊，还应进行CT等其他影像学检查，相比于超声，多层CT对急性阑尾炎诊断符合率更高，特别是急性化脓性阑尾炎。因此，腹部CT在一定程度上可减少误诊漏诊的发生。

总之，急性阑尾炎的诊断不但要防止延误，也要避免误诊。仔细询问病史、进行系统体格检查、动态观察病情、及时完善检查、拓展诊断思路、切忌主观片面、完善会诊制度、不断积累教训，可望减少急性阑尾炎的误诊漏诊，提高疾病诊治率，从而降低医疗风险。

参考文献

［1］陈孝平，汪建平，赵继宗. 外科学［M］. 北京：人民卫生出版社，2018.

［2］沈洪，刘中民．急诊与灾难医学［M］．北京：人民卫生出版社，2023．

［3］李世宽．急性阑尾炎诊治策略［J］．中国实用外科杂志，2020，40（11）：1331-1335．

［4］孙颖．综合护理在急性阑尾炎患者中的应用效果观察［J］．中国医药指南，2019，17（20）：188-189．

［5］刘洁．探讨综合护理干预对急性阑尾炎开腹手术患者的护理效果［J］．中国实用医药，2019，14（28）：151-152．

（张　伟）

病例 ③ 急性高脂血症性胰腺炎

📇 基本信息

姓名：×××　　性别：男　　年龄：51 岁

主诉：突发上腹痛 4 小时。

现病史：患者自诉于今日晨 9 点左右无明显诱因出现腹上区疼痛，呈持续性疼痛，伴恶心、呕吐，无发热，呕吐物为胃内容物，呕吐后无明显缓解，遂就诊于医院急诊科，完善相关检查后考虑"胰腺炎"收住入院病程中，患者神志清，精神欠佳，疼痛面容，未进食，大小便正常，近期体重无明显变化。

既往史：高血压口服硝苯地平，血压控制稳定，2 型糖尿病，口服二甲双胍片，未规律监测血糖，胆囊结石病史。

🩺 查体

（一）体格检查

患者神志清，精神欠佳，体温 36.5℃，脉搏 106 次 / 分，呼吸 17 次 / 分，血压 131/97 mmHg；双肺呼吸音清，未闻及干湿性啰音，心前区无隆起及凹陷，剑突下未见抬举样搏动及异常搏动，心前区未触及细震颤及心包摩擦感，听诊心音正常，心律齐，未闻及期前收缩，未闻及病理性杂音，腹软，腹上区压痛，轻微反跳痛，肝脾肋下未扪及，双下肢无水肿。

（二）辅助检查

腹部常规超声：脂肪肝（中重度）；胆囊稍大（以长径为主）；胰腺体积大并腺体回声不均；左肾异常强回声，考虑结石。

CT（图4-2）：胸、腹主动脉CTA未见夹层征象；腹主动脉下段动脉硬化；双肺气肿；双肺下叶背侧局限性炎症；脂肪肝；急性胰腺炎，胰头区及胰体部囊变灶，局部坏死不除外，请结合临床；十二指肠强化明显，考虑炎症累及可能。胰腺炎两项淀粉酶 2 271.0 U/L，脂肪酶（LPS）6 854.0 U/L。血脂常规：三酰甘油 14.35 mmol/L，总胆固醇 7.76 mmol/L，高密度脂蛋白 0.47 mmol/L。肝肾功电解质：白蛋白 33.2 g/L，白球比 0.9 g/L，总胆红素 28.8 μmol/L，葡萄糖（GLU）25.49 mmol/L，钾 3.44 mmol/L，钙 1.59 mmol/L，镁 1.02 mmol/L，磷 0.67 mmol/L，血酮体定性试验血酮体阳性。

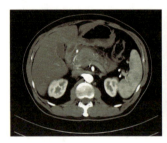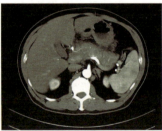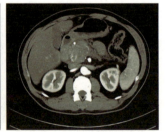

图 4-2　CT 检查结果

诊断

（一）初步诊断

急性坏死性胰腺炎；2型糖尿病；高血压1级；胰腺肿物；糖尿病性酮症酸中毒；肾结石；脂肪肝。

（二）鉴别诊断

（1）胃十二指肠溃疡穿孔：患者既往有胃十二指肠溃疡病史，常于饮酒、饱餐后突发腹上区刀割样疼痛。消化液自右侧结肠旁沟流至右下腹，可引起右下腹疼痛，继而疼痛波及全腹。查体：腹肌呈板状强直，全腹压痛、反跳痛明显，尤以腹上区为甚。肝浊音界缩小，肠鸣音消失。腹部 X 线检查可见膈下游离气体。该患者不具备以上特点，故可排除此疾病。

（2）消化性溃疡：该病也可有腹痛、恶心、呕吐等症状，但消化性溃疡者多有溃疡病的特殊症状，如腹上区的疼痛具有节律性、季节性、与进食有关等特点。

（三）最终诊断

急性坏死性胰腺炎，重症；高脂血症性胰腺炎；Ⅰ型呼吸衰竭；全身炎症反应综合征；胸腔积液；腹腔积液；肠道菌群失调；低蛋白血症；2 型糖尿病；2 型糖尿病性酮症；高三酰甘油血症；凝血功能障碍；电解质紊乱；营养风险；营养不良；脂肪肝；高血压 1 级；脾大。

🩺 诊疗经过

入院后给予高流量氧疗，行抑酸、抑酶、静脉营养支持、抗感染、纠正电解质紊乱、补液、血液净化（血浆置换 +CVVH）、控制血糖、镇痛、减轻腹胀等对症治疗。

予中药灌肠，加用非诺贝特降脂，血浆置换两次后复查血脂：三酰甘油 3.64 ↑ mmol/L，总胆固醇 3.45 mmol/L，低密度脂蛋白 1.80 mmol/L，高密度脂蛋白 0.33 ↓ mmol/L，TC-HDLDL 1.32。

第三日患者自觉腹胀不适缓解，按压腹部压痛较前明显有缓解，复查感染指标下降，血尿淀粉酶等好转，行空肠置管术，开始空肠营养，营养后无不适；2024-05-04 血脂常规：三酰甘油 3.97 mmol/L，高密度脂蛋白 0.32 mmol/L。B 超：脂肪肝；胆囊壁异常高回声，考虑息肉可能，建议复查；胰腺体积增大并回声不均匀，考虑炎性改变，酌情复查；脾稍大；左肾实质钙化灶；双侧胸腔积液；腹腔积液，一般情况好转，予转消化内科继续治疗。

2024-05-07 MRI 检查：见图 4-3。

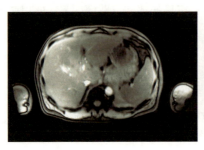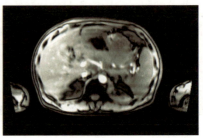

图 4-3　2024-05-07 MRI 检查结果

🏥 出院情况

患者神志清，精神可，睡眠可，饮食无不适，2024-09-03 复查超声提示脂肪肝；胆囊壁异常高回声，考虑息肉可能；胰腺体积增大并回声不均匀，考虑炎性改变；脾稍大；左肾实质钙化灶。

💬 讨论

急性胰腺炎的病因主要为胆道疾病、高脂血症、饮酒。

高脂血症性胰腺炎（HLP）的发生与血清胆固醇水平无关，而与血清三酰甘油（TG）水平显著升高密切相关，故又称高甘油三酯血症性胰腺炎（HTGP）。多发生于年轻男性，特别是肥胖、酗酒及糖尿病患者。近年来发病率增高，其诊断标准为：血清油三酯（TG）＞ 11.3 mmol/L，或 TG 在 5.65 ~ 11.3 mmol/L，且血清为乳糜状，并排除其他原因引起的 AP。

此病的典型症状包括腹上区持续性疼痛，可能伴有恶心、呕吐和发热。严重时，可能出现胰腺出血、坏死，甚至危及生命。

诊断上，除了依据患者症状，还需进行血液检查以确认血脂水平异常，以及腹部影像学检查观察胰腺形态变化。

治疗上，首要任务是降低血脂水平，通过药物、饮食调整或血浆置换等方法实现。同时，给予患者充分的营养支持，保持水电解质平衡，以及必要的抗感染治疗。

其发病机制主要与游离脂肪酸（free fatty acid，FFA）累积和炎症反应激活有关。胰脂肪酶可将甘油三酯分解为 FFA，从而产生脂毒性。FFA 引起胰腺炎症反应后，可增加炎症介质的释放，在 HLP 发生中发挥重要作用。与此同时，在胰岛素抵抗状态下，人体的脂肪分化异常，脂解作用增加，也会使得循环 FFA 浓度增高，并导致肝脏脂质从头合成，出现血脂谱异常。另外，巨噬细胞浸润脂肪组织后，可激活并释放炎性反应因子，导致脂肪组织慢性炎性反应，同时分泌可导致胰岛素抵抗的细胞因子。由此可见，胰岛素抵抗、糖代谢紊乱和高脂血症性胰腺炎之间存在错综复杂的关联，临床上也经常会遇到糖尿病合并高脂血症性胰腺炎的患者。本例就是如此。除了对症处理胰腺炎外，还予以降糖、降脂等长期治疗维持方案。

（尤伟艳）

病例 ④ 慢加急性肝功能衰竭、肝硬化伴胃底静脉曲张破裂出血

基本信息

姓名：×××　　性别：男　　年龄：48 岁

主诉：黄疸半月，呕血伴黑便 1 日。

现病史：患者家属代诉：患者于 2023-12-12 出现黄疸，就诊于外院，完善相关检查，给予对症治疗，患者症状稍有好转，于 2023-12-18 出院，回家休养，今日晚饭后出现黑便 1 次，约 150 mL，为黑色糊状便，伴有呕血 1 次，为鲜红色血，约 50 mL，无头晕、乏力，无心慌、胸闷，患者为求进一步诊治，就诊于急诊科，完善相关检查，联系重症医学科会诊，以"肝硬化伴胃底静脉曲张出血、肝功能衰竭"收住重症医学科。病程中，患者神志清，精神差，饮食睡眠差，无心悸、气短、胸闷，无大汗淋漓，无尿频、尿急，无下肢水肿，有腹痛，无腹胀、腹泻，无反酸、胃灼热，无发热，无呼吸困难，无咳嗽、咳痰、咽痛、流涕，小便正常，大便如上，近期体重未见明显改变。

既往史：有慢性乙型病毒性肝炎 20 余年，现未口服药物治疗；确诊肝硬化 3 年余，间断口服"鳖甲软肝、熊胆粉、保健品等"治疗；既往分别于 2017-10-13 在外院行胃镜下食管静脉曲张套扎术、2017-10-27 行内镜下食管胃底静脉曲张硬化治疗术；出院诊断为"肝硬化伴食管胃底静脉曲张硬化治疗术后、重度贫血、慢性乙型病毒性

肝炎、肝硬化失代偿期、肝肾综合征、慢性肾衰竭"。否认高血压、冠心病、糖尿病、结核等病史。

查体

（一）体格检查

体温 36.8℃，脉搏 95 次 / 分，呼吸 20 次 / 分，患者神志清，精神欠佳，皮肤黏膜黄染，有贫血貌，未见肝掌，前胸壁可见一枚蜘蛛痣，全身浅表淋巴结无肿大。腹部膨隆，右季肋部压痛，无腹部反跳痛，无腹部肿块，未触及肝脏。未触及脾脏。无肝肾区叩击痛，移动性浊音可疑阳性，肠鸣音正常，4 次 / 分。双下肢无浮肿。

（二）辅助检查

2023-12-25 全血细胞计数＋五分类：红细胞计数 2.42×10^{12}/L，白细胞计数 14.0×10^9/L，淋巴细胞计数 1.50×10^9/L，中性粒细胞计数 11.38×10^9/L，淋巴细胞百分比 10.7%，中性粒细胞百分比 81.5%，血红蛋白 67 g/L，血细胞比容 0.205 L/L，平均红细胞体积 84.9 fL，平均血红蛋白量 27.5 pg，平均血红蛋白浓度 327 g/L，红细胞分布宽度 17.6%，血小板计数 178×10^9/L，平均血小板体积 10.3 fL，血小板平均分布宽度 16.3%，血小板压积 0.182%，单核细胞百分比 6.7%，嗜酸性细胞百分比 0.90%，嗜碱性细胞百分比 0.2%，单核细胞计数 0.94×10^9/L，嗜酸性细胞计数 0.13×10^9/L，嗜碱性细胞计数 0.03×10^9/L。

2023-12-25 肾功 5 项（急诊）+ 肝功 8 项（急诊）+ 电解质 6 项（急诊）+ 心肌酶 3 项（急诊）：白蛋白 25.2 g/L，球蛋白 42.8 g/L，白球比 0.6 g/L，总胆红素 417.8 μmol/L，天门冬氨酸转移酶 284.5 U/L，碱性磷酸酶 191.8 U/L，谷氨酰转肽酶 67.0 U/L，二氧化碳结合力 16.1 mmol/L，肌酐 61.7 μmol/L，尿酸 155.5 μmol/L，葡萄糖（GLU）9.07 mmol/L，肌酸激酶 49.2 U/L，乳酸脱氢酶 539.0 U/L，肌酸激酶同工酶 62.7 U/L，钾 4.93 mmol/L，钠 128.3 mmol/L，氯 94.6 mmol/L，钙 1.98 mmol/L，镁 0.82 mmol/L，磷 1.01 mmol/L，丙氨酸氨基转移酶 61.0 U/L，eGFR（CKD-EPI）

112.52 mL/（min·1.73 m²），结合胆红素 234.22 μmol/L，非结合胆红素 55.23 μmol/L，δ 胆红素 128.35 μmol/L。

诊断

（一）初步诊断

肝硬化伴胃底静脉曲张破裂出血、肝功能衰竭；肝硬化；肝恶性肿瘤；慢性乙型病毒性肝炎；腹腔积液；门静脉高压；胸腔积液。

诊断依据：患者为一中年男性，此次以"黄疸半月，呕血伴黑便 1 日"为主诉入院。结合患者病史及相关检查结果做出诊断。

（二）鉴别诊断

（1）急性糜烂性出血性胃炎：此病一般急性发病，常表现为上腹痛、呕血、黑便等，一般于长期服用非甾体抗感染药或严重创伤、大手术、大面积烧伤、颅内病变、败血症及其他严重脏器或多器官功能衰竭或大量饮酒后出现，确诊有赖于急诊胃镜检查，内镜可见以弥漫分布的多发性糜烂、出血灶和浅表溃疡为特征的急性胃黏膜病损。暂不考虑此诊断，必要时复查胃镜除外此诊断。

（2）食管贲门黏膜撕裂综合征（Mallory-Weiss 综合征）：此病典型的病史为先有干呕或呕吐，随后呕血，一般为无痛性出血，凡在饮酒、饱餐、服药以后出现呕吐继之出现呕血、黑便的病例均应考虑本病，特别是伴有食管裂孔疝的患者。出血多能自行停止。胃镜下愈合后的撕裂表现为具有红色边缘的灰白色线状瘢痕。暂不考虑此诊断，必要时复查胃镜除外此诊断。

（3）胃血管畸形：此病一般表现为呕血、黑便，无明显腹痛，出血量可较大，应用一般保守治疗效果差，胃镜下可见出血的血管，须行胃镜下介入治疗达到止血目的。暂不考虑此诊断，必要时复查胃镜除外此诊断。

（4）消化性溃疡：此病一般以上腹痛为主要症状。临床特点：慢性过程，周期性发作，发作时上腹痛呈节律性，可以并发出血、穿孔、幽门梗阻及癌变，胃镜下溃疡多呈圆形或椭圆形，也有呈线形，边缘光整，底部覆有灰黄色或灰白色渗出物，周围黏膜可有充血、水肿，可见皱襞向溃疡集中，应用抑酸剂一般有效。该诊断不除外，必要时复查胃镜除外此诊断。

（三）最终诊断

慢加急性肝功能衰竭；肝硬化伴胃底静脉曲张破裂出血；肝硬化；肝恶性肿瘤；慢性乙型病毒性肝炎；腹腔积液；门静脉高压；胸腔积液；重度贫血；继发性血小板减少；凝血功能障碍；低蛋白血症；电解质紊乱（低钾、低钠、低钙）。

🩺 诊疗经过

患者入院后积极完善相关检查，血气分析：pH 值 7.48，二氧化碳分压 21.00 mol/L，实际碳酸氢根 15.60 mol/L，标准碳酸氢盐 19.40 mmol/L，总血红蛋白 6.20 g/dL，血细胞比容 20.00 L/L，乳酸 9.50 mmol/L，缓冲碱（BB）–7.20 mmol/L，碱剩余（BE）–7.90 mmol/L，二氧化碳总量 16.20 mmol/L，葡萄糖 7.80 mmol/L，钠 128.00 mmol/L，钙 1.01 mmol/L。血型 O 型，阳性（+）。传染病筛查：乙肝表面抗原 982.00 S/CO。

血浆 D- 二聚体 + 凝血功能筛查：国际标准化比值 2.35，纤维蛋白原 1.69 g/L，D- 二聚体 12.64 mg/L，凝血酶原时间 25.00 秒，凝血酶原活动度 26.50%，全血细胞计数 + 五分类：红细胞计数 1.75×10^{12}/L，白细胞计数 14.2×10^9/L，中性粒细胞计数 12.14×10^9/L，淋巴细胞百分比 8.5%，中性粒细胞百分比 85.5%，血红蛋白 47 g/L，血细胞比容 0.150 L/L，平均血红蛋白浓度 313 g/L，红细胞分布宽度 17.9%，嗜酸性细胞百分比 0.30%，单核细胞计数 0.81×10^9/L。

肾功 5 项（急诊）+ 肝功 8 项（急诊）+ 电解质 6 项（急诊）：总蛋白 48.6 g/L，白蛋白 18.2 g/L，白球比 0.6 g/L，总胆红素 288.0 μmol/L，天门冬氨酸转移酶 644.6 U/L，碱性磷酸酶 162.0 U/L，二氧化碳结合力 15.8 mmol/L，尿素 11.45 mmol/L，尿酸 186.4 μmol/L，葡萄糖（GLU）12.29 mmol/L，钠 133.2 mmol/L，氯 94.2 mmol/L，丙氨酸氨基转移酶 85.3 U/L，结合胆红素 126.22 μmol/L，非结合胆红素 43.79 μmol/L，血浆氨测定 122.9 μmol/L，降钙素原检测 2.05 ng/mL。

复查全血细胞计数＋五分类：红细胞计数 1.99×10^{12}/L，淋巴细胞计数 0.62×10^9/L，中性粒细胞计数 6.54×10^9/L，淋巴细胞百分比 8.0%，中性粒细胞百分比 84.7%，血红蛋白 59 g/L，血细胞比容 0.167 L/L，红细胞分布宽度 17.5%，血小板计数 53×10^9/L，血小板压积 0.061%。

肾功 5 项（急诊）＋肝功 8 项（急诊）＋电解质 6 项（急诊）：总蛋白 56.1 g/L，白蛋白 23.6 g/L，白球比 0.7 g/L，总胆红素 299.9 μmol/L，天门冬氨酸转移酶 276.6 U/L，碱性磷酸酶 211.7 U/L，二氧化碳结合力 19.8 mmol/L，尿素 11.00 mmol/L，尿酸 172.4 μmol/L，葡萄糖（GLU）7.58 mmol/L，钾 3.40 mmol/L，镁 0.67 mmol/L，丙氨酸氨基转移酶 74.1 U/L，结合胆红素 159.37 μmol/L，非结合胆红素 61.65 μmol/L。

血浆 D- 二聚体＋凝血功能筛查：国际标准化比值 2.07，活化部分凝血活酶时间 35.60 秒，D- 二聚体 12.94 mg/L，凝血酶原时间 22.30 秒，凝血酶原活动度 31.20%。

肾功 5 项（急诊）＋肝功 8 项（急诊）＋电解质 6 项（急诊）：总蛋白 56.1 g/L，白蛋白 23.6 g/L，白球比 0.7 g/L，总胆红素 299.9 μmol/L，天门冬氨酸转移酶 276.6 U/L，碱性磷酸酶 211.7 U/L，二氧化碳结合力 19.8 mmol/L，尿素 11.00 mmol/L，尿酸 172.4 μmol/L，葡萄糖（GLU）7.58 mmol/L，钾 3.40 mmol/L，镁 0.67 mmol/L，丙氨酸氨基转移酶 74.1 U/L，结合胆红素 159.37 μmol/L，非结合胆红素 61.65 μmol/L，痰液一般细菌培养及鉴定：生长大量正常菌群，少量肺炎克雷伯杆菌，患者入科后积极予以 DPMAS+ 血浆置换、输注红细胞、输注入血白蛋白、抗感染、抑酸护胃、降低门脉压、营养补液等治疗，未再出现消化道出血，胆红素较前下降，现患者及家属强烈要求出院，告知患者家属患者目前病情及出院注意事项，请示上级医师同意后报自动出院。

出院情况

患者神志清，精神差，禁食水，小便自解，大便正常，未见便血；体温 36.7℃，脉搏 118 次 / 分，呼吸 20 次 / 分，血压 100/55 mmHg，血氧饱和度 97%；皮肤黏膜黄染，有贫血貌，无肝掌，前胸壁可见一枚蜘蛛痣，全身浅表淋巴结无肿大。呼吸清音，无啰音，节律齐，无杂音。腹部膨隆，右季肋部压痛，无腹部反跳痛，无腹部肿块，未触及肝脏。未触及脾脏。无肝肾区叩击痛，移动性浊音可疑阳性，肠鸣音正常，4次/分。双下肢无浮肿。

讨论

肝硬化导致门静脉高压，进而引发胃底静脉曲张破裂出血。

常见病因：肝炎病毒感染、酒精、药物等导致的肝硬化。

症状：呕血、黑便、失血性休克等。

临床诊疗思路：

紧急止血：包括药物止血、三腔二气囊管压迫止血等。

内镜治疗：内镜下套扎或硬化剂注射，直接封堵出血点。

病因治疗：针对肝硬化进行综合治疗，降低门静脉压力。

经验教训：

重视肝硬化患者的定期随访和胃镜检查，预防出血。

出血后迅速评估病情，采取有效止血措施。

治疗方案：

药物治疗：降低门静脉压力，抑制胃酸分泌。

内镜治疗：首选方法，快速有效止血。

介入治疗：如TIPS（经颈静脉肝内门体分流术），降低门静脉压力。

外科手术治疗：适用于内镜和介入治疗无效的严重病例。

（蔺　雪）

病例 5 脓毒症伴急性胆管炎

基本信息

姓名：×××　　性别：男　　年龄：55 岁

主诉：腹痛伴恶心、呕吐 1 日，加重伴发热 3 小时。

现病史：患者家属代诉患者于 2024-04-07 无明显诱因出现右上腹疼痛不适，伴恶心、呕吐，呕吐物为胃内容物，自行口服"胃药"效果差，腹痛稍缓解，仍反复恶心、呕吐，呕吐物为胃内容物，于 2024-04-08 23 时左右上述症状明显加重，并出现发热，测体温 39.6℃，伴有全身乏力，精神萎靡，遂就诊于外院，完善血球分析提示白细胞偏低，淋巴细胞百分比偏低，肌钙蛋白 T 偏高，肌红蛋白偏高，肝酶偏高，肌酐、尿素、尿酸偏高，且患者出现右上腹疼痛不适，血压明显偏低，考虑脓毒血症，伴有大小便失禁，遂就诊于急诊科。完善相关检查：2024-05-09 头颅 CT 平扫 +（双源）肺部 CT 高分辨率（双源）+ 腹上区 CT 平扫 +（双源）耻区 CT 平扫（双源）：颅脑 CT 平扫未见异常；双侧上颌窦、筛窦炎；左肺上叶前段、上舌段、右肺上叶前段、下叶前基底段微小结节，Lung-RADS 2；左肺上叶下舌段、左肺下叶外基底段钙化灶；双肺下叶后外带局限性炎症、纤维化；甲状腺左侧叶结节，请结合临床；脾脏未见显示，请结合临床病史；考虑脂肪肝；胆囊炎；十二指肠乳头区致密影，请结合临床病史分析。左侧肾上腺略增粗，请结合临床。重症医学科医师会诊后以"脓毒血症、感染性休克"收住重症医学科。病程中患者呈嗜睡状，口渴明显，大小便失禁，近期体重未见明显变化。

既往史：糖尿病史，口服二甲双胍、拜糖平控制血糖；否认高血压、冠心病史，否认肝炎、结核等传染病史。

查体

（一）体格检查

体温 38.3℃，脉搏 124 次 / 分，呼吸 24 次 / 分，血压 78/52 mmHg，血氧饱和度92%。神志清，嗜睡状，呼之可睁眼，简答对答，精神差，巩膜可见黄染，听诊双肺呼吸音弱，两肺未闻及啰音；腹部未见胃肠型及蠕动波，全腹软，右上腹压痛，无反跳痛，肝脏肋缘下未可触及，Murphy 征阴性，脾脏肋缘下未触及肿大，未触及包块，肠鸣音 4 次 / 分。双侧肌力正常。生理反射存在，病理征阴性。

（二）辅助检查

2024–05–09 头颅 CT 平扫（双源）+ 肺部 CT 高分辨率（双源）平扫 + 腹上区 CT 平扫（双源）+ 耻区 CT 平扫（双源）：颅脑 CT 平扫未见异常；双侧上颌窦、筛窦炎；左肺上叶前段、上舌段、右肺上叶前段、下叶前基底段微小结节，Lung-RADS 2；左肺上叶下舌段、左肺下叶外基底段钙化灶；双肺下叶后外带局限性炎症、纤维化；甲状腺左侧叶结节，请结合临床；脾脏未见显示，请结合临床病史；考虑脂肪肝；胆囊炎；十二指肠乳头区致密影，请结合临床病史分析；左侧肾上腺略增粗，请结合临床。

2024–05–09 血酮体定性试验：血酮体弱阳性。降钙素原＞ 100.00 ng/mL。血浆 D- 二聚体 + 凝血功能筛查：纤维蛋白原 5.39 g/L，D- 二聚体 8.90 mg/L，凝血酶原时间 13.80 秒，凝血酶原活动度 56.60%。

肾功 5 项（急诊）+ 肝功 8 项（急诊）+ 电解质 6 项（急诊）+ 心肌酶 3 项（急

诊）：总蛋白 58.5 g/L，白蛋白 32.1 g/L，总胆红素 118.5 μmol/L，天门冬氨酸转移酶 245.7 U/L，碱性磷酸酶 234.8 U/L，谷氨酰转肽酶 614.0 U/L，二氧化碳结合力 15.3 mmol/L，尿素 10.04 mmol/L，肌酐 273.0 μmol/L，尿酸 691.8 μmol/L，葡萄糖（GLU）6.58 mmol/L，肌酸激酶 1510.7 U/L，乳酸脱氢酶 468.0 U/L，钾 2.90 mmol/L，钙 1.86 mmol/L，镁 0.56 mmol/L，丙氨酸氨基转移酶 509.3 U/L，eGFR（CKD–EPI）21.58 mL/（min·1.73 m²），结合胆红素 60.96 μmol/L，非结合胆红素 20.58 μmol/L。

C–反应蛋白+全血细胞计数+五分类：红细胞计数 4.09×10^{12}/L，C–反应蛋白 189.00 mg/L，白细胞计数 21.1×10^9/L，淋巴细胞计数 0.80×10^9/L，中性粒细胞计数 19.82×10^9/L，淋巴细胞百分比 3.8%，中性粒细胞百分比 94.0%，血细胞比容 0.393 L/L，单核细胞百分比 2.0%，嗜酸性细胞百分比 0.20%。

血气分析（3∶40）：二氧化碳分压 17.00 mmHg，实际碳酸氢根 11.50 mol/L，标准碳酸氢盐 16.90 mmol/L，总血红蛋白 12.40 g/dL，血细胞比容 40.00 L/L，乳酸 8.60 mmol/L，缓冲碱（BB）–10.20 mmol/L，碱剩余（BE）–12.70 mmol/L，二氧化碳总量 12.00 mmol/L，葡萄糖 7.50 mmol/L，钾 2.70 mmol/L，钠 133.00 mmol/L，钙 0.95 mmol/L。传染病四项筛查未见明显异常。

血气分析（4∶00）：二氧化碳分压 26.00 mmHg，氧分压 52.00 mmHg，实际碳酸氢根 14.40 mol/L，标准碳酸氢盐 17.00 mmol/L，总血红蛋白 12.10 g/dL，血细胞比容 39.00 L/L，乳酸 8.90 mmol/L，缓冲碱（BB）–9.70 mmol/L，碱剩余（BE）–11.20 mmol/L，二氧化碳总量 15.20 mmol/L，葡萄糖 7.00 mmol/L，钾 2.60 mmol/L，钙 0.94 mmol/L。

📖 诊断

（一）初步诊断

脓毒血症；感染性休克；代谢性酸中毒；电解质紊乱；急性肾功能不全；急性胆管炎；高胆红素血症；肝功能不全；低蛋白血症；营养不良。

诊断依据：患者因"腹痛伴恶心、呕吐 1 日，加重伴发热 3 小时"，于 2024–

05-09 02：25 入院。查体：体温 38.3 ℃，脉搏 124 次 / 分，呼吸 24 次 / 分，血压 78/52 mmHg，血氧饱和度 92%。神志清，精神差，巩膜可见黄染，浅表淋巴结未触及肿大；双侧瞳孔等大等圆，直径约 3.0 mm，对光反射存在；颈软，无抵抗，颈静脉无充盈、怒张，肝颈静脉回流征阴性；心前区无隆起及凹陷，剑突下未见异常搏动及抬举样搏动，心脏触诊未触及震颤、心包摩擦，律齐，未闻及病理性杂音；听诊双肺呼吸音稍粗，两肺未闻及啰音；腹部未见胃肠型及蠕动波，全腹软，右上腹压痛，无反跳痛，肝脏肋缘下未可触及，Murphy 征阴性，脾脏肋缘下未触及肿大，未触及包块，肠鸣音 4 次 / 分。双侧肌力正常。生理反射存在，病理征阴性。

（二）鉴别诊断

（1）急性阑尾炎：腹痛一般发作于腹上区，逐渐转向脐周，数小时后转移并局限于右下腹，疼痛可表现为轻度等钝痛，也可表现为全腹胀痛，如为化脓性或坏疽性则可表现为胀痛甚至剧痛，超声可协助诊断，本例目前可排除。

（2）胃十二指肠溃疡穿孔：患者既往有胃十二指肠溃疡病史，常于饮酒、饱餐后突发腹上区刀割样疼痛。消化液自右侧结肠旁沟流至右下腹，可引起右下腹疼痛，继而疼痛波及全腹。查体：腹肌呈板状强直，全腹压痛、反跳痛明显，尤以腹上区为甚。肝浊音界缩小，肠鸣音消失。腹部 X 线检查可见膈下游离气体。该患者不具备以上特点，故可排除此疾病。

（三）最终诊断

脓毒血症；感染性休克；急性胆管炎；急性胆囊炎；急性呼吸窘迫综合征；急性肾功能不全；代谢性酸中毒；电解质紊乱；心功能不全；高胆红素血症；梗阻性黄疸；肝功能不全；低蛋白血症；营养不良。

🩺 诊疗经过

入院后积极完善相关检查. 治疗上积极给予抗感染、液体复苏、升压、呼吸机辅助呼吸、抑酸、营养支持、保肝、退黄等对症支持治疗，2024-05-10 超声引导下行胆囊穿刺引流术，患者目前生命体征平稳，一般情况尚可，要求家人陪伴，强烈要求回当地进一步治疗，转当地医院进一步治疗。

出院情况

患者神志清，精神尚可。查体：体温 36.6℃，脉搏 85 次 / 分，呼吸 21 次 / 分，血压 136/75 mmHg，氧饱和度 96%（鼻塞吸氧 2 L/min），巩膜轻度黄染，浅表淋巴结未触及肿大；颈软，无抵抗，颈静脉无充盈、怒张，肝颈静脉回流征阴性；律齐，未闻及病理性杂音；听诊双肺呼吸音稍粗，两肺未闻及啰音；腹部未见胃肠型及蠕动波，全腹软，腹带包扎固定，胆囊穿刺引流管固定通畅，引出黄色胆汁，无压痛，无反跳痛，肝脏肋缘下未可触及，Murphy 征阴性，脾脏肋缘下未触及肿大，未触及包块。双侧肌力正常。生理反射存在，病理征阴性。

讨论

急性胆管炎为胆道梗阻继发细菌感染，症状重。诊疗思路：早期诊断，抗生素控制感染，胆道引流减压。部分不典型病例易漏诊误诊，如老年患者症状不典型，仅表现为精神萎靡、低热。应加强对不典型症状的警惕，综合多方面信息判断，延误治疗会导致病情恶化，引发多器官功能衰竭。必须树立时间就是生命的观念，在确诊后迅速开展治疗，避免病情进展。手术风险评估很重要，对于病情复杂、高龄患者，要权衡手术与介入治疗利弊，选择最适合患者的治疗方案，提高治疗效果和患者预后。

（蔺　雪）

病例 **6** 急性胆囊炎

基本信息

姓名：×××　　性别：女　　年龄：56 岁

主诉：寒战 1 次，头晕、乏力 4 天，恶心、呕吐、腹泻 2 天。

现病史：患者于 2023-01-28 受凉后出现寒战，未测体温，保暖后寒战缓解，后未感特殊不适，2023-01-31 无明显诱因出现头晕、乏力，伴有食欲减退，休息后无明显缓解，2023-02-01 出现恶心、呕吐、腹泻，大便呈暗黄色糊状便，3 ~ 4 次 / 天，未见呕血、便血，初未予重视，2023-02-03 晨患者家属发现患者精神状况差，面色黄染，乏力加重，无力站立，故就诊于外院，当地给予完善相关检查，提示血小板 10×10^9/L，PCT > 100 ng/mL，血钾 3.3 mmol/L，随机血糖 33 mmol/L，给予胰岛素 26 U，补液 2 200 mL，补钾 1.5 g 后复查血糖 26，当地医院提示血小板降低报危急值，故转诊于我院急诊科。急诊完善血球分析：C- 反应蛋白 178.07 mg/L，淋巴细胞计数 0.23×10^9/L，中性粒细胞计数 7.20×10^9/L，淋巴细胞百分比 2.9%，中性粒细胞百分比 90.0%，血细胞比容 0.349 L/L，平均红细胞体积 78.2 fL，平均血红蛋白量 25.9 pg，血小板计数 29×10^9/L，血小板压积 0.033%。肝肾功 + 电解质：乳酸 4.2 mmol/L，白蛋白 29.0 g/L，白球比 0.8 g/L，总胆红素 185.5 μmol/L，门冬氨酸转移酶 52.0 U/L，碱性磷酸酶 710.4 U/L，谷氨酰转肽酶 169.0 U/L，二氧化碳结合力 12.3 mmol/L，尿素 25.90 mmol/L，肌酐 195.9 μmol/L，尿酸 430.6 μmol/L，葡萄糖（GLU）27.29 mmol/L，钾 3.10 mmol/L，钠 134.0 mmol/L，钙 2.05 mmol/L，磷 0.67 mmol/L，丙氨酸氨基转移酶 96.8 U/L，胆碱酯酶 3 042.3 U/L，eGFR（CKD–EPI）24.29 mL/（min·1.73 m^2），结合胆红素 114.98 μmol/L；BNP 813 pg/mL。血凝分析：活化部分凝血活酶时间 22.20 秒，纤维蛋白原 6.24 g/L，D– 二聚体 16.39 mg/L，抗凝血酶Ⅲ 69.30%，纤维蛋白（原）降解产物 47.07 μg/mL。轮状病毒检测 + 粪便常规：白细胞 +/HP；尿全检：潜血 –/+（10），尿蛋白 +/–，尿糖 +（5.6），胆红素 +（17）。头颅 CT 平扫未见异常。腹部超声：肝 S$_8$ 囊实性灶 – 考虑脓肿可能，建议结合临床；胆囊壁炎症改变伴胆囊窝区少量积液，酌情进一步检查。腹部 CT 平扫：肝右前叶上段、肝左外叶异常低密度灶，建议增强扫描进一步检查，急性胆囊炎，考虑双侧肾上腺皮质增生，盆腔少量积液，胰腺、双肾、脾脏、子宫 CT 平扫未见异常；右肺下叶外带局限性肺纤维化，右肺中叶、两肺下叶炎症，考虑特殊炎症感染；腰 4、5 椎体异常积气，并腰 2 ~ 5 椎体后方椎管内积气，考虑椎间盘变性所致可能性大，其他待排查。因患者重度感染、多器官功能不全，急诊请重症医学科会诊后，以"脓毒血症、肝脓肿、急性胆囊炎"收入重症医学科。病程中，患者神志清，精神欠佳，体温未正规监测，有咳嗽，少痰，无咳血，有恶心、呕吐，呕吐物为胃内容物，无喷射性呕吐、呕血，无胸闷、胸痛，有腹胀、腹泻，偶有右下腹腹痛，无便血，小便正常，近期体重变化不详。

既往史：既往有糖尿病病史，近期口服二甲双胍片一片，一日三次控制血糖，血糖可控制在 14 mmol/L 左右，未规律监测；有原发性高血压史，口服药物降压（具体不详），血压控制在 120/60 mmHg 左右；否认冠心病、乙肝、梅毒、HIV、结核病史。

查体

（一）体格检查

体温 37.3℃，脉搏 102 次 / 分，呼吸 22 次 / 分，血压 140/61 mmHg，氧饱和度 93%。全身皮肤黏膜黄染，未见出血点，甲状腺无肿大；双肺呼吸音清，右下肺可闻及湿啰音，心律齐，未闻及病理性杂音；腹平，未见胃肠型及蠕动波，未见腹壁静脉曲张；触全腹软，肝脾肋下未及，肝浊音界存在，右下腹轻度压痛，无反跳痛；听诊肠鸣音 3 次 / 分；双下肢无水肿，双侧病理征阴性。

（二）辅助检查

血球分析：红细胞计数 4.01×10^{12}/L，淋巴细胞计数 0.29×10^9/L，中性粒细胞计数 8.53×10^9/L，淋巴细胞百分比 3.2%，中性粒细胞百分比 93.2%，血红蛋白 103 g/L，血细胞比容 0.310 L/L，平均红细胞体积 77.2 fL，平均血红蛋白量 25.6 pg，血小板计数 11×10^9/L，血小板压积 0.011%，嗜酸性细胞百分比 0.10%，嗜酸性细胞计数 0.01×10^9/L。

肝肾功 + 电解质：乳酸 3.3 mmol/L，总蛋白 61.0 g/L，白蛋白 26.6 g/L，白球比 0.8 g/L，总胆红素 170.5 μmol/L，门冬氨酸转移酶 56.3 U/L，碱性磷酸酶 689.9 U/L，谷氨酰转肽酶 220.0 U/L，二氧化碳结合力 16.8 mmol/L，尿素 24.10 mmol/L，肌酐 189.8 μmol/L，尿酸 408.4 μmol/L，葡萄糖（GLU）15.05 mmol/L，钾 2.79 mmol/L，氯 109.9 mmol/L，镁 1.03 mmol/L，磷 0.53 mmol/L，丙氨酸氨基转移酶 80.6 U/L，胆碱酯酶 2 595.1 U/L，eGFR（CKD-EPI）25.24 mL/（min·1.73 m²），结合胆红素 126.17 μmol/L，非结合胆红素 20.05 μmol/L。心肌酶：肌酸激酶 < 20.0 U/L，乳酸脱氢酶 343.0 U/L。

血凝分析：活化部分凝血活酶时间 33.00 秒，纤维蛋白原 5.80 g/L，D- 二聚体 7.71 mg/L，纤维蛋白（原）降解产物 18.97 μg/mL。

血气分析：pH 值 7.41，二氧化碳分压 28.00 mol/L，氧分压 80.00 mmHg，动脉血氧饱和度 96.00%，实际碳酸氢根 17.70 mol/L，标准碳酸氢盐 20.20 mol/L，总血红蛋白 8.90 g/dL，血细胞比容 27.00 L/L，乳酸 1.60 mmol/L，缓冲碱（BB）-6.00 mmol/L，碱剩余（BE）-6.90 mmol/L，二氧化碳总量 18.60 mmol/L，葡萄糖 14.30 mmol/L，钾 3.00 mmol/L，钠 140.00 mmol/L，钙 1.38 mmol/L，Ca^{2+}（7.4）1.39 mmol/L。血酮体阴性。C- 反应蛋白 114.73 mg/L。尿全检：维生素 C +/-（0.6），尿蛋白 +/-，尿糖 3+（28），胆红素 +（17）。网织红细胞 0.004。

贫血三项：铁蛋白 1 170.00 ng/mL，维生素 B_{12} > 2 000.00 pmol/L。

痰培养：正常菌群生长大量，少量真菌生长。粪便涂片：革兰阴性杆菌 ++，革兰阳性杆菌 ++，革兰阴性球菌 +，革兰阳性球菌 ++。大便隐血试验阳性。EB 病毒、巨细胞病毒阴性。真菌 D- 葡聚糖、类风湿性关节炎 4 项、甲乙丙肝、血管炎 3 项、自身免疫抗体 15 项、呼吸道病毒六联检、HIV、心肌酶、肌钙蛋白 T 未见异常。

2023-02-07 复查肺部高分辨 + 全腹增强 CT：两肺炎症、右肺上叶后外带局部实变、不张区，大叶性肺炎趋势；右肺下叶后外带局限性实变不张灶；两肺外带多发局灶肺炎、欠均匀实变灶；建议结合临床病史、核酸检测、对症治疗随诊；两肺肺气肿、两肺不完全性阻塞性改变；右背侧胸腔少量积液；心脏病、心脏增大、左心室壁增厚、贫血可能；建议结合临床病史随诊；肝右前叶一囊肿征象；慢性肝损害待排；慢性胆囊炎；胰腺未见明显异常；脾脏增大；所示双肾强化稍欠明显，建议结合临床病史、肾功等实验室检查随诊；胃肠道充盈不佳、积气增多；考虑慢性胃窦炎等可能，建议结合临床病史随诊；考虑右肾上腺体部轻度增厚、左肾上腺体部为主欠规则增厚、局灶轻微膨隆；建议结合临床病史、实验室检查随诊；膀胱置管、慢性膀胱炎待排；子宫增大、宫腔少许积液；宫颈显示欠清；建议结合临床病史随诊；肛管边缘欠规则、密度均匀；建议结合临床；所示腰 4 椎体中下部、腰 5 椎体边缘小斑点片气体灶与前片对照范围缩小、并骨损伤灶可能；建议结合病史、外伤史等随诊。

🗒 诊断

（一）初步诊断

脓毒血症；肺部感染；急性胆囊炎；肝脓肿；血小板减少；肝功能不全；肾功能不全；凝血功能障碍；低蛋白血症；低钾血症；低钠血症；低钙血症；盆腔积液；肾上腺皮质增生。

诊断依据：患者为女性，既往有糖尿病病史，近期口服二甲双胍片一片，一日三次控制血糖，血糖可控制在 14 mmol/L 左右，未规律监测；有原发性高血压史，口服药物降压（具体不详），血压控制在 120/60 mmHg 左右；否认冠心病、乙肝、梅毒、HIV、结核病史。此次以"寒战 1 次，头晕、乏力 4 天，恶心、呕吐、腹泻 2 天"为主诉入院。查体：体温 37.3℃，脉搏 102 次 / 分，呼吸 22 次 / 分，血压 140/61 mmHg，氧饱和度 93%。全身皮肤黏膜黄染，未见出血点，甲状腺无肿大；双肺呼吸音清，右下肺可闻及湿啰音，心律齐，未闻及病理性杂音；腹平，未见胃肠型及蠕动波，未见腹壁静脉曲张；触全腹软，肝脾肋下未及，肝浊音界存在，右下腹轻度压痛，无反跳痛；听诊肠鸣音 3 次 / 分；双下肢无水肿，双侧病理征阴性。APACHE-Ⅱ评分 36 分，死亡风险系数 56.19%。

（二）鉴别诊断

（1）大叶性肺炎：多见于青壮年，病前多有受凉史，临床表现为高热、胸痛、咳嗽、咳暗红色铁锈样痰，查血常规白细胞及中性粒细胞计数明显升高，胸部 X 线检查示肺炎征象，本例患者与之不符，排除。

（2）慢性支气管炎：以长期、反复而逐渐加重的咳嗽为突出症状，伴有咳痰，尤以清晨或夜间为重，痰量增多，咳嗽剧烈时可痰中带血，伴有哮喘，严重时出现呼吸困难。

（三）最终诊断

脓毒血症；肺部感染；急性胆囊炎；肝脓肿；血小板减少；重症肝炎；肝功能不全；肾功能不全；凝血功能障碍；贫血；低蛋白血症；低钾血症；低钠血症；低钙血症；盆腔积液；肾上腺皮质增生；肝性脑病；肺炎克雷伯杆菌感染；真菌感染；免疫缺陷；胸腔积液；肝囊肿；肺不张；肺实变。

诊疗经过

入院后完善相关检查。入院后因患者重度感染、急性胆囊炎、肝脓肿，结合患者肌酐清除率，给予美罗培南 1 g q12h 联合利奈唑胺 600 mg q12h 静脉滴注抗感染；多烯磷脂酰胆碱注射液 15 qd、还原性谷胱甘肽 1.8 g qd、丁二磺酸腺苷蛋氨酸注射液 1.0 g qd、复方甘草酸苷 20 mL qd 保肝退黄；重组人血小板生成素注射液 1.5 万单位 qd 皮下注射升血小板，联系血小板输注；患者血钾持续偏低，予以补钾对症，其余给予降糖、稳定肠道菌群、补液等对症治疗。

2023-02-07 请全院扩大会诊：患者目前重症感染，肝脓肿、肺脓肿不排除，肺部易不排除病毒感染可能，须完善新型冠状病毒核酸监测、布氏杆菌病、痰培养、宏基因监测等寻找病原学证据，肝脏病变，目前肝酶、胆红素好转，可酌情减少保肝药物种类，肝脓肿不排除，暂不宜行穿刺，隔期复查腹部 B 超；肾功能不全，血钾持续偏低，不排除肾小管酸中毒、原发性醛固酮增多症可能，可完善尿电解质、醛固酮相关监测；腰椎病变布氏杆菌病、结核病不排除，暂无特殊处理，隔期复查胸椎、腰椎核磁平扫；治疗上可予以加用丙种球蛋白、乙酰半胱氨酸氧化雾化，必要时可加用莫西沙星注射液或左氧氟沙星注射液覆盖不典型致病菌。给予加用丙种球蛋白 15 g 连续三日行抗感染、调节免疫力治疗，完善宏基因监测提示：肺炎克雷伯（500条）；疱疹病毒（少量），其余未检出。完善肾上腺皮质激素监测、醛固酮监测未见异常。

淋巴细胞分析：淋巴细胞总数 143.0 个 / 微升，总 T 淋巴细胞 102.5 个 / 微升，辅助 / 诱导 T 淋巴细胞计数 $CD4^+46$ 个 / 微升，$CD8^+32$ 个 / 微升。

2023-02-09 胸腔积液：双侧胸腔积液（右侧 3.8 cm、左侧 1.3 cm）。腹腔未见明显积液。痰培养：肺炎克雷伯杆菌。

2023-02-10 行床旁 B 超提示右侧胸腔积液，予以穿刺引流，引流液为血性液，胸腔积液乳酸脱氢酶 886.0 U/L。腺苷脱氨酶未见异常。胸腔积液常规：外观血性，李凡他试验阳性，透明度混浊，比重 1.038，镜检红细胞满视野，有核细胞计数 $5\ 019.0 \times 10^6$/L，分类为单核细胞 20.0×10^6/L，分类为多核细胞 80.0×10^6/L，蛋白定量 106.300 g/L。胸腔积液鳞状细胞癌相关抗原测定 18.09 ng/mL，糖类抗原 12-5 242.60 U/mL，细胞角蛋白 19 片段测定 52.53 ng/mL。胸腔积液培养未见异常。后胸腔引流管未见明显引流液，于 2023-02-12 拔除。给予营养支持、补液、预防深静脉血栓形成、保肝、退黄等对症治疗后，2023-02-12 ALT 恢复正常，其余肝酶、胆红素、血氨较前明显好转，肌酐恢复至正常范围内，血小板恢复正常，血糖控制较前稳定，血酮体恢复阴性，但患者仍有发热，体温最高可至 38.9℃，多次留取痰培养提示肺炎克雷伯杆菌（耐碳青霉烯类），故于 2023-02-12 调整抗感染方案为头孢他啶阿维巴坦 2.5 g q8h。

2023-02-13 复查降钙素原 9.95 ng/mL（较 02-11 降钙素原 12.33 ng/mL 稍下降），复查 BNP 1 519.0 pg/mL。C- 反应蛋白 147.85 mg/L。尿全检：潜血 1+，白细胞 3+，尿蛋白 +/-，芽生孢子可见大量，2023-02-13 白介素 -6 测定 198.60 pg/mL。血脂全套：高密度脂蛋白 0.28 mmol/L，载脂蛋白 -A 0.46 g/L，载脂蛋白 A/B 0.7 g/L。血氨 72.6 μmol/L。

至 2023-02-14 患者仍有发热，复查肺 CT 提示：两肺炎症，右肺上叶后外带局部实变、不张区，大叶性肺炎趋势。右肺下叶后外带局限性实变不张灶。两肺外带多发局灶肺炎、欠均匀实变灶，较 2023-02-07 片比较左肺上叶渗出范围增大；双肺结节、肿块较前减少、缩小，部分空洞形成。右背侧胸腔少量积液。肝右前叶囊肿。考虑右肾上腺体部轻度增厚、左肾上腺体部为主欠规则增厚，考虑增生可能。建议结合临床病史、实验室检查随诊。

2023-02-14 再次请全院疑难病例扩大会诊：患者现肝酶、胆红素较前明显好转，提示前期使用抗感染、保肝、退黄药物对肝脏病变治疗有效，针对患者肺部病变及基础状况，考虑真菌感染可能性大，可加用抗真菌治疗，考虑患者前期肝功能不全，推荐使用卡泊芬净注射液抗真菌，如患者可耐受且家属同意，可行支气管镜检查，定期复查，痰、尿、粪培养等，如胸腔积液增多，留取胸腔积液培养，根据结果调整治疗。故加用卡泊芬净 50 mg qd（70 mg 首剂）抗真菌治疗。

2023-02-19 尿培养结果：白假丝酵母菌（伏立康唑敏感），加用伏立康唑片 200 mg bid 抗泌尿系真菌感染。

2023-02-21 复查胸腔 B 超：右侧胸腔包裹性积液（2.6 cm）。肝胆脾胰超声检查 + 腹腔积液：脂肪肝肝内囊性病变 - 考虑炎性改变，建议结合临床；餐后胆囊；脾大。肺部 CT：两肺炎症，右肺上叶后外带局部实变、不张区，大叶性肺炎趋势。右肺下叶后外带局限性实变不张。并两肺外带多发局灶肺炎、欠均匀实变灶，局部小脓肿形成趋势，较 2023-02-13 片比较双肺渗出较前明显吸收；双肺结节、肿块较前减缩小。右背侧胸腔少量积液。纵隔及肺门多发肿大淋巴结。肝右前叶低密度灶，请结合临床病史、B 超分析。淋巴细胞亚群分析：淋巴细胞总数 994 个 / 微升，CD3+/CD4+#/CD8+# 恢复正常。肺部病变较前好转，淋巴细胞亚群分析较前好转，提示免疫力较前提升，2023-02-23 开始患者体温恢复正常，复查血球分析：中性粒细胞计数

7.42×10^9/L,

红细胞计数 2.97×10^{12}/L，C- 反应蛋白 101.61 mg/L，淋巴细胞百分比 11.3%，中性粒细胞百分比 81.5%，血红蛋白 83 g/L，血细胞比容 0.275 L/L，平均血红蛋白浓度 302 g/L，红细胞分布宽度 17.2%，淋巴细胞计数 1.0×10^9/L。心肌酶：肌酸激酶 < 20.0 U/L。肝肾功 + 电解质：乳酸 2.7 mmol/L，总蛋白 87.3 g/L，球蛋白 48.7 g/L，白球比 0.8 g/L，碱性磷酸酶 202.4 U/L，谷氨酰转肽酶 121.0 U/L，尿素 7.20 mmol/L，葡萄糖（GLU）14.75 mmol/L，钠 133.9 mmol/L，氯 95.6 mmol/L，胆碱酯酶 2730.1 U/L。BNP 304.5 pg/mL。降钙素原 0.73 ng/mL。血凝分析：D- 二聚体 5.82 mg/L，活化部分凝血活酶时间 19.90 秒，纤维蛋白原 6.12 g/L，纤维蛋白（原）降解产物 12.56 µg/mL。血气分析：pH 值 7.47，二氧化碳分压 37.00 mol/L，氧分压 93.00 mmHg，动脉血氧饱和度 98.00%，实际碳酸氢根 26.90 mol/L，标准碳酸氢盐 27.40 mmol/L，总血红蛋白 9.60 g/dL，血细胞比容 29.00 L/L，乳酸 1.30 mmol/L，缓冲碱（BB）3.10 mmol/L，碱剩余（BE）3.20 mmol/L，二氧化碳总量 28.00 mmol/L，葡萄糖 17.40 mmol/L，钾 4.70 mmol/L，钠 135.00 mmol/L，钙 1.22 mmol/L，Ca^{2+}（7.4）1.26 mmol/L。目前患者感染指标接近正常，肺部病变呈好转趋势，肝功能基本正常，胆红素、肾功、血小板、血钾恢复正常，白蛋白、血红蛋白呈上升趋势，D- 二聚体较前好转。

讨论

急性胆囊炎多由胆囊结石引起，结石阻塞胆囊管导致胆汁淤积、细菌感染。主要症状包括右上腹剧痛或绞痛，常伴恶心、呕吐、发热，严重时可出现黄疸。结合病史、体格检查、血液检查（如白细胞计数增高）和超声检查（胆囊肿大、壁增厚）等进行综合判断。根据病情轻重，可选择保守治疗（如抗生素、解痉止痛）或手术治疗（如腹腔镜下胆囊切除）。

（董王钰）

病例 7

急性肠套叠的护理

基本信息

姓名：×××　　性别：男　　年龄：1 岁 11 个月

主诉：阵发性腹痛，呕吐 8 小时，排果酱样大便 3 小时。

现病史：8 小时前，患儿无明显诱因出现阵发性腹痛，伴呕吐，呕吐物为含胆汁胃内容物，进食差，不伴发热，3 小时前患儿排果酱样大便，于外院行彩超检查提示：右上腹混合回声，考虑不完全性肠套叠，给予空气灌肠整复治疗未能成功，建议至上级医院就诊，今为进一步诊治来医院，门诊空气灌肠整复未成功，遂以"急性肠套叠"为诊断急诊收入院。5 天前，患儿因支气管肺炎于当地诊所输液治疗至今，具体药物不详，目前仍有轻微咳嗽症状。发病以来，患儿神志清，精神欠佳，饮食欠佳，睡眠尚可，大便如前所述，小便减少，体重无明显变化。患儿入院第三天，术后第二天，神志清，精神欠佳，腹胀，禁食水，行胃肠减压，引流通畅引流出黄色胃液，腹腔引流管引流通畅，引流出黄色引流液，切口敷料清洁干燥，大便未排，小便可。

查体

彩超（2024-06-06 外院）：右上腹混合回

声，考虑不完全性肠套叠。

右上腹可见一范围为 30 mm × 27 mm 的混合回声，横切呈"同心圆"征。纵切呈"套管征"，套筒长约 15 mm。

彩超（2024-06-06，外院）：肠套叠，空气灌肠整复未成功。

血常规 +CRP（2024-06-06 19：47）：白细胞 15.71 × 10⁹/L；中性粒细胞百分比 57.6%；中性粒细胞数 9.05 × 10⁹/L；C- 反应蛋白 3.24 mg/L。

电解质 4 项（2024-06-06 20：04）：钾 3.47 mmol/L。

诊断

初步诊断：急性肠套叠。

最终诊断：急性肠套叠；梅克尔憩室；上呼吸道感染；左心室高电压。

诊疗经过

2024-06-06 20：40 在全身麻醉下行"肠套叠手法复位术 + 肠切除吻合术 + 腹腔镜探查术"，给予头孢哌酮抗感染对症支持治疗，静脉营养液营养支持。禁食水，胃肠减压引流通畅，腹腔引流管引流通畅。伤口情况：清洁干燥。

（一）护理问题

（1）有感染的风险：与机体免疫力低下和手术创伤有关。

（2）体温过高：与肠腔感染、毒素吸收有关。

（3）疼痛：与手术切口刺激有关。

（4）有引流管滑脱的风险：与固定不牢固，患者过度牵拉有关。

（5）焦虑：与家属缺乏肠套叠相关疾病理论知识，担心愈合有关。

（6）术后常见的并发症：伤口感染、肠梗阻、肠粘连。

（二）护理措施

（1）接触患儿前后要洗手，要遵照医嘱应用抗生素控制感染，进行保护性隔离，限制探视人数，加强静脉通道和引流管的护理，严格观察患儿早期感染征象，监测化验结果。

（2）术后要密切观察患儿的生命体征，卧床休息，室内通风，保持合适的室内温湿度，遵医嘱给予静脉补液，维持体液平衡。

（3）做好基础护理，尽量集中操作，动作轻柔，减轻疼痛，必要时遵医嘱给予止痛药应用。

（4）妥善固定各种引流管，保持持续有效的引流。防止引流管扭曲、牵拉，观察引流的量、颜色及性状，并做好记录，观察伤口及引流管置管处有无渗血渗液，做好专科护理。

（5）心理护理：及时向家属解释疾病的相关知识，说明治疗的目的，对术后护理做好健康指导，鼓励安慰家属，树立信心，责任护士对患儿全面护理，建立护患间的信任感。

（6）加强病情观察，肠道功能恢复前，保持有效胃肠减压，减轻胃肠道张力，鼓励早期下床活动，促进胃肠功能恢复，积极预防并发症发生。

（三）观察重点

（1）观察患儿腹部情况，及有无排便排气的情况。

（2）观察伤口愈合情况：有无渗血、渗液，及时更换伤口敷料。

（3）观察引流管是否妥善固定，引流液的颜色、量及性状等。

参考文献

［1］尹彦红，田聪，陈平平，等. 加速康复外科护理理念在腹腔镜治疗小儿急性肠套叠中的应用［J］. 齐鲁护理杂志，2022，28（22）：57-60.

［2］刘志梅. 76例小儿急性肠套叠围术期整体优质护理的应用研究［J］.

中外医学研究，2021，19（13）：115-117.

［3］刘艳华，管怡博，宜梦佳，等. 235例肠套叠患儿手术前后的护理

［J］. 护理学报，2019，02（26）：66-69.

［4］陈斌晶. 整体优质护理服务在小儿急性肠套叠围术期的应用效果

［J］. 医药卫生科技，2024，22（01）：64-66.

（鲁美苏）

病例 8 小肠造口的护理

基本信息

姓名：××× 性别：女 年龄：3 个月 26 天

主诉：肠造瘘术后 2 个月，呕吐 1 天。

现病史：患儿以"肠造瘘术后 2 个月，呕吐一天"为主诉，于 2023–11–29 入小儿普外科，患儿来时神志清。

查体

体温 36.7℃，脉搏 140 次 / 分，呼吸 35 次 / 分，体重 3.4 kg。

11–30 胃肠道超声示左上腹及右下腹部分肠管充液扩张，张力较高，肠腔内可及液性暗区。检查结论：考虑不完全性肠梗阻腹腔积液腹水。

12–12 白细胞 14.72×10^9/L；降钙素原 0.07 ng/mL。

12–13 肝功：白蛋白 19.3 g/L。

诊断

小肠造口状态；不完全性肠梗阻。

诊疗经过

患儿于 2023–12–09 因"目前咳嗽症状较重，

点头样呼吸"转入 PICU。转入查体神志清，精神差，体温 36.7℃，脉搏 140 次 / 分，呼吸 49 次 / 分，体重 3.2 kg，吸气三凹征阳性，腹胀，转入诊断为小肠造口状态、不完全性肠梗阻、支气管炎、脐疝。

患儿于 12–10 因"造口肠管脱垂"请普外科会诊，会诊处置：复位造口肠管，注意减少患儿哭闹。

患儿于 12–12 因"双侧腹股沟斜疝"请普外科会诊。

患儿于 12–13 在全身麻醉下行"肠切除肠吻合术 + 肠粘连松解术 + 阑尾切除术 + 双侧腹股沟斜疝修补术 + 脐疝修补术"，术后留置腹腔引流管一根，带气管插管复苏气囊加压下回 PICU 接呼吸机辅助呼吸。术后禁食水、胃肠减压，患儿术后热峰高达 39.4℃，给予布洛芬栓纳肛后可降至正常。

患儿 12–18 输注去白悬浮红细胞 50 mL，过程顺利。患儿于 12–22 拔除气管导管，给予鼻导管吸氧。

现患儿神志清，胃肠减压，体温正常，腹胀，留置腹腔引流管一根。

主要用药：

抗感染：利奈唑胺、美罗培南。

止咳化痰：氨溴索、布地奈德。

止血：酚磺乙胺、白眉蛇毒血凝酶。

纠正低蛋白血症：人血白蛋白。

营养支持：静脉营养。

通便：开塞露。

降温：右旋布洛芬栓。

（一）护理诊断

气体交换受损：与肺部感染有关。

造口脱垂：与肠系膜松弛，固定不佳，患儿哭闹，腹腔压力大有关。

体温过高：与感染有关。

有导管滑脱的危险：与导管未妥善固定有关。

疼痛：与手术切口有关。

有皮肤完整性受损的风险：与新生儿皮肤嫩有关。

营养失调：低于机体需要量，与禁食水有关。

有感染的风险：与机体免疫力低下和手术创伤有关。

潜在并发症：造口周围皮炎。

（二）护理措施

1. 气体交换受损

（1）保持患儿呼吸道通畅，遵医嘱给予患儿气道湿化，雾化吸痰。

（2）给予患儿翻身拍背，使患儿增强肺部张力，撤机后遵医嘱给予患儿吸氧。

（3）及时清除患儿口鼻腔分泌物。

2. 造口脱垂

（1）密切评估患儿造口颜色、黏膜温度、造口高度是否发生变化，肠造口周围皮肤黏膜交界处缝合处是否完好无损等。

（2）当发现肠造口外漏肠管较原来增多时，应关注肠管脱出长度、颜色及是否能自行复位。若肠管经常性脱垂且不易复位，但肠管未坏死，及时通知外科医师予手法复位。

（3）避免腹压增加，及时吸痰，预防咳嗽。哭闹时，立即予以安抚，从而减轻肠管脱垂的风险。

3. 体温过高

（1）避免患儿哭闹。

（2）保持室内安静，温湿度适宜。

（3）体温超过 38.5℃时遵医嘱给予物理或药物降温，退热处置 30 分钟后给予复测体温。

（4）测量并记录患者体温、脉搏、呼吸。

（5）必要时遵医嘱留取标本，选择合适抗生素。

4. 有导管滑脱的危险

（1）妥善有效地固定引流管，保持持续有效的引流，避免引流管扭曲、牵拉、松动、脱出。

（2）进行导管滑脱风险评估，提高护士对导管滑脱的评估能力。同时对高危患者在床边放置预防导管滑脱标识并做到班班交接，加强对高危患者的管理。对出汗或渗液较多者加强巡视，及时更换敷料，患儿躁动时给予保护性约束。

5. 疼痛

（1）协助患儿取舒适卧位，以减轻腹部切口张力。

（2）各项操作尽量集中进行，动作轻柔。

（3）患儿哭闹时及时安抚，必要时遵医嘱镇静，减轻患儿疼痛。

6. 有皮肤完整性受损的风险

（1）给予患儿定时更换体位。

（2）经常按摩受压部位促进局部血液循环。

（3）做好各项基础护理，加强皮肤的保护，骨隆突处用泡沫敷料保护，预防压力性损伤；定时更换尿不湿，床单、衣服潮湿时及时更换。

7. 营养失调

（1）遵医嘱静脉补充水分、电解质。

（2）遵医嘱给予静脉营养支持。

（3）密切监测出入水量。

8. 有感染的风险

（1）加强患儿基础护理。

（2）严格无菌操作，尽量减少侵入性操作，执行侵入性操作严格按照无菌操作规程。

（3）气管插管患儿采用密闭式吸痰，吸痰时注意无菌操作，动作轻柔，避免损伤皮肤黏膜。

（4）静脉营养液在超净工作台现配现用，配制时严格遵循无菌原则，避免污染。

（5）密切观察患儿手术切口敷料情况，有问题及时告知医师换药。

9. 潜在并发症

（1）保持造口周围皮肤清洁干燥，肠液及粪便排出时及时予温开水或生理盐水清洗，注意擦拭动作要轻柔，减少对皮肤的摩擦。

（2）造口周围皮肤可预防性用皮肤保护品，常用的皮肤保护用品有：3M 液体敷料、鞣酸软膏及呋锌油。

（3）减少使用对皮肤有刺激性的护肤用品（如皂液或含酒精成分的消毒剂）。

（三）观察要点

（1）严密观察患儿生命体征，有异常及时告知医师，对症处理。

（2）观察患儿切口情况，有渗血、渗液及时通知医师。

（3）妥善固定各引流管，保持有效引流。

（4）注意腹胀及排便情况，定时拍背，防止和减少并发症的发生。

（5）密切评估患儿造口颜色、黏膜温度、造口高度是否发生变化，肠造口周围皮肤黏膜交界处缝合处是否完好无损，皮肤有无皮炎等表现。

讨论

小儿伤口有如下特点：

（1）柔软湿润，呈红色，类似口腔黏膜的颜色。

（2）无神经组织，无痛感，轻轻触碰不会损伤。

（3）小儿哭闹时造口颜色可能会有临时性改变。

（4）随着小儿的成长，造口大小、形态会发生变化。

（5）排便稀且不受控制，需要贴造口袋来收集排泄物。

参考文献

［1］雷娜，任向芳. 延续护理在降低新生儿肠造口并发症发生率中的效果观察［J］. 护理管理杂志，2019，16（6）：430-431.

［2］高丽丽，李娜. 新生儿肠造口的护理研究进展［J］. 生物技术世界，2017，05：171-173.

（鲁美苏）

泌尿系统急危重症

PART FIVE

病例 1 脓毒症、输尿管结石

基本信息

姓名：×××　　性别：女　　年龄：70 岁

主诉：腹痛伴发热寒战 2 日。

现病史：患者家属代诉患者于 2024-06-07 凌晨 5 时许无明显诱因出现腹泻，伴发热，最高体温 39.5℃，出现寒战 1 次，伴有腰腹部疼痛，自行服用布洛芬后退热，随后患者腹痛症状无明显缓解，神志淡漠，患者及家属担心病情遂急诊就诊，完善相关检查给予补液、抗感染对症治疗，联系重症医学科会诊后诊断为尿源性脓毒血症、感染性休克、肾积脓。遂急诊以"脓毒血症"收入院，病程中患者神志淡漠，精神欠佳，痛苦表情，近期体重无明显减轻。

既往史：糖尿病病史、肺气肿。

查体

（一）体格检查

体温 38.4℃，脉搏 66 次 / 分，呼吸 16 次 / 分，血压 120/70 mmHg；神志模糊，精神欠佳，痛苦表情；呼吸平稳，双侧胸廓呼吸对称，双肺呼吸音清，心律齐，心前区未闻及异常杂音；全腹深浅触痛阴性，肝脾肋下未触及，双侧肾区无隆起，左侧肋脊角叩击痛阴性，右侧肋脊角叩击痛阳性，双侧输尿管走行区深浅压痛阴性，膀胱区未充盈。外生殖器发育正常。

（二）辅助检查

2024-06-08 C-反应蛋白+全血细胞计数+五分类：C-反应蛋白 139.19 mg/L，白细胞计数 10.7×10^9/L，中性粒细胞计数 10.40×10^9/L，中性粒细胞百分比 97.4%。

2024-06-08 降钙素原检测 +N 端 -B 型钠尿肽前体：钠尿肽（NT-proBNP）5 695.0 pg/mL，降钙素原＞ 100.00 ng/mL。

2024-06-08 肾功 5 项（急诊）+肝功 8 项（急诊）+电解质 6 项（急诊）：总胆红素 29.6 μmol/L，天门冬氨酸转移酶 36.5 U/L，碱性磷酸酶 194.5 U/L，肌酐 181.8 μmol/L，葡萄糖（GLU）19.81 mmol/L。

2024-06-08 CT 结果报告：两肺上叶局限性肺气肿；两肺下叶胸膜下局限性肺气肿；主动脉硬化；右侧甲状腺囊实性结节，建议结合超声进一步检查；脂肪肝；肝胃间隙、胃小弯侧囊性占位，考虑胃部来源肿瘤，建议结合临床、胃镜等检查；右肾周围积液、渗出，考虑右肾炎性改变；右肾积水，右侧肾盂及输尿管扩张，考虑输尿管下端结石，建议完善检查；左肾上极边缘区复杂囊肿；左侧输尿管下段走行区高密度结节，结石待排，建议完善相关检查。

🔍 诊断

（一）初步诊断

脓毒血症；感染性休克；肾积水伴肾输尿管结石；泌尿道感染；糖尿病；心力衰竭。

诊断依据：患者女，70 岁，因腹痛伴发热寒战 2 日，结合患者病史及相关检查结果做出诊断。

（二）鉴别诊断

（1）输尿管狭窄：可单独存在或与结石并存，引起上尿路积水及肾绞痛症状。B

超、IVP、MRU、输尿管镜等检查有助诊断。

（2）输尿管肿瘤：多引起肉眼血尿、肿瘤坏死组织或血块排除，也可引起肾绞痛。B超、CT、IVP、输尿激光等有助诊断。

（3）肾错构瘤：可有腰痛症状，也可无明显自觉症状，B超及CT有特征性表现可与肾癌鉴别。

（4）肾囊肿：多无明显表现，囊肿较大时也可出现腰酸、腰痛等症状，B超、CT等可见占位为囊性，直径小于5 cm的囊肿多不需手术。

（三）最终诊断

肾结石伴有积水和感染；感染性休克；肾积水伴肾输尿管结石；肾周围炎；泌尿道感染；大肠埃希菌感染；全身炎症反应综合征；急性心力衰竭；呼吸衰竭；肺部感染；真菌感染；急性肾衰竭；肝功能检查的异常结果；脑病；高血压；2型糖尿病；昏迷；低蛋白血症；血小板减少；高乳酸血症；代谢性酸中毒；肺气肿；甲状腺结节；脂肪肝；胃占位性病变；电解质紊乱；椎动脉粥样硬化；中度贫血；腹泻；肠道菌群失调；胸腔积液；盆腔积液；皮肤溃疡；腔隙性脑梗死；脑萎缩；胆囊炎；营养风险；营养不良。

诊疗经过

患者入院后急诊完善相关检查。2024-06-09尿液全检：潜血3+（200），白细胞3+（500），尿蛋白2+（1.0），尿糖4+（55）。

电解质+肝功（住院）+肾功（住院）：总蛋白57.0 g/L，白蛋白33.6 g/L，碱性磷酸酶147.2 U/L，二氧化碳结合力16.9 mmol/L，尿素11.4 mmol/L，肌酐225.6 μmol/L，尿酸451.6 μmol/L，葡萄糖（GLU）17.27 mmol/L，镁0.66 mmol/L，磷0.49 mmol/L，eGFR（CKD–EPI）18.4 mL/（min·1.73 m²）。

血气分析：pH值7.41，二氧化碳分压31.00 mmHg，氧分压67.00 mmHg，动脉血氧饱和度93.00%，实际碳酸氢根19.60 mol/L，标准碳酸氢盐21.50 mmol/L，总血红蛋白10.20 g/dL，血细胞比容33.00 L/L，乳酸5.70 mmol/L，缓冲碱（BB）–4.30 mmol/L，

碱剩余（BE）-5.00 mmol/L，二氧化碳总量 20.60 mmol/L，葡萄糖 10.90 mmol/L，钾 3.40 mmol/L，钠 138.00 mmol/L，钙 1.05 mmol/L，Ca^{2+}（7.4）1.05 mmol/L。

电解质 + 肝功（住院）+ 肾功（住院）：总蛋白 57.0 g/L，白蛋白 33.6 g/L，碱性磷酸酶 147.2 U/L，二氧化碳结合力 16.9 mmol/L，尿素 11.4 mmol/L，肌酐 225.6 μmol/L，尿酸 451.6 μmol/L，葡萄糖（GLU）17.27 mmol/L，镁 0.66 mmol/L，磷 0.49 mmol/L，eGFR（CKD-EPI）18.4 mL/（min·1.73 m^2）。

凝血功能筛查 +D- 二聚体 +FDP+AT Ⅲ：国际标准化比值 1.27，活化部分凝血活酶时间 35.80 秒，纤维蛋白原 4.81 g/L，D- 二聚体 21.27 mg/L，抗凝血酶Ⅲ 66.60%，凝血酶原时间 14.60 秒，凝血酶原活动度 51.60%，纤维蛋白（原）降解产物 107.38 μg/mL。

N 端 -B 型钠尿肽前体：钠尿肽（NT-proBNP）17 257.0 pg/mL。降钙素原 > 100.00 ng/mL。血清肌钙蛋白 T 0.075 ng/mL。血酮体定性试验：血酮体阴性。

2024-06-10 腹上区 CT 平扫加增强（双源）+ 耻区 CT 平扫加增强（双源）+ 盆腔 CT 平扫加增强（双源）三维重建加收（CT）+ 头颅 CT 平扫（双源）+ 肺部 CT 高分辨率（双源）：双侧外囊、辐射冠腔隙性脑梗死；老年性脑萎缩；双侧上颌窦、筛窦炎症；双侧椎动脉颅内段、颈内动脉海绵窦段动脉硬化；双肺胸腔积液，双肺下叶炎症、实变并局限性肺不张；双肺尖小叶间隔增厚；主动脉硬化；右侧甲状腺囊实性结节，请结合临床；脂肪肝；副脾；考虑胆囊炎；肝胃间隙、胃小弯侧囊性占位，合并出血可能，与胃壁分界欠清，请结合临床及病理；右肾周围积液、渗出，考虑右肾炎性改变，较 2024-06-08 片积液明显吸收，渗出减少；右侧肾盂及输尿管、膀胱置管术后改变；左肾上极边缘区复杂囊肿；左肾前筋膜增厚，周围少许渗出；考虑盆腔左侧少许积液，请结合临床；腹主动脉及双侧髂动脉硬化。

患者感染性休克、无尿，请重症医学科医师会诊后转入重症医学科。入科后给予抗感染、补液、抗休克、营养支持及对症治疗。患者感染重，感染性休克难以纠正，再请泌尿外科会诊后于 2024-06-09 急诊在床旁行"经尿道输尿管支架置入术 + 膀胱镜检查 + 输尿管扩张术"，术后继续抗感染及对症治疗。患者急性肾衰竭、急性心力衰竭，故于 06-10 行床旁血液净化治疗。经积极治疗后，患者病情稳定，无发热，感染指标呈下降趋势。患者现一般状况可，无发热，无尿频、尿急、尿痛，无腹痛，今日可报其出院。

出院情况

患者神志清，精神良好。查体：体温 36.8℃，脉搏 79 次 / 分，呼吸 19 次 / 分，血压 126/57 mmHg，指尖血氧饱和度 99%。双侧胸廓呼吸对称，双肺呼吸音粗，可闻及少量湿性啰音，心律齐，心前区未闻及异常杂音；腹部查体不能配合。外生殖器发育正常。双下肢病理征阴性。

讨论

输尿管结石绝大多数来源于肾脏，包括肾结石或体外震波后结石碎块降落所致。尿中晶体浓度过高和尿液理化性质改变也是重要原因。

主要症状为肾绞痛和血尿，疼痛多呈绞痛性质，可向同侧腹股沟放射。血尿一般较轻微，多为镜下血尿，但疼痛发作后可加重。此外，还可能伴有恶心、呕吐、尿频、尿急、尿痛等症状。

诊断方法：通过病史、体检、尿液检查及影像学检查（如尿路造影、CT）等可明确诊断。

治疗：治疗方法包括保守治疗（如大量饮水、适度运动、应用镇痛药物）、药物治疗（如结石溶解剂）及手术治疗（如体外震波碎石、输尿管镜取石术等），具体方案需根据结石大小、位置及患者情况制定。

（蔺　雪）

病例 ❷ 右侧肾积水的护理

 基本信息

姓名：×××　　性别：男　　年龄：5岁11个月

主诉：体检发现右侧肾积水5年余。

现病史：5年前，患儿母亲孕期体检彩超发现患儿右侧肾积水，未予特殊处理。患儿出生后一般情况可，无疼痛，无发热，无呕吐，多次复查彩超右侧肾积水渐渐加重。门诊以"右侧肾积水"收入院。

查体

入院评分：烫伤8分，压力性损伤28分，坠床/跌倒0分，误吸0分，ADL 90分。

彩超（外院，2024-08-10）右肾积水并右侧输尿管全程扩张（右侧APD 12.1 mm，较大肾盏17 mm×13 mm，右侧上段输尿管上段9.7 mm，中段11.8 mm，下段7.7 mm），左肾集合系统分离。

诊断

右侧肾积水；右侧输尿管扩张。

🩺 诊疗经过

术前：

（1）泌尿外科护理常规、2级护理、普食。

（2）完普相关检查：血常规、血凝分析、彩超、CTU、胸片、心电图等。

（3）待检查结果回返后再决定进一步诊治计划。

（4）择期手术。

患者于 2024-08-15 07：45 至 13：05，在全身麻醉下行腹腔镜下右侧输尿管膀胱再植术＋右侧输尿管松解术＋输尿管整形术＋右侧输尿管支架置入术＋包皮环切术，术后返回病房，遵医嘱给予一级护理，吸氧、心电监测，暂禁食水 6 h 后改流质饮食，动态观察。

术后留置导尿管和腹腔引流管各一根。

术后：静脉给予止血药尖吻蝮蛇血凝酶，抗生素头孢唑林钠，营养药复方氨基酸、多种微量元素注射液提高机体抵抗力。

（一）护理诊断

（1）心理状态的改变：与家属担心预后有关。

（2）有感染的危险：与手术后机体免疫力低下有关。

（3）有导管滑脱的危险：与留置导尿管和引流管有关。

（4）有伤口出血的危险：与术后切口有关。

（5）疼痛：与术后伤口有关。

（二）护理措施

（1）向患儿家属讲解疾病相关的知识，鼓励、安慰患儿，树立治疗的信心，缓解家属焦虑心情。

（2）保持伤口清洁，遵医嘱给予会阴擦洗，嘱咐患儿多喝水、多排尿，预防术后感染。

（3）加强管道健康宣教：告知家属患儿活动时妥善放置管道，防止管道受压、打折、扭曲牵拉告知患儿家属预防管道滑脱的重要性。

（4）告知患儿家属绷带包扎的重要性，切勿自行解除或放松绷带，若有伤口活动性出血，及时通知医师。

（5）尽量保持患者安静、少动，减轻疼痛，护理时动作轻柔，运用心理疗法，如听音乐等，必要时遵医嘱给予止疼药，以减轻患儿的痛苦。

（三）护理效果评价

（1）患儿家属对疾病相关知识掌握较为全面，恐惧焦虑情绪减轻。

（2）患儿无感染发生。

（3）留置尿管期间未发生尿管脱落、打折、扭曲等情况。

（4）住院期间未发现出血情况。

（5）患儿疼痛感减轻或消失，舒适感增加。

（四）观察重点

（1）密切观察患儿的生命体征。

（2）观察留置针管路的通畅度及穿刺部位皮肤情况。

（3）观察患儿尿管引流情况，是否脱落、有无打折扭曲等。

（4）观察用药后的反应。

（5）观察患儿是否有疼痛难耐情况。

（6）密切观察患儿龟头血运情况及伤口出血情况。

（7）做好基础护理、皮肤护理。

出院情况

一般情况良好，体温正常，饮食、睡眠、大便正常，导尿管固定在位，引流通畅，换药见切口甲级愈合，患儿家属要求出院。

（鲁美苏）

病例 ③ 腹腔镜治疗肾发育不良合并输尿管开口异位的护理

基本信息

姓名：×××　　性别：女　　年龄：3 岁 5 个月

现病史：1 年前患儿拿掉尿不湿后发现会阴部持续有尿液流出，不随体位改变，无疼痛，无发热，无反复泌尿系感染。因"左侧肾发育不良，左侧输尿管开口异位"收入小儿泌尿外科。

既往史：左侧肾发育不良病史 3 个月。

个人史：患儿出生时无缺氧窒息史，生后母乳喂养，生长发育同正常同龄儿童，母孕期体健，无"高血压、糖尿病"史。

家族史：父母均体健，否认家族有遗传及传染病史，否认家族有类似疾病发生。

查体

（一）专科检查

双肾区无压痛及叩击痛，双侧上腹部未触及增大肾脏，阴道口持续尿液滴出。

尿流动力学检查：压力性尿失禁不排除，逼尿肌收缩乏力。

（二）辅助检查

MRI：左肾发育不良。

彩超：左侧肾发育不良合并输尿管开口异位。

诊断

左侧肾发育不良，左侧输尿管开口异位。

诊疗经过

术前讨论共同评估患儿的术前检查结果及肾脏发育情况，讨论手术方案。由于左侧肾发育不良，无保留价值，且左侧输尿管开口异位，漏尿，单纯药物治疗效果差，容易反复感染，因此建议切除左侧肾输尿管。同时考虑到腹腔镜手术创伤小，术后恢复快，建议行腹腔镜手术。

（一）术前护理

1. 宣教形式多样化

入院宣教、住院宣教、术前宣教、出院宣教等，疾病知识宣教，用药指导、检验、检查等。

2. 重视心理护理，缓解患儿及家长的负性情绪

责任护士了解患儿生活习惯、性格、爱好，通过拥抱、触摸等方式，与患儿建立良好关系，使患儿感到温暖与真诚，增加安全感和信任感。同时，我们还应该重视患儿家长的心理护理，让患儿家长参与到手术决策中，采取图文和多媒体形式充分告知治疗方案的疗效、优势、风险，介绍手术方法和护理，解除家长思想顾虑。另外，患儿家庭有经济负担，协助患儿申请先天性畸形基金救助项目，缓解家庭经济压力。

3. 加强皮肤护理，保持皮肤清洁干燥

术前重点的皮肤护理主要是保持会阴部清洁干燥，指导家属在患儿下床活动时勤帮助患儿更换尿不湿，每天多次用温水清洗会阴部，并保持干燥；卧床期间可采取暴露会阴部方式，多接触空气，嘱患儿双下肢外展，臀下垫隔尿垫，给患儿提供支被架以支撑被子，保护患儿隐私；术前给予患儿会阴部皮肤消毒，使用苯扎氯铵溶液；同

时注意保持患儿床铺和衣物清洁干燥，以使会阴部皮肤恢复正常。

4. 完善术前准备，提高患儿手术耐受

术前禁食6 h，禁水2 h，饮水量限定5 mL/kg，可以是清水、糖水。

术前不留置尿管，以免加重患儿恐惧心理，麻醉后留置尿管，术后拔管。

（二）术后护理

1. 密切观察病情变化

（1）给予心电监护和氧气吸入。

（2）密切观察体温、脉搏、呼吸等，并做好记录。

（3）保持呼吸道通畅，头偏向一侧，若出现呛咳或呕吐时，帮助拍背，及时清除呕吐物。

（4）用毛巾折叠后垫高患儿肩部，防止舌后坠阻塞气管而窒息，如果患儿有打鼾症状，嘱家长喊醒患儿。

2. 体温管理

（1）患者返回病房时监测体温并记录。

（2）指导患者和家属做好保温措施（加盖被子、穿袜子、升高房间温度等）。

3. 重视疼痛管理，促进患儿舒适

（1）泌尿外科术后除切口疼痛外，各种引流管均可以导致患者疼痛不适。

（2）疼痛是不良应激因素，可影响早期进食、活动和肠功能恢复，也是导致伤口出血、导管脱落等的主要原因，术后采用舒适护理对减少并发症的发生有重要作用。

（3）采取多模式镇痛方式。

4. 积极落实预防感染的措施

术中严格执行无菌操作，预防性使用抗生素，操作时注意无菌，保持伤口清洁、干燥，每日4次体温监测，如异常立即汇报医生及时处理，接触患儿前后要洗手，避免外源性交叉感染，保持床单位清洁，如有污染立即更换。

5. 保持引流通畅，早期拔除引流管

术后第4天拔除腹腔引流管，未发生管道滑脱的情况。

6. 术后并发症的管理

（1）预防戳孔疝：腹腔镜手术切口虽小，但也有发生戳孔疝的危险，戳孔疝是在腹腔镜入口部位发生的疝气，此并发症可能导致肠绞窄。

1）减轻患儿疼痛和不适，避免患儿剧烈哭闹。

2）术后严重的腹胀也是导致切口疝发病的潜在因素，因此术后需评估患儿腹胀情况，饮食注意少量多餐。

3）术后饮食宜清淡易消化、高营养、高蛋白、多食新鲜蔬菜和水果，保持大便通畅，预防便秘，如大便干燥，不易排出，不能过于用力，可用开塞露灌肠。

（2）预防术后出血及伤口渗血

1）创面渗血，仍然是腹腔镜手术面临的一个棘手问题，也是影响手术后快速康复的一个重要原因。应避免患儿过度哭闹，密切观察伤口敷料情况。

2）观察引流液的量、色、性质，如短时间内引流出较多血性液体，可能有出血的情况，及时报告医生给予相应处理。

出院情况

经过完善的术前检查与评估，2021-03-15 在全麻下行腹腔镜下左侧肾及输尿管切除术 + 肾及输尿管周围粘连松解术 + 阴道镜检查术 + 膀胱镜检查术。术后给予雾化、止痛、止血、补液及预防感染等支持治疗。住院 14 天后出院。出院后第 1、3、6、12 个月随访，状况良好，已恢复正常的生活。

讨论

肾发育不良是先天性小肾脏（为正常大小的 20% ~ 75%）伴肾单位减少和发育不良，可为单侧或双侧，发病率为 2 ~ 4/1 000 例生产。

输尿管开口异位指输尿管开口位于膀胱三角区以外，多见于女性，女性开口异位常见于阴道、前庭、尿道和子宫等，表现为患者有正常分次排尿，同时有阴道（尿道）持续性滴尿。

肾发育不良伴输尿管开口异位是泌尿生殖系统一种较为少见的畸形，手术是治疗的唯一方法，随着腹腔镜技术的进步，很多学者认为腹腔镜下发育不良肾及输尿管切除术具有创伤小、恢复快、并发症少等优点。

肾发育不良伴输尿管开口异位，严重影响患儿生活和心理健康，手术是治疗疾病的唯一方法，而围术期的护理也尤为重要，重点关注术前宣教、心理护理、皮肤护理、疼痛管理及并发症的预防等。通过综合的护理措施，促进患儿早日康复。

（鲁美苏）

病例 ④ 脐尿管囊肿的护理

 基本信息

姓名：×××　　性别：男　　年龄：2 岁 5 个月

主诉：体检发现脐尿管囊肿半个月余。

现病史：半个月前，患儿体检发现脐尿管囊肿合并感染，伴脐下红肿，无腹痛，无尿频、尿急、排尿困难等，于外院抗菌药物静脉应用治疗（头孢哌酮舒巴坦静脉滴注 14 天，前 10 天每天 2 次，后 4 天每天 1 次），现患儿一般情况可，无发热，无呕吐。门诊以"脐尿管囊肿"收入院。发病以来，患儿神志清，精神可，睡眠可，大便无明显异常，小便如前述，体重自然变化。

既往史：无"乙肝、结核"等传染病接触史，无外伤手术史，无输血史，预防接种随当地进行。

个人史：患儿系第 1 胎第 1 产，足月剖宫产生，出生体重 3 kg，出生日期为 2021-08-22，出生时无缺氧，出生后母乳喂养，生长发育同正常周龄儿童，母孕期体健，无高血压、无糖尿病史。

家族史：父母健康状况良好，非近亲结婚。否认家族中有遗传及传染病史，否认家族中有类似疾病发生。

查体

体温 36.4 ℃，脉搏 92 次 / 分，呼吸 25 次 /

分，体重 14 kg。神志清，精神可，饮食及睡眠可，大小便正常，体重近期未明显变化。双侧肾区对称，无压痛及叩击痛，双侧腹上区未触及增大之肾脏，双侧输尿管走形区无压痛，膀胱空虚，阴茎大小可，双侧睾丸触诊可，发育正常。

入院量表评估见表 5-1。

表 5-1　入院量表评估

项目	评估内容／工具	评估结果
护理风险评估	Braden Q	28 分（无风险）
	Schmid	0 分（低风险）
	烫伤	8 分（低风险）
	误吸	0 分（低风险）
躯体功能评估	Barthel 指数	55 分（中度依赖）

彩超提示：脐尿管囊肿继发性感染可能性大。

膀胱上方非均质回声区（范围约 35.4 mm × 12.6 mm × 20.5 mm）。

诊疗经过

手术日期：2024-02-22 13：15 至 2024-02-22 14：00。

术前诊断：脐尿管囊肿。

手术名称：腹腔镜下脐尿管病损切除术。

手术顺利，手术中切除的输尿管末端经家属过目后送病理检查，术毕。术中出血 5 mL，尿量 50 mL，补液 300 mL，术后患儿脉搏 100 次／分，呼吸 26 次／分，生命体征平稳，患儿清醒后安返病房。

术后评估见表 5-2。

表 5-2　术后评估

项目	评估内容／工具	评估结果
疼痛评估	面部表情量表（Wong-Baker）	1 分（轻度疼痛）

续表

项目	评估内容 / 工具	评估结果
护理风险评估	Braden Q	25 分（无风险）
	Schmid	1 分（低风险）
	烫伤	10 分（低风险）
	误吸	3 分（低风险）
躯体功能评估	Barthel 指数	35 分（重度依赖）

（一）术前护理

1. 病情评估

本院收集的 9 例患者中，有 6 例患者为脐尿管瘘。脐尿管瘘患者脐部由于长期的积液，导致脐周围比较潮湿，积液的持续刺激，会导致皮肤发生炎症性改变，脐部周围的皮肤会有肿胀、发红等现象，俗称"脐绒"。因此在进行体检时应特别注意患者的脐部有无"脐绒"现象。此外，患者在平卧位时，脐部的积液会十分明显，且积液大多有特殊的腥臭味或尿臊味。在体检时应详细询问病史，以获得更多的信息从而明确诊断。如果尿液对脐周围持续刺激，患者很容易发生脐周围的感染，此时患者的下腹正中白线处可发现一索条状改变，且质地较硬，有压痛感，病情持续甚至会发展为蜂窝织炎，蜂窝织炎范围广泛，甚至布满整个前壁，如果不及时治疗，最终会形成脓肿。由于先天性脐尿管异常疾病发病率较低，很容易发生误诊，因此，在患者入院时，应十分注意病史的采集，同时重点进行腹部的检查，以帮助疾病的及时诊治。除此之外，血尿常规检查、CT 检查及 B 型超声对脐尿管憩室及脐尿管囊肿特别是有合并感染脓肿形成时的诊断非常重要，CT 检查及 B 型超声可清楚地将腹壁包块的大小、范围、性质显示，必要时还需在 B 超检查引导下行包块穿刺确证诊断。

2. 心理护理

患者多因脐部反复渗液而就诊，但疾病发展初期，患者多因在门诊换药治疗，效果不理想，才收入院治疗，因此患者及其家属对手术治疗的效果不甚乐观。护理人员应成立专项小组，主要将疾病的相关知识、手术治疗的优点及疾病的预后详细地介绍给患者。同时，护理人员应尽量避免医学术语的使用，尽量使用一些通俗易懂的言语，以减轻患者及其家属紧张、焦虑的情绪，更好的应对手术治疗。同时指导病患保持放松良好的心态应对疾病，积极治疗，并组织病患学习自我放松的方法。同时术前还要将术后疼痛持续的时间以及疼痛的程度等告知患者，让患者做好心理准备。由于疾病的发病率比较低，患者的心理会有恐慌，护理人员联系了一些治愈的患者，让他们讲述自身的经历，从而增强新入院患者的信心。

3. 脐部护理

脐部护理是先天性脐尿管异常疾病护理的一个重要内容。护理人员在进行护理时，应注意保持脐部的清洁，注意术前每天都要进行常规的换药，换药后可使用碘伏对脐部进行消毒，消毒完成后使用1%雷夫奴尔溶液纱布进行覆盖。告知患者尽量避免对脐部周围的抓挠，同时要注意保持脐部及其周围皮肤的清洁、干燥，尽量避免人为的脐部感染，防止细菌由瘘管扩散至膀胱，导致膀胱刺激征如尿急、尿频等的出现。若患者脐部感染比较重，可进行药敏试验或细菌培养，采用适当的抗生素进行抗炎治疗，待炎症缓解后方可进行手术。

（二）术后护理

1. 疼痛：与手术伤口有关

护理目标：帮助患儿缓解疼痛，增加患儿的舒适度。

护理措施：

（1）观察患者疼痛的性质、时间、程度及持续时间。

（2）减轻心理压力，使其增强康复的信心，精神放松可增加患者对疼痛的耐受性。

（3）分散注意力，让患者选择一个让自己感兴趣的活动。

（4）通过看动画片、读故事书等非药物方法减轻疼痛。

护理评价：患者疼痛有所缓解。

2. 有感染的危险：与手术后机体免疫力低下有关

护理目标：住院期间患儿不发生感染。

护理措施：

（1）合理营养，提高患儿机体免疫力。

（2）做好尿管的护理，每天消毒，嘱患儿多饮水，冲刷尿道，预防泌尿系统感染。

（3）遵医嘱使用抗生素，预防感染。

护理评价：患儿住院期间未发生感染。

3．有导管滑脱的危险：与患儿年龄有关

护理目标：患儿不发生导管滑脱事件。

护理措施：

（1）加强巡视和交班。

（2）家属相关宣教：告知家属风险等级，提高家属的风险防范意识。

（3）床头挂"防导管滑脱"的标识。

（4）妥善固定，高举平台法。

（5）保持引流通畅，观察引流液颜色和量。

护理评价：患儿未发生导管滑脱。

（三）出院指导

本研究中，患者生命体征平稳后出院，所有患者切口均愈合良好。出院时指导患者及家属注意保持脐部切口周围皮肤的干燥、清洁。指导患者术后 3 个月内避免持久站立及负重，避免重体力劳动及剧烈运动，防止切口的重新裂开，影响切口的愈合。嘱患者术后第 1、3 个月进行门诊复查，如有必要应随诊观察。

讨论

先天性脐尿管异常疾病是指在发育过程中胚胎期的尿囊管残余不能自行纤维化闭塞导致的一类疾病，临床上主要分为四种：①脐尿管瘘，多见于新生儿，临床上主要表现为脐部潮湿或脐部有液体漏出，脐部潮湿和液体露出的程度与瘘管大小有关。②脐尿管囊肿，多见于成人患者，囊肿位于腹膜和腹横筋膜之间，囊肿大小不一，囊肿可向膀胱或脐部破溃形成一交流囊瘘，若囊肿穿破入腹腔则会引起广泛的肠梗阻和肠粘连。③脐尿管窦道，可发生于任何年龄段，很多均伴有感染。④脐尿管憩室，极少见。部分患者还有脓尿、尿混浊、尿急或尿频等症状，常被误诊为尿路感染。

残留的脐尿管如果不及时处理，均有可能发生癌变，因此一旦确诊为先天性脐尿管异常疾病，应尽早控制感染并进行手术治疗。目前治疗先天性脐尿管异常疾病主张将瘘管、囊肿及脐一并切除，才可达到根治的效果，如果切除不干净，残留很容易引起癌变。综上，加强先天性脐尿管异常疾病的护理，是保证患者预后的重要措施。

（鲁美苏）

PART SIX

妇产科急危重症

病例 ① 绒癌肺部转移

基本信息

姓名：×××　　性别：女　　年龄：26 岁

主诉：不规则阴道流血，伴咳嗽、痰中带血 1 个月。

现病史：患者近一个月来出现不规则阴道流血，有时伴下腹隐痛，无放射痛，无发热。末次月经为 45 天前，月经量和行经天数均正常。同时伴有咳嗽，痰中带血，无胸痛、呼吸困难和皮肤黏膜出血等症状。

既往史：患者既往月经规则，5 ~ 6/30 天。生育史：0-0-1-0，2 年前因停经 45 天行早孕人工流产术一次。否认其他疾病和传染病史，无手术外伤史和药物过敏史。

查体

（一）体格检查

体温 37.2℃，脉搏 68 次 / 分，呼吸 18 次 / 分，血压 110/70 mmHg，一般情况可，神志清楚，皮肤黏膜无黄染，全身浅表淋巴结未触及肿大。双肺叩诊清音，呼吸音清晰，未闻干湿啰音。心界无扩大，心律齐，未闻杂音。腹平软，无压痛，肝脾未触及肿大。

（二）专科检查

外阴发育良好，阴道壁黏膜光滑，未见异常结节及新生物。宫颈表面光滑，着色，宫体如孕 4 个月大小，质软，表面尚光滑，未扪及明显突起及压痛。双侧附件区无明显异常。

（三）辅助检查

血常规：WBC 8.6×10^9/L，N 67%，Hb 109 g/L，PLT 167×10^9/L。尿 hCG（+）。血 hCG > 32 000 IU/L。

胸片：右下肺见约 2 cm×2 cm×2 cm 团块状阴影，肺纹理增粗。

妇科 B 超：子宫大小 14 cm×9 cm×5 cm，子宫肌层回声不均匀，可见多个蜂窝状低回声区，最大者约 4 cm×3 cm×2 cm，境界清楚。双附件区无明显异常。

腹部 B 超：肝、胆、胰、脾及双肾均未见明显异常。

磁共振检查：脑部无明显异常。

诊断

（一）初步诊断

绒癌。

（二）鉴别诊断

（1）侵蚀性葡萄胎：继发于良性葡萄胎者，通常发生于葡萄胎排出后半年以内，镜检可见绒毛结构和滋养细胞增生。但绒毛膜癌多继发于正常或不正常妊娠后，病理特点为滋养细胞大量增生并侵犯子宫肌层及血管，常伴远处转移。

（2）胎盘部位滋养细胞肿瘤：起源于胎盘种植部位的特殊类型滋养细胞肿瘤，多数呈良性，不易发生转移，血 hCG 常为阴性或轻度升高。

（三）最终诊断

绒癌（Ⅲ：5）。

诊断依据：不规则阴道流血 1 个月，伴咳嗽、痰中带血。血 β–hCG ＞ 32 000 IU/L。胸片显示右下肺团块状阴影。妇科 B 超提示子宫内多个蜂窝状低回声区。

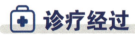

诊疗经过

治疗原则：以化疗为主，手术和放疗为辅。

治疗结果：患者接受甲氨蝶呤（MTX）化疗 4 个周期。

化疗过程：患者接受 MTX 化疗。MTX 方案具体方案：MTX 1mg/kg，肌内注射，隔日一次，共 4 次，疗程 8 天。叶酸解救：化疗后 24 小时给予叶酸钙解救，以减轻骨髓抑制等不良反应。化疗周期：疗程间隔 2 周，患者共接受 MTX 化疗 4 个周期。

化疗期间监测：①血 hCG 监测，每个疗程结束后复查血 hCG，监测肿瘤标志物下降情况，评估化疗疗效。②血常规、肝肾功能监测：定期复查血常规、肝肾功能，监测化疗药物不良反应，及时对症处理。③胸部 X 线复查：化疗后定期复查胸片，评估肺部转移灶消退情况。④妇科 B 超复查：化疗后定期复查妇科 B 超，评估子宫病灶变化。

化疗疗效评估：患者化疗后咳嗽、痰中带血症状逐渐缓解。阴道流血逐渐减少至停止。血 hCG 水平逐渐下降至正常范围。胸部 X 线片复查示肺部阴影明显缩小或消失。妇科 B 超复查示子宫病灶缩小。

出院情况

出院后患者生命体征平稳，无明显不适。

讨论

绒癌是一种少见但危害巨大的恶性肿瘤，其病因和发病机制一直是研究的热点。近年来，国内外学者对绒癌的研究取得了许多进展，绒癌的分子机制一直是研究的焦点。研究表明，绒癌的发生和发展与一系列基因异常有关，如 p53、c-erbB-2、Ki-67 等。另外，绒癌的免疫学、代谢学等方面的研究也在不断深入。诊断和治疗研究随着医学技术的不断进步，绒癌的诊断和治疗也得到了很大的提高。目前，采用化疗、手术切除、放疗等综合治疗已成为绒癌的主要治疗手段。同时，分子靶向治疗、免疫治疗等治疗手段也在不断研究中。预后和生育问题研究绒癌的预后和生育问题一直是患者和医师关注的焦点。研究表明，绒癌患者的预后与病理分型、临床分期、治疗方法等因素有关。同时，绒癌患者在治疗后仍存在生育问题，如再次妊娠的安全性等，这也是需要进一步研究的问题。

目前国内外对妊娠滋养细胞肿瘤的诊断已经相对成熟，临床上诊断不算困难，但对于诊断后给予的治疗还有待于继续探索，尤其是对化疗方案的探索应进一步完善。无论国内还是国外的化疗方案都伴随着严重的化疗后不良反应，因此目前国内外都在积极探索有效率高且化疗不良反应低的化疗方案。在临床治疗中要合理地选择化疗方案和处理手段，积极探索新化疗方案，对绒癌的治疗将会有更好的效果。绒癌的研究已经取得了许多进展，但仍有许多问题需要进一步深入研究和解决。

参考文献

[1] Zhang Y, Li X, Li Y, et al. The Role of p53 and Ki-67 in the Pathogenesis and Prognosis of Gestational Trophoblastic Neoplasia [J]. Reprod Sci, 2020, 27 (1): 327-333.

[2] Zhang L, Zhang K, Guo L, et al. Identification of c-erbB-2 gene amplification in gestational trophoblastic disease [J]. Oncol Lett, 2018, 15 (2): 1477-1482.

[3] Li J, Wei LH, Xu W, et al. Efficacy of chemotherapy in treating low-risk gestational trophoblastic neoplasia: a systematic review and meta-analysis [J]. Arch Gynecol Obstet, 2019, 299 (2): 307-315.

（曾庆松）

病例 ❷ 晚期宫颈癌子宫感染穿孔急诊手术

🪪 基本信息

姓名：×××　　性别：女　　年龄：66 岁

主诉：发热 10 天，伴腹痛 2 天。

现病史：患者因"发热 10 天，伴腹痛 2 天"入院。入院前在外院胸部 CT 检查提示左肺下叶结块影，大小约 3.5 cm×3.6 cm，血氧饱和度 92%。入院后就诊于呼吸内科，因腹部 CT 提示空腔脏器穿孔转入胃肠外科行急诊手术探查。术中发现腹腔内有大量脓性恶臭分泌物，子宫前壁左侧壁见一 1 cm 直径破口，有脓性分泌物溢出，子宫增大如孕一个月大小，质地软，水肿充血明显。术中进行盆腔粘连松解术及全子宫和双侧附件切除术。术后病理检查示子宫颈中分化鳞状细胞癌，癌组织侵及子宫颈大于 1/2 肌层及阴道残端。术后转放疗科继续治疗。

既往史：既往无特殊病史，否认高血压、糖尿病、冠心病等慢性疾病史。

🩺 查体

（一）体格检查

血氧饱和度 92%，一般情况欠佳，表情痛苦，腹部膨隆，腹壁压痛明显，全腹有压痛及反跳痛，肠鸣音减弱。

（二）辅助检查

腹部 CT 提示空腔脏器穿孔。

胸部 CT：左肺下叶见结块影，大小 3.5 cm×3.6 cm。

术中检查：大网膜覆盖肠管，腹腔内大量脓性分泌物，子宫前壁左侧壁见破口。

术后病理检查：子宫颈中分化鳞状细胞癌，癌组织侵及子宫颈大于 1/2 肌层及阴道残端。

诊断

（一）初步诊断

宫颈癌；子宫穿孔；腹腔感染。

（二）鉴别诊断

（1）消化道穿孔（如胃穿孔、肠穿孔）：消化道穿孔通常表现为急性腹痛伴腹膜炎体征，但术中未见消化道破损，排除该诊断。

（2）盆腔炎性疾病（PID）：PID 可能引起类似腹痛和脓性分泌物，但子宫穿孔和病理检查结果指向宫颈癌并发子宫感染和穿孔。

（三）最终诊断

晚期宫颈癌伴子宫穿孔及腹腔感染；左肺下叶结块（待排查，考虑转移性病变）。

诊断依据：

（1）病史与症状：患者有"发热 10 天，伴腹痛 2 天"的主诉，提示可能存在感染性疾病。既往无明确宫颈癌诊断病史，但患者的病情和体征高度提示晚期宫颈癌。

（2）体格检查与手术所见：

腹部检查：腹部压痛明显，提示可能存在腹腔内炎症或感染。

术中发现：手术探查中见到子宫表面有脓性分泌物，子宫壁破口及脓胎附着，明确提示子宫穿孔和腹腔感染。

盆腔检查：子宫软且增大，宫颈部明显增粗变硬，组织糟脆，宫颈及阴道残端组织增厚变硬，均支持晚期宫颈癌的诊断。

影像学检查：腹部 CT 提示空腔脏器穿孔，进一步提示子宫穿孔的可能性。外院胸部 CT 提升左肺下叶 3.5 cm×3.6 cm 结块影，考虑转移性病变的可能性较大，需要进一步排查。

术后病理：病理结果显示子宫颈中分化鳞状细胞癌，癌组织侵及子宫颈大于 1/2 肌层及阴道残端，符合晚期宫颈癌的病理特征。病理结果进一步支持子宫穿孔是由晚期宫颈癌的侵蚀导致。

⊞ 诊疗经过

患者因发热及腹痛入院，经检查发现子宫穿孔及腹腔感染，急诊行手术探查。术中发现子宫前壁左侧壁有 1 cm 直径破口，伴大量脓性分泌物，子宫增大如孕一个月大小。手术进行盆腔粘连松解术及全子宫和双侧附件切除术。术后病理检查确诊为晚期宫颈癌。术后患者恢复良好，腹部切口愈合良好，转放疗科继续治疗。

📝 出院情况

患者术后恢复良好，阴道残端及腹部切口愈合良好。术后转入放疗科继续治疗，出院时情况稳定。

讨论

（一）流行病学

宫颈癌是全球女性中最常见的恶性肿瘤之一，尤其在发展中国家，其发病率和死亡率均较高。根据全球癌症统计（GLOBOCAN）2020 年数据，宫颈癌是全球第四大常见的女性癌症，每年新发病例超过 60 万例，死亡人数约 34 万。高危人群主要集中在低收入和中等收入国家。

宫颈癌多见于 30 ~ 60 岁的女性，发病高峰在 45 岁左右。但随着 HPV 疫苗接种和筛查技术的普及，发病年龄有所延后，并在年轻女性中有所减少。

宫颈癌的发病率在不同国家和地区存在显著差异。在高收入国家，由于广泛的筛查和 HPV 疫苗接种，宫颈癌的发病率和死亡率明显降低。而在撒哈拉以南非洲、南美洲和东南亚等低收入和中等收入地区，宫颈癌的负担仍然很高。

（二）发病原因

（1）人乳头瘤病毒（HPV）感染：持久的高危型 HPV 感染（如 IIPV 16 型和 18 型）是宫颈癌的主要致病因素。超过 99% 的宫颈癌病例中均检测到 HPV 的存在。HPV 病毒通过性传播感染宫颈上皮细胞，引起持续性感染，进而导致细胞异常增生和癌变。

（2）性行为相关因素：早婚早育，年轻时发生性行为、怀孕生育次数多的女性，宫颈癌风险增加。多个性伴侣会增加 HPV 感染的风险，从而增加宫颈癌的发病率。既往有性传播疾病史（如疱疹、梅毒）也会增加宫颈癌的风险。

（3）免疫抑制状态：免疫功能低下的女性（如 HIV 感染者）更容易出现持续性HPV 感染，从而增加宫颈癌的风险。

（4）吸烟：吸烟女性罹患宫颈癌的风险是非吸烟者的两倍。吸烟可能通过产生致癌物质，抑制免疫系统，促进 HPV 的致癌作用。

（5）长期口服避孕药：长期口服避孕药（超过 5 年）也与宫颈癌的发病风险增加有关。

（6）其他因素：营养不良、贫血、社会经济地位低、缺乏常规宫颈癌筛查等因素也与宫颈癌的发病率相关。

（三）晚期宫颈癌的临床特点

晚期宫颈癌通常指癌症已超出宫颈局限，侵犯到邻近组织或远处转移。其临床特点包括：

（1）不规则阴道出血：晚期宫颈癌最常见的症状是绝经后不规则阴道出血或性交后出血。随着肿瘤的扩展，出血量增多，持续时间延长。

（2）阴道分泌物异常：患者常表现为阴道分泌物增多，分泌物呈恶臭的脓性或血性，提示可能合并感染或组织坏死。

（3）盆腔痛：由于肿瘤扩展至盆腔神经或骨骼，患者可能出现持续性下腹或腰骶部疼痛。

（4）排尿或排便困难：肿瘤压迫膀胱或直肠可导致排尿困难、尿频、血尿或排便困难，甚至出现尿路梗阻、便秘、血便等症状。

（5）下肢水肿：肿瘤压迫或侵犯盆腔淋巴管，导致淋巴回流受阻，可能出现单侧或双侧下肢水肿。

（6）体重减轻和全身症状：晚期患者常出现明显的体重减轻、贫血、乏力等全身症状，提示病情恶化。

（7）远处转移症状：晚期宫颈癌可通过血行或淋巴转移至远处器官，如肺、肝、骨等，表现为相应部位的症状，如咳嗽、呼吸困难、骨痛等。

（四）诊疗原则

（1）临床评估和分期

1）FIGO 分期：宫颈癌的分期是治疗决策的基础，通常采用国际妇产科联盟（FIGO）分期系统，根据肿瘤的局部扩展和远处转移情况进行分期。

2）影像学检查：MRI、CT、PET-CT 等影像学检查有助于评估肿瘤的局部侵袭情况、淋巴结受累及远处转移。

（2）手术治疗

1）早期宫颈癌：早期宫颈癌患者通常行根治性子宫切除术（包括子宫、部分阴道和盆腔淋巴结的切除）。

2）晚期宫颈癌：晚期宫颈癌（如Ⅱb期及以上）通常不宜手术治疗，需综合考虑放疗和化疗。

（3）放射治疗

1）根治性放疗：对于局部晚期宫颈癌，根治性放疗是主要治疗手段，通常联合同步化疗以提高疗效。

2）姑息性放疗：对于无法耐受根治性治疗的患者，姑息性放疗可用于缓解症状、控制肿瘤生长。

（4）化学治疗

1）同步化疗：常用于联合放疗，增强放疗效果。常用药物包括顺铂等铂类化疗药物。

2）新辅助化疗和辅助化疗：可用于缩小肿瘤以利于手术，或术后减少复发风险。

3）晚期宫颈癌化疗：对于复发或转移性宫颈癌，化疗是主要治疗手段，常用药物包括顺铂、紫杉醇等。

（5）靶向治疗和免疫治疗

1）贝伐单抗：贝伐单抗是一种抗血管生成药物，已被证明对复发或转移性宫颈癌有一定疗效，通常联合化疗使用。

2）PD-1抑制剂：对于表达PD-L1的宫颈癌患者，免疫检查点抑制剂如帕博利珠单抗可能有疗效。

（6）支持治疗和姑息治疗：对晚期或无法治愈的患者，支持治疗（如止痛、营养支持）和姑息治疗（如缓解症状、提高生活质量）非常重要。

此病例为晚期宫颈癌并发子宫感染及穿孔，临床表现为腹痛、发热等感染症状。宫颈癌发展至晚期时，肿瘤侵及子宫肌层及周围组织，可能导致组织坏死、感染，并最终穿孔。急诊手术是抢救患者的关键，通过手术切除感染病灶并进行彻底的引流，可以控制感染及防止进一步的并发症。在本病例中，患者因子宫穿孔和腹腔感染入院，通过急诊手术探查发现子宫前壁破口，并行全子宫切除及盆腔粘连松解术。术后病理明确诊断为宫颈癌，并指导了后续的放疗治疗。该病例强调了在晚期宫颈癌患者中，及时识别、处理感染和穿孔并发症的重要性。

参考文献

［1］LI Y, XU C. Human papillomavirus-related cancers ［J］. Oxygen Transport to Tissue XXX Ⅲ, 2017, 1018：23-34.

［2］XIYI J, HUIJUAN T, TIANHUI C. Epidemiology of gynecologic cancers in China ［J］. Journal of Gynecologic Oncology, 2018, 29 （1）：e7.

［3］BURD E M, BURD E M. Human papillomavirus and cervical cancer ［J］. Journal of International Oncology, 2007, 16（1）：890-907.

［4］ZHANG Y. A potential driver of disseminated intravascular coagulation in heat stroke mice：neutrophil extracellular traps ［J］. International Journal of Environmental Research and Public Health, 2022, 19（19）：12448.

［5］李婕. 分析感染 HPV 的宫颈癌患者宫颈局部免疫状态的变化情况 ［J］. 当代医药论丛, 2018, 16（20）：77-79.

［6］LONGATTO F A, HAMMES L S, SARIAN L O, et al. Hormonal contraceptives and the length of their use are not independent risk factors for high-risk hpv infections or high-grade CIN ［J］. Gynecologic&Obstetric Investigation, 2011, 71（2）：93-103.

［7］杨晶. 中晚期宫颈癌阴道大出血的临床特点及急救处理 ［J］. 中国冶金工业医学杂志, 2008, 25（2）：182-183.

［8］邓婕, 张兰兰, 黄吕成. 伊立替康联合子宫动脉介入栓塞化疗治疗宫颈癌患者的临床疗效 ［J］. 癌症进展, 2023, 21（10）：1075-1077.

［9］Feng，Christine H. Immunotherapy With Radiotherapy and Chemoradiotherapy for Cervical Cancer［J］. Seminars in radiation oncology，2020，30（4）：273-280.

［10］Colombo，Nicoletta. Pembrolizumab for Persistent，Recurrent，or Metastatic Cervical Cancer［J］. The New England journal of medicine，2021，385（20）：1856-1867.

（曾庆松）

病例 3 心搏骤停 异位妊娠腹腔大出血

🪪 基本信息

姓名：×××　　性别：女　　年龄：34 岁

主诉：腹痛 9 小时，昏迷半小时。

现病史：患者于 2021-11-16 早 07：00 因"腹痛 9 小时，昏迷半小时"入院。入院时急诊科床边超声显示盆腹腔积液，盆腔低回声团，心脏停搏。经心肺复苏后心电图恢复窦性心律。

既往史：2013 年行剖宫产术，否认其他重大疾病史。

🩺 查体

（一）体格检查

患者全身冰冷，气管插管状态，抢救后心率 98 次 / 分，血压 110/50 mmHg。神志模糊，发育正常，重度贫血貌，体形适中，被动体位，皮肤苍白，皮肤黏膜无黄染，无肝掌，无蜘蛛痣，有贫血貌。全身浅表淋巴结无肿大。瞳孔直径 4 mm，对光反射消失，无巩膜黄染，口唇苍白。颈软，颈静脉无怒张，肝颈静脉回流征阴性，双侧甲状腺无肿大。呼吸机辅助通气。腹部微隆起，移动性浊音阳性，四肢无活动，双下肢无浮肿。

（二）专科检查

后穹隆穿刺：穿出不凝血 10 mL。

（三）辅助检查

Hb 44 g/L，PT 19.8 s，APTT 95.1 s，肌钙蛋白 I 111.6 pg/mL，血糖 30.92 mmol/L，ALT 852 U/L，AST 580 U/L。

🔍 诊断

（一）初步诊断

异位妊娠；腹腔大出血；心搏骤停。

（二）鉴别诊断

（1）卵巢破裂：卵巢破裂也可导致急性腹痛及腹腔出血，尤其是黄体囊肿或妊娠相关的卵巢囊肿破裂。但超声和术中所见的输卵管病变及绒毛组织排除了这一诊断。

（2）其他部位的异位妊娠（如宫角妊娠、腹腔妊娠）：宫角妊娠和腹腔妊娠也可能导致急性腹痛和内出血，但这些情况更为罕见且常有不同的病理特征（如腹腔妊娠在术中可以发现胚胎或胎盘组织附着在腹膜或其他腹腔结构上）。在此病例中，术中发现右侧输卵管增粗和绒毛组织，直接支持输卵管妊娠的诊断。

（3）急性阑尾炎或消化道穿孔：急性阑尾炎或消化道穿孔也可表现为急性腹痛及腹腔积液，但这类患者多有右下腹固定压痛及反跳痛，超声和术中所见也与妊娠相关病变无关，排除该诊断。

（三）最终诊断

右侧输卵管妊娠破裂；腹腔大量出血；心搏骤停。

诊断依据：

（1）病史与症状：患者有明显的停经史，并出现下腹痛9小时、昏迷半小时的急性发作病史。这种典型的急性腹痛，特别是与停经相关联，提示可能为妊娠相关并发症。重度贫血貌和神志模糊提示可能存在严重的内出血。

（2）体格检查：查体时患者全身冰冷，血压低，提示休克状态，进一步支持急性内出血的诊断。腹部移动性浊音阳性，提示有腹腔积液（血液）。

（3）辅助检查：床边超声发现盆腹腔积液和低回声团，提示盆腔内可能有异常妊娠或出血灶。血常规显示Hb 44 g/L，提示重度贫血，进一步支持内出血的诊断。凝血功能检查（PT、APTT）显著延长，提示存在凝血功能障碍，可能与大出血有关。心肌损伤标志物（肌钙蛋白Ⅰ）显著升高，提示在心搏骤停后可能出现心肌损伤。

（4）术中情况：术中见右侧输卵管增粗、壶腹部破裂，出血量大，肉眼可见绒毛组织，这些都是输卵管妊娠破裂的直接证据。

（5）病理检查：术后病理证实右侧输卵管妊娠，明确诊断为异位妊娠。

诊疗经过

2021-11-16 07：15，经急诊抢救复苏后，立即行剖腹探查术、右侧输卵管切除术、盆腔粘连松解术及负压引流术。术中发现盆腹腔大量积液及血凝块，积血约2 500 mL，凝血块600 g。右侧输卵管增粗直径4 cm，壶腹部见直径约1 cm的破口，破口处见典型绒毛组织，伴活动性出血。08：20完成手术，术后转ICU治疗。期间复查APTT 137.8 s、D-二聚体21.25 mg/L，PT 33.3 s，肌钙蛋白Ⅰ 211.6 pg/mL。经ICU积极治疗后，患者各项指标逐步好转。

出院情况

患者术后恢复良好，2021-11-29治愈出院。

讨论

异位妊娠是指受精卵或孕囊在子宫腔以外的部位生长发育，可以在腹腔、卵巢、输卵管等部位生长，临床表现包括停经、腹痛和阴道持续不断的淋漓出血等。而输卵管破裂是一种常见的并发症，其大多数为剧烈绞痛，常伴有恶心呕吐和昏迷现象。其主要发生在输卵管的峡部，因该部位较狭窄，随着胚胎组织继续增大，可能出现输卵管破裂而引起大出血，严重影响患者的生命安全以及未来的生育能力。

（一）异位妊娠的发病率

异位妊娠是指受精卵在子宫腔外着床和发育的病理妊娠状态。全球范围内，异位妊娠的发生率为 1% ~ 2%，但在高危人群中（如既往有异位妊娠史、盆腔炎病史等）发生率可达 5% ~ 10%。在发展中国家，由于医疗资源有限，异位妊娠的早期诊断和治疗相对困难，因此病死率较高。

（二）异位妊娠的发病原因

异位妊娠的发病原因多种多样，通常与以下因素相关：

（1）输卵管病变：输卵管的功能障碍是异位妊娠的主要原因，包括输卵管炎症、输卵管畸形或手术后粘连等。这些因素会导致受精卵在输卵管内停留并着床。

（2）盆腔炎症：盆腔炎症（如盆腔炎性疾病）会引起输卵管的炎症和损伤，从而增加异位妊娠的风险。

（3）既往手术史：盆腔或腹腔手术（如剖宫产、输卵管结扎术等）可导致输卵管的解剖结构改变，增加异位妊娠的可能性。

（4）避孕失败：避孕方式的失败（如宫内节育器、紧急避孕药）也可能增加异位妊娠的发生率，特别是宫内节育器的使用者。

（5）辅助生殖技术：辅助生殖技术（如体外受精）与异位妊娠风险增加有关，可能与多胎妊娠、胚胎移植等因素相关。

（6）吸烟：吸烟女性的异位妊娠风险更高，研究显示吸烟可能影响输卵管纤毛的运动功能，导致受精卵异常着床。

（三）异位妊娠的临床特点

异位妊娠的临床表现多样，取决于妊娠的部位、孕周以及是否出现破裂。典型的临床特点如下：

（1）停经：异位妊娠患者通常有停经史，通常为 6 ~ 8 周。

（2）下腹痛：持续性或间歇性的下腹痛是最常见的症状，疼痛常为一侧性。

（3）阴道出血：量少、色暗的阴道不规则出血是异位妊娠的常见表现，通常伴有腹痛。

（4）休克表现：若异位妊娠破裂引起腹腔大出血，患者可出现急性腹痛、面色苍白、冷汗淋漓、血压下降、脉搏微弱等休克表现，严重者可发生心搏骤停。

（5）其他表现：由于出血及疼痛刺激，患者还可能出现恶心、呕吐、肛门坠胀感等症状。

（四）异位妊娠的治疗原则

（1）手术治疗：手术是异位妊娠的主要治疗方法，尤其是在异位妊娠破裂或大出血时。常用的手术方法包括输卵管切除术或保留输卵管的输卵管切开取胚术。腹腔镜手术由于创伤小、恢复快，被广泛应用于异位妊娠的治疗。

（2）药物治疗：对于病情稳定且妊娠早期的患者，可考虑药物治疗，主要使用甲氨蝶呤（MTX）来终止妊娠。药物治疗适用于异位妊娠未破裂、无明显出血、病情较轻的患者。

（3）期待治疗：对于部分病情稳定且自发吸收可能性大的患者（如 β-hCG 水平低，妊娠囊小），可考虑期待治疗，定期监测血 β-hCG 水平及 B 超检查。

参考文献

[1]刘翌，杨志勇，王齐尔，等. 甲氨蝶呤联合米非司酮治疗异位妊娠效果的回顾性队列研究［J］. 中国药房，2023，34（4）：471-475.

［2］张春兰，常文娇，曹阿玲，等. 异位妊娠患者术后院内感染病原菌特征及危险因素分析［J］. 现代预防医学，2020，47（20）：3818-3821.

［3］王春霞. 柏拉图分析法联合微信平台教育在输卵管破裂患者术后康复期中的应用研究［J］. 中国性科学，2020，29（3）：149-152.

［4］Kontomanolis EN, Kalagasidou S, Fasoulakis Z. MicroRNAsas potential serum biomarkers for early detection of ectopicpregnancy［J］. Cureus, 2018, 10（3）：e2344.

［5］张欢欢，郭艳巍，张金环，等. 适龄妇女异位妊娠的危险因素研究［J］. 解放军护理杂志，2019，36（8）：11-14.

［6］张晓燕，桂阳，刘真真，等. 输卵管妊娠破裂超声危急值的应用评估［J］. 中华超声影像学杂志，2022，31（2）：140-144.

［7］杨烨. 卵巢妊娠与输卵管妊娠的临床特点比较分析［J］. 中国医药指南，2020，18（11）：106-107.

［8］薛志琴. 自拟宫外孕汤治疗输卵管异位妊娠的临床效果分析［J］. 实用妇科内分泌电子杂志，2022，9（15）：69-72.

［9］葛红. 腹腔镜下两种术式治疗输卵管妊娠的临床效果分析［J］. 中国冶金工业医学杂志，2022，39（6）：642-643.

［10］纪诚，陈雪，叶聪. 异位妊娠中西医结合保守治疗的现状和展望［J］. 长春中医药大学学报，2024，40（3）：340-344.

（曾庆松）

病例 4

重度子痫前期急诊剖宫产手术

基本信息

姓名：×××　　性别：女　　年龄：28 岁

主诉：停经 40 周，发现血压升高 1 个月，加重 1 天。

现病史：患者为第一次妊娠，现停经 40 周。停经 42 天始出现早孕反应及尿 hCG（+），停经 4 个月余始觉胎动。停经期间无有害物质接触史，无病毒感染史，无用药史，无腹痛、阴道流血流水史。1 个月前无明显诱因出现双下肢浮肿，血压 145/90 mmHg，未遵医嘱用药。入院前一天患者觉头昏不适，外院测血压 160/110 mmHg，急诊转入本院。现无胸闷心慌、气喘等不适，无腹痛、无临产征兆。

既往史：既往体健。否认"肝炎、结核、癫痫"等病史。否认手术外伤史。

婚育史：23 岁结婚，爱人体健，生育史 0–0–0–0。初潮 13 岁。

查体

（一）体格检查

体温 37℃，脉搏 90 次 / 分，呼吸 20 次 / 分，血压 160/110 mmHg。一般情况可，发育正常，营养良好，神志清楚，查体合作；皮肤黏膜无黄染，无皮疹及出血点；浅表淋巴结未触及肿大；头颅五官正常，巩膜无黄染；甲状腺无肿大；胸廓无畸形，两侧乳房丰满；心肺检查未发现异常；妊娠腹型，肝脾肋下未及；四肢活动正常，下肢浮肿（++）；外阴无瘢痕溃疡，无静脉曲张，肛门无痔疮。

（二）专科检查

宫高 36 cm，腹围 96 cm，胎方位左枕前，胎心 140 次 / 分，先露头，已衔接，胎膜未破，未及宫缩，宫颈管长约 2 cm，质中，居后，宫口未开；骨盆外测量：髂棘间径 25 cm，髂前上棘间径 27 cm，骶耻外径 19 cm，坐骨结节间径 9 cm。

（三）辅助检查

血常规：WBC 7.4×10^9/L，Hb 133 g/L，HCT 37.1%，PLT 170×10^9/L。

血 PT、KPTT 均正常。

血电解质：K^+ 4.62 μmol/L、Na^+ 137.9 μmol/L、Cl^- 106.5 mmol/L。

血生化功能：肝、肾功能及血糖等均无异常。

胎心监护 NST：反应良好，评 10 分。

B 超：胎儿双顶径（BPD）9.4 cm；胎心 140 次 / 分；胎盘 II + 级，位于宫底部，厚 43 mm；羊水指数（AFI）101 mm，脐血流（S/D）2.2。

ECG：窦性心律，90 次 / 分，正常心电图。

眼底检查：眼底 A ：V=1 ：3，视网膜未见水肿，未见渗出及出血。

尿常规：蛋白（++），其余无异常。

尿雌三醇 / 肌酐（E/C）值：15。

诊断

（一）初步诊断

孕 1 产 0 孕 40 周待产，LOA；子痫前期（重度）。

（二）鉴别诊断

原发性高血压合并妊娠：患者既往体健，孕早期检查未发现血压升高。

慢性肾炎合并妊娠：患者无肾炎病史，蛋白尿和血压升高出现于妊娠晚期。

（三）最终诊断

孕1产0孕40周待产，子痫前期（重度）。

诊断依据：停经40周，血压160/110 mmHg，下肢浮肿（++）。尿蛋白（++），提示蛋白丢失较严重，已达到子痫前期重度标准。眼底检查提示视网膜小动脉痉挛，反映高血压严重程度。尿雌三醇/肌酐（E/C）值15，提示胎盘功能状况并非十分良好。

诊疗经过

入院后行急诊剖宫产术，母婴平安。

出院情况

母婴平安，血压控制稳定，无明显不适。

讨论

我国妊娠期高血压疾病发病率达9.4%，其中子痫前期占2.2%，该病表现为妊娠特发疾病，严重影响母婴健康，是临床产科领域研究热点、难点。妊娠高血压疾病为导致孕产妇、围生儿死亡的主要原因，其中子痫前期为妊娠特发疾病，以高血压、蛋白尿为主要特征。

（一）治疗原则

镇静，解痉，降压，适时终止妊娠。病史分析：患者为妊娠晚期妇女，初产妇，血压升高伴下肢水肿均出现于妊娠晚期，符合妊娠期高血压疾病的发病特点。既往体健，无原发性高血压及肾脏病史，考虑血压升高系妊娠引起。体格检查分析：一般状况良好，足月妊娠腹型，胎心 140 次 / 分，胎方位左枕前，符合妊娠晚期体征。阳性体征：血压 160/110 mmHg，下肢水肿（++），符合妊娠期高血压疾病体征。辅助检查分析：NST 反应良好，说明胎儿目前宫内情况尚好。B 超提示胎儿已成熟。眼底检查提示视网膜小动脉痉挛，反映高血压严重程度。尿蛋白（++）提示妊娠期高血压疾病严重程度。尿雌三醇 / 肌酐（E/C）值 15 提示胎盘功能状况不佳，胎儿宫内生存环境不利。

（二）分娩时机

重度子痫前期的分娩时机与孕周的关系随着新生儿科发展、早产儿抢救的支持增强而变化。基于目前的诊疗水平，根据孕周分以下几种情况：①妊娠不足 26 周的子痫前期，孕妇经治疗病情危重者建议终止妊娠，放弃胎儿；②妊娠 26 ~ 28 周子痫前期，病情危重者根据各医疗机构新生儿抢救能力的支持程度及家属对新生儿抢救结果的认可度决定是否短期期待或放弃；③妊娠 28 ~ 34 周，若病情不稳定，积极治疗后病情仍加重者建议终止妊娠；④妊娠＞ 34 周重度子痫前期，应考虑终止妊娠。针对特殊情况病情稳定，小心监测下可以短期延长，中国妊娠期高血压疾病诊治指南2020 版特别指出，特殊情况如妊娠＞ 34 周仅表现为胎儿生长受限而无胎盘脐血流改变，也无羊水过少者或仅尿蛋白＞ 2 g/24 h，而无其他重度子痫前期特征，可以实施严密监督下的期待治疗。

重度子痫前期的分娩决策以孕妇的病情为前提，孕妇有如下情况应考虑及时终止妊娠：①重度高血压不可控制；②高血压脑病和脑血管意外、子痫、心功能衰竭、肺水肿；③合并溶血 - 肝酶升高 - 血小板减少（HELLP）综合征；④弥散性血管内凝血（DIC）、胎盘早剥、胎死宫内等。

（三）分娩方式

放弃胎儿者应争取阴道分娩，尽量降低母体损伤。其余分娩者权衡母儿风险情况，因重度子痫前期病情较重，且发病率不高，目前无专门针对重度子痫前期合适分娩方式的随机试验研究。分娩方式的选择以产科指征为主，足月的孕妇有阴道分娩条件者可争取阴道分娩，子宫颈成熟度欠佳者，目前常用的促子宫颈成熟方式亦可考虑。经验而言，未足月引产者失败率高，子痫前期疾病进展不可预测，产程中疼痛刺激导致孕妇血压波动，相对宫内不良状态胎儿窘迫风险高，甚至有胎盘早剥、死胎可能，故应尽量避免无效引产，尤其针对妊娠 32 周前胎儿宫内状况不良，子宫颈成熟度欠佳或母体病情较重者建议选择剖宫产分娩终止妊娠。

阴道分娩：因阴道分娩不可预测性大，是否阴道分娩应结合各诊疗单位的应急处理能力及孕周、子宫颈成熟度、孕妇及胎儿宫内状况后决定，在做好紧急剖宫产分娩的准备前提下进行阴道试产。分娩前未充分解痉者，分娩过程中应继续硫酸镁静脉滴注解痉，用法同常规解痉使用，产程中静脉滴注缩宫素加强宫缩者注意液体的出入量平衡，做好血压控制，收缩压 ≥ 150 mmHg 和（或）舒张压 ≥ 100 mmHg 即启动降压治疗，监测孕妇肝、肾、心、肺情况，密切评估胎儿情况，警惕胎盘早剥，推荐产程中分娩镇痛，避免疼痛刺激引起的血压波动从而导致病情变化，争取缩短第二产程时间，建议及早低位产钳助产术或胎吸助产分娩。

剖宫产分娩：重度子痫前期母体情况较重，控制欠稳定者、终止孕周较小如妊娠 32 周前引产效率较低或胎儿状况不确定性较高者如已有胎儿生长受限、脐动脉血流改变、羊水过少等情况者建议剖宫产。

（四）孕期管理

1. 硫酸镁解痉

重度子痫前期应警惕子痫发作的可能，临床上诊断子痫前期孕妇都应考虑解痉治疗，硫酸镁为公认的解痉药物。硫酸镁的用法根据指南推荐负荷剂量 6 g，静脉内给药，持续 15 ~ 20 分钟，之后以每小时 2 g 的速度持续输注。不要忽视冲击剂量的使用，解痉的使用疗程一般建议至少 2 ~ 3 天，不宜连续超过 5 ~ 7 天以避免胎儿骨骼相关疾病发生，根据病情需要可重复给药如每周 2 ~ 3 天。对于重度子痫前期积极治疗下病情仍进展建议及早终止而非延长解痉时间，对于分娩前未充分解痉者阴道分娩或剖宫产术时应继续给予硫酸镁治疗，Meta 分析提示硫酸镁解痉的应用不增加剖宫产围术期出血风险，不应顾忌产后出血的发生而暂停硫酸镁的使用。妊娠终止后根据情况继续解痉 24 ~ 48 小时。正常剂量硫酸镁解痉镁中毒并不多见，但亦不能忽视，关注镁中毒征象如膝反射消失、呼吸频率≤ 12 次 / 分，尤其是肾功能不全的患者。

2. 糖皮质激素促胎儿肺成熟

妊娠 34 周前建议予糖皮质激素促胎儿肺成熟治疗，具体方案为地塞米松 6 mg 肌内注射，12 小时 1 次，共 4 剂。前提为病情变化可掌控，不建议在孕妇病情较重或胎儿宫内情况欠稳定的时候为完成地塞米松促肺成熟而强行期待治疗。

3. 血压的控制

围生期维持血压平稳状态为病情在掌控下的重要标志。建议收缩压＞ 140 mmHg 和（或）舒张压＞ 90 mmHg 即引起警惕，一旦收缩压＞ 150 mmHg 和（或）舒张压＞ 100 mmHg 即启动降压治疗，目标血压为收缩压不＜ 130 mmHg 和舒张压不＜ 80 mmHg 以免影响胎盘循环。降压药物首选口服治疗，必要时可联合用药，常用为拉贝洛尔，其他包括硝苯地平片等，各地区的用药习惯不同，建议选用惯用的方案。对于重度高血压即收缩压≥ 160 mmHg 和（或）舒张压≥ 110 mmHg，持续 15 分钟以上需启动紧急降压治疗，若既往无口服降压药物者首选口服治疗，用药后 10 ~ 20 分钟复测血压，可重复给药，2 ~ 3 次给药后仍控制欠佳者启动静脉降压治疗，若既往已有口服药物治疗者可考虑直接启动静脉降压治疗。常用静脉药物有尼卡地平，10 mg 配比 40 mL 5% 葡萄糖液静脉推注，每小时 1 mg 为起始量，每 10 分钟监测血压，调整用量直至达到目标血压。

4. 低血小板的管理

伴有血小板减少的重度子痫前期可增加围生期出血风险。对于考虑 HELLP 综合征导致的血小板减少者，一般血小板计数＞ 150×10^9/L，不增加阴道分娩或剖宫产分娩术时的出血风险。血小板计数＜ 50×10^9/L 时进行有创操作前建议输注血小板纠正低血小板血症，糖皮质激素药物治疗不首先推荐，病情变化急骤难，药物治疗效果难以体现，分娩后的患者可考虑糖皮质激素治疗，一般终止妊娠处理后血小板计数 24 ~ 48 小时内仍有短期内下降可能，多数 6 天内恢复至 100×10^9/L。HELLP 综合征导致的血小板减少系血小板破坏增多引起，输注血小板的效果一般，对于血小板计数（50 ~ 100）$\times 10^9$/L，分娩前或剖宫产术前是否预先血小板输注目前不推荐，如化验提示血小板下降趋势明显、短期内抗凝剂使用如阿司匹林、合并出血高危因素，难以控制的高血压危象及胎盘早剥等因素者应有充分的血小板供应，一旦有出血征兆要及时使用。血小板计数 $< 20 \times 10^9$/L，阴道分娩或剖宫产分娩前应当输注血小板。一般血小板计数在输注后 10 分钟至 1 小时达高峰，于 72 小时内逐步下降。

综上分析，患者为重度子痫前期，已孕足月。B 超提示胎儿已成熟。眼底检查提示视网膜小动脉痉挛，反映高血压严重程度。尿蛋白（++）提示妊娠期高血压疾病严重程度。尿雌三醇 / 肌酐（E/C）值 15 提示胎盘功能状况不佳，胎儿宫内生存环境不利。急诊采取剖宫产终止妊娠处理恰当，母儿预后良好。

参考文献

[1] 果崇慧，杨青，赵雪莲，等. 子痫前期相关危险因素的临床分析 [J]. 河北医药，2016，38（16）：2465-2467.

[2] 冯亚玲，许倩，项静英. 早发型子痫前期病因及其预测的研究进展 [J]. 中华妇幼临床医学杂志（电子版），2013，9（1）：113-116.

[3] 李爱金，章伟丽，陈再玲，等. 子痫前期胎盘组织氧化应激和炎症反应状态及与新生儿预后的关系 [J]. 实用医学杂志，2013，29（20）：3365-3367.

[4] 中华医学会妇产科科学分会妊娠期高血压疾病学组. 妊娠期高血压疾病诊治指南（2020）[J]. 中华妇产科杂志，2020，55（4）：227-238.

[5] Bernardes TP, Broekhuijsen K, Koopmans CM, et al. Caesarean section rates and adverse neonatal outcomes after induction of labour versus expectant management in women with an unripe cervix: a secondary analysis of the HYPITAT and DIGITAT trials [J]. BJOG, 2016, 123（9）：1501-1508.

［6］Alanis MC，Robinson CJ，Hulsey TC，et al. Early-onset severe pre-eclampsia: induction of labor VS elective cesarean delivery and neonatal outcomes ［J］. Am J Obstet Gynecol，2008，199（3）：261-262.

［7］Graham NM，Gimovsky AC，Roman A，et al. Blood loss at cesarean delivery in women on magnesium sulfate for preeclampsia ［J］. J Matern Fetal Neonatal Med，2016，29（11）：1817-1821.

［8］ACOG. Practice Bulletin No. 202: Gestational Hypertension and Pre-eclampsia ［J］. Obstet Gynecol，2019，133（1）：e1-e25.

［9］ACOG. Practice Bulletin No. 207: Thrombocytopenia in Pregnancy ［J］. Obstet Gynec01. 2019，133（3）：e181-e193.

（曾庆松）

病例 **5**

急诊手术

子宫肌壁间妊娠大出血

基本信息

姓名：×××　　　性别：女　　年龄：34 岁

主诉：清宫术后发现腹腔积血半天。

现病史：患者于 2022-02-05 上午 10 点在外院行无痛清宫术，术中出血达 500 mL，术后血压下降至 70 ~ 80/30 ~ 40 mmHg，转入后行急诊手术。

既往史：患有系统性红斑狼疮 12 年，长期口服激素治疗。

查体

（一）体格检查

面色苍白，贫血貌。血压 90/60 mmHg，心率 100 次 / 分。腹部微隆，压痛（＋）。

（二）专科检查

外阴血染，阴道内大量血凝块，宫颈光滑，宫颈口见有活动性出血。

（三）辅助检查

子宫附件彩超提示：宫内早孕，胚胎停育，宫腔内见一 31 mm × 14 mm 不规则孕囊回声。

手术探查：见子宫极软，形态不规则，底部

及后壁外凸，直径约 5 cm，表面疑似积脓，组织糟脆，伴活动性出血。腹腔内积血约 2 000 mL。

诊断

（一）初步诊断

子宫肌壁间妊娠伴大出血。

（二）鉴别诊断

（1）宫内妊娠伴流产：宫内妊娠伴流产通常表现为阴道出血和下腹痛，超声可见宫内孕囊或胚胎组织。然而，本例患者的术中大出血和子宫形态异常提示妊娠组织可能位于子宫肌层内而非宫腔内，排除宫内妊娠流产。

（2）异位妊娠（输卵管妊娠）：输卵管妊娠也可导致严重腹痛和内出血，临床表现与子宫肌壁间妊娠相似。但超声未见输卵管肿大或积液，术中也未发现输卵管破裂或妊娠组织，排除异位妊娠。

（3）子宫破裂：子宫破裂通常发生在有子宫手术史的患者中，表现为突发腹痛和大出血。虽然子宫肌壁间妊娠可能导致类似子宫破裂的表现，但术中发现的病灶（典型绒毛组织）及子宫形态变化支持子宫肌壁间妊娠而非子宫破裂。

（三）最终诊断

子宫肌壁间妊娠。

诊断依据：

（1）既往病史：患者有红斑狼疮病史，并长期口服激素治疗。既往的宫腔操作（如清宫术）史可能增加了子宫肌壁间妊娠的风险。

（2）临床表现：术后大出血，患者在外院行无痛清宫术后出现严重的腹腔内出血，提示妊娠组织可能位于非正常位置，导致术中操作引发大量出血。

患者体征为面色苍白、贫血貌，血压低，提示急性失血性休克的可能性。

（3）影像学检查：术前超声提示宫内早孕，但妊娠囊形态不规则，未见胎心搏动。结合术中情况，考虑妊娠囊植入在子宫肌层内，进一步支持子宫肌壁间妊娠的诊断。

（4）手术发现：手术中见子宫极软，形态不规则，底部及后壁外凸，伴有破溃出血，切开肌层后见典型绒毛组织。这些发现明确提示妊娠组织位于子宫肌层内，符合子宫肌壁间妊娠的诊断。

（5）术后病理：病理检查结果证实存在胎盘绒毛及蜕膜组织，进一步确诊为子宫肌壁间妊娠。

➕ 诊疗经过

患者因清宫术后腹腔积血急诊入院。术前考虑为子宫肌壁间妊娠，行急诊腹腔镜下子宫肌壁间妊娠病灶清除术 + 子宫修复整形术。术中见子宫极软，底部及后壁外凸，表面积脓，伴活动性出血。吸净腹腔内积血后，行环形缝扎及清除病灶，注射 MTX 50 mg。术中输注悬浮红细胞 400 mL、血浆 400 mL、冷沉淀 10 U。术后恢复良好。

出院情况

术后恢复良好，术后 1 月阴超示：宫腔内未见局限性异常，子宫内膜厚 7 mm，血 β –hCG 4.2 mIU/L，术后 45 天月经来潮，量中等，患者无不适症状，顺利出院。

讨论

子宫肌壁间妊娠（IMP）是指妊娠囊植入于子宫肌层内，并在子宫肌层中生长的异位妊娠类型。与其他类型的异位妊娠（如输卵管妊娠）不同，子宫肌壁间妊娠较为罕见，且通常伴随着严重的临床并发症，特别是大出血。IMP 为罕见的异位妊娠，患病率较低，病因尚不明确，目前多认为有以下高危因素。①子宫内膜受损：多见于既往有宫腔操作史、剖宫产史等，胚胎于子宫内膜缺损处种植于子宫肌层。②子宫内膜异位症：如子宫腺肌症，胚胎于异位的子宫内膜窦道着床于子宫肌层。③盆腔手术史：盆腔手术史如子宫肌瘤剔除术可造成子宫浆膜面不完整，受精卵或胚胎游走通过破损的浆膜层种植于肌壁间。④辅助生殖技术：胚胎移植过程困难可能导致假道形成致胚胎于肌层着床。子宫肌壁间妊娠罕见，占所有异位妊娠的比例不到1%。其确切发病率尚不明确，但随着辅助生殖技术的应用和宫腔操作（如子宫肌瘤切除术、剖宫产等）增多，子宫肌壁间妊娠的发生率有所增加。

（一）临床表现

子宫肌壁间妊娠的临床表现多样，且症状不典型。常见的临床表现包括如下几点。腹痛：患者可表现为持续性或阵发性腹痛，程度因病情而异。不规则阴道出血：可伴随或不伴随腹痛。体征：体检可发现子宫不规则增大，压痛明显，腹部压痛和反跳痛可能提示腹腔内出血。大出血：由于肌壁间妊娠通常伴有丰富的血供，破裂时可引发致命性的大出血。休克：严重者可因大量出血导致休克，表现为低血压、心率增快、面色苍白等。

（二）治疗方式

IMP应根据患者生命体征是否平稳、病灶大小及位置、β-hCG及生育需求综合制定治疗方案，治疗方案包括手术治疗、药物治疗及介入治疗等。

1. 手术治疗

宫腔镜手术：随着腔镜技术发展，宫腔镜手术可直视下观察宫腔及内膜状态，对于贴近宫腔甚至可见窦道开口于宫腔的肌壁间妊娠病灶，可通过宫腔镜手术器械完整清除，减少对患者的创伤并保证子宫的完整性。宫腔镜手术治疗IMP应做好术中监测，并做好在出血多或子宫穿孔及破裂情况下中转腹腔镜或开腹手术准备。

宫、腹腔镜联合手术：对于病灶较大，宫腔镜无法清除的IMP可采取宫、腹腔镜联合手术，宫、腔镜操作可获得宫腔组织病理，并明确宫腔形态，腹腔镜手术可从腹腔内观察突出于子宫浆膜面的妊娠病灶，手术操作中应注意病灶完整清除及充分止血。

开腹手术：对于孕周较大、出血风险高、腹腔镜操作困难，甚至已出现子宫破裂血流动力学不稳定患者，应选择开腹手术。子宫全切术适用于术中出血多，子宫肌壁破坏严重，缝合难以止血且无生育需求患者。

2. 药物治疗

主要为 MTX 全身或局部用药。MTX 为一种强效叶酸拮抗剂，主要作用是干扰蛋白质、RNA 及 DNA 合成，破坏绒毛活性，抑制胚胎生长，MTX 局部注射病灶部位药物浓度更高，可达到更好破坏绒毛的效果，且无创伤，保留子宫的完整性。

3. 子宫动脉栓塞术

子宫动脉栓塞术配合其他治疗手段可有效降低 IMP 出血的风险，并减少病灶血供，加速妊娠组织坏死，从而降低子宫切除风险并保留患者的生育功能，在剖宫产瘢痕部位妊娠、宫颈妊娠等其他特殊部位的异位妊娠治疗中亦起到关键作用。但应注意子宫动脉栓塞术有潜在影响卵巢功能风险，对有生育需求的患者在实施操作前应权衡利弊充分向患者知情选择。

综上，IMP 多见于宫腔操作史、子宫腺肌症病史及辅助生殖助孕的女性群体，临床医师应高度警惕有高危因素的患者，在妊娠早期通过影像学检查识别这种罕见的特殊部位异位妊娠；结合患者的生育需求、血 β-hCG、病灶部位及大小选择对患者创伤最小的治疗方案，以避免发生严重的妊娠并发症，保护患者的生育能力。无论是手术或药物保守治疗，在治疗过程中需对血 β-hCG 和超声进行严密监测，依据病情变化及时调整治疗方案。子宫肌壁间妊娠是一种罕见且严重的异位妊娠类型，妊娠组织在子宫肌层内生长，常导致不可控的大出血。其临床表现不典型，术前难以诊断。本病例中，患者因胚胎停育行清宫术后出现大出血，最终确诊为子宫肌壁间妊娠。术中及术后积极处理、止血和修复子宫结构是挽救患者生命的关键。临床上，如遇不明原因的子宫出血，尤其是术中出血过多时，应高度怀疑此类疾病并采取紧急措施。

参考文献

[1] McGowan L. Intramural pregnancy [J]. JAMA, 1965, 192: 637-638.

[2] Park WI, Jeon YM, Lee JY, et al. Subserosal pregnancy in a previous myomectomy: a variant of intramural pregnancy [J]. J Minim Invasive

Gynecol, 2006, 13 (3): 242-244.

［3］Ishiguro T, Yamawaki K, Chihara M, et al. Myomectomy scarectopic pregnancy following a cryopreserved embryo transfer ［J］. Reprod Med Biol, 2018, 17 (4): 509-513.

［4］Memtsa M, Jamil A, Sebire N, et al. Diagnosis and management of intramural ectopic pregnancy ［J］. Ultrasound Obstet Gynecol, 2013, 42 (3): 359-362.

［5］Chukus A, Tirada N, Restrepo R, et al. Uncommon implantation sites of ectopic pregnancy: thinking beyond the complex adnexal mass ［J］. Radiographics, 2015, 35 (3): 946-959.

［6］Tang Q, Qin Y, zhou Q, et al. Hysteroscopic treatment and reproductive outcomes in cesarean scar pregnancy: experience at a single institution ［J］. Fenil Steril, 2021, 116 (6): 1559-1566.

［7］Shen Z, Liu C, Zhao L, et al. Minimally-invasive management of intramural ectopic pregnancy: an eight-case series and literature review ［J］. Eur J Obstet Gynecol Repord Biol, 2020, 253: 180-186.

［8］张惠惠, 李爱军. 子宫肌壁间妊娠的临床分析 ［J］. 国际妇产科学杂志, 2017, 44 (1): 91-94.

［9］雷慧, 曹云桂. 子宫肌壁间妊娠1例报告 ［J］. 中国微创外科杂志, 2019, 19 (3): 287-288.

［10］Satyam, Swamp MS, Garg A. Ectopic uterine scar pregnancy: A case report ［J］. Ultrasound, 2021, 29 (1): 57-63.

（曾庆松）

耳鼻喉科急危重症

PART SEVEN

病例 ① 鼻出血

基本信息

姓名：×××　　性别：女　　年龄：32 岁

主诉：左鼻反复出血 1 年，加重 1 周。

现病史：患者 1 年来无明显诱因反复出现左鼻出血，量较大。出血时血从鼻腔流出，口中无吐血，患者自行填塞、捏鼻平均 10 分钟后出血停止，一般夏天发作次数多。近 1 周左鼻出血两次，均能自止，伴左侧鼻塞，鼻痒喷嚏，流清水涕，稍头晕，无头痛，无呼吸不畅，无恶心呕吐等症状，患者为求进一步治疗，来门诊就诊，门诊医师检查后以"鼻出血"收入院。

既往史：既往否认高血压、糖尿病、冠心病、哮喘等慢性病史及先天性疾病史，否认肝炎、结核等传染病，否认手术及外伤史，否认烟酒史，否认家族遗传病病史。

查体

（一）体格检查

体温 36.3℃，脉搏 78 次 / 分，呼吸 20 次 / 分，血压 125/78 mmHg，神清，精神尚可，查体合作。

（二）专科检查

外鼻无畸形，鼻腔黏膜淡红，鼻中隔左偏，

左侧黎氏区黏膜糜烂，血管怒张，双侧鼻腔未见明显活动性出血灶，双侧下鼻甲肥大，鼻咽部未见异常。口咽黏膜稍充血，咽后壁未见新鲜血液挂壁，双侧扁桃体不大，未见明显充血及异常分泌物附着，间接喉镜下会厌（－），双侧声带运动可，闭合佳。外耳无畸形，双侧外耳道畅，鼓膜完整无穿孔，标志清晰。颈部各处未扪及肿大淋巴结。

诊断

初步诊断：鼻出血（左）；鼻中隔偏曲；过敏性鼻炎。

鉴别诊断：凝血功能异常。二者均有鼻出血，凝血功能异常时鼻出血常反复发作，出血点弥漫不固定，止血难度大，量多不止为特点，相关实验室检查可鉴别。

最终诊断：鼻出血（左）；鼻中隔偏曲；过敏性鼻炎。

诊疗经过

入院后行相关检查。2024-06-24 电子鼻咽镜喉示：鼻出血（左）；鼻中隔偏曲；会厌囊肿。心电图：窦性心律不齐。

2024-06-24 颈部淋巴结彩超检查：双侧颈部淋巴结体积稍大。甲状腺彩超检查加图文报告检查结果：甲状腺未见明显异常。

鼻窦 CT 平扫＋三维重建＋胸部 CT 检查结果：左肺下叶少许条索影，请结合临床及随诊复查；左侧上颌窦及左侧筛窦少许炎症；双侧下鼻甲肥大。

2024-06-25 血常规、CRP、尿常规、粪常规、肝肾功能、电解质、随机血糖、凝血功能、输血前全套及乙肝三系未见明显异常。无手术禁忌证。

2024-06-26 在局部麻醉下行鼻内镜下鼻腔探查术＋鼻内镜下电凝止血术。术中所见：鼻中隔不规则偏曲，双侧黎氏区血管怒张，触之搏动性出血，鼻腔其余处未见出血灶。用含有盐酸肾上腺素、赛洛唑啉、丁卡因棉片收缩鼻腔 3 次，先沿左侧鼻中隔隔面搏动性出血处周围行 1% 利多卡因局部浸润麻醉，至出血点周围麻醉满意，使用双极电凝在出血点周围 5 mm 范围电凝止血加固满意后，未见活动性出血，同法行右侧黎氏区出血灶止血。使用红霉素眼膏表面覆盖术面。

出院情况

患者一般情况可，鼻腔通气可，无鼻出血、无头晕、无流涕、无心慌、无咳嗽等症状。专科查体：外鼻无畸形，双侧鼻中隔术区黄褐色干痂附着，鼻腔各处未见出血，双侧下鼻甲肥大，鼻中隔不规则偏曲，咽后壁无血迹挂壁。

讨论

鼻出血是耳鼻咽喉科常见的鼻部症状之一，通常是因鼻腔疾病诱发所致。鼻内镜检查下可见鼻出血多出现在单侧鼻腔，罕见情况下双侧鼻腔会同时出血。鼻出血发生之后患者的症状表现不一，大部分仅表现为涕中带血，部分表现为单侧或者双侧鼻腔活动性出血不能自止，少部分患者或出现严重的鼻出血导致失血性休克，亦有一部分患者出现长期反复的出血从而导致贫血的发生，严重影响患者的生活质量，甚至对生命安全造成威胁。虽然大多数的鼻出血并不严重，很少引起重视，但也有约 6% 的鼻出血患者会到医院寻求医疗救治，多数就诊的鼻出血患者在急诊内可以得到有效的治疗，但有约 0.2% 的鼻出血患者不能自止或病情严重需住院治疗。

参考文献

［1］Agarwal A, Rochwerg B, Siemieniuk RA, et al. Aliving WHO guideline on drugs for COVID-19［J］. BMJ, 2020, 370：m3379.

［2］Uppal V, Sondekoppam RV, Landau R, et al. Neuraxial anaesthesia and peripheral nerve blocks during the COVID-19 pandemic：a literature review and practice recommendations［J］. Anaesthesia, 2020, 75

（10）：1350-1363.

［3］王秀丽，李龙，贺恬怡，等. 新型冠状病毒肺炎疫情下创伤骨科手术麻醉方式选择的回顾性分析［J］. 中华创伤骨科杂志，2020，22（5）：405-410.

［4］施若霖，张丽青，许多，等. 新型冠状病毒肺炎疫情期间急诊手术患者感染防控策略［J］. 温州医科大学学报，2020，50（7）：589-592.

［5］李军，陈宇. 新型冠状病毒肺炎患者围术期感染控制的指导建议［J］. 麻醉安全与质控，2020，4（1）：5-8.

［6］Chen R，Zhang Y，Huang L，et al. Safety and efficacy of different anesthetic regimens for parturients with COVID-19 undergoing cesarean delivery: a case series of 17 patients［J］. Can JAnaesth, 2020, 67（6）：655-663.

（刘　雨）

病例 ② 扁桃体术后出血

📇 基本信息

姓名：×××　　性别：男　　年龄：10 岁

主诉：扁桃体术后 11 天，间断吐血 4 小时。

现病史：患者 11 天前于医院耳鼻喉头颈外科行扁桃体＋腺样体等离子切除术，术后愈合良好出院。4 小时前无明显诱因出现口吐鲜血，含血凝块，来院途中经颈部冰敷及冰水漱口，血时出时止。来院时短暂性晕厥，监测生命体征：血压 80/48 mmHg，心率 110 次 / 分，经吸氧、补液治疗后神清，血压升至 100/60 mmHg，查左侧扁桃体见少许血凝块及鲜血，目前未见明显活动性出血，为求进一步治疗，门诊诊查后以"扁桃体术后出血"收入院。

既往史：2024-08-13 在全身麻醉下行扁桃体＋腺样体等离子切除术。既往体健，否认先天性疾病及重大疾病，否认外伤史，否认食物及药物过敏史。

🩺 查体

（一）体格检查

体温 36.2℃，脉搏 90 次 / 分，呼吸 20 次 / 分，血压 100/62 mmHg，神清，精神尚可，查体合作，全身皮肤未见明显黄染及出血点，浅表淋巴结未及肿大，巩膜无黄染，双瞳孔等大等圆，对光反射灵敏，五官端正，颈软，气管居中，双肺呼吸音清晰，未闻及干湿性啰音，心律齐，无杂音，腹平软，无压痛及反跳痛，肝脾肋下未及，双肾区无叩击痛，四肢对称无畸形，神经系统生理反射存在，病理反射未引出。舌质红、苔白、脉数。

（二）专科检查

双侧扁桃体已切除，右侧扁桃体窝假膜已部分脱落，无出血。左侧扁桃体窝假膜部分脱落、左侧扁桃体窝下极大血凝块附着、清理后可见下极喷射状出血。

诊断

初步诊断：扁桃体术后出血；贫血。

鉴别诊断：消化道出血，二者均有口中吐血症状，但消化道出血常胃部不适，因呕吐出血，二者可鉴别。

最终诊断：扁桃体术后出血；贫血。

诊疗经过

患者因"扁桃体术后11天，间断吐血4小时"入院，专科查体示双侧扁桃体已切除，右侧扁桃体窝假膜已部分脱落，无出血。左侧扁桃体窝假膜部分脱落、左侧扁桃体窝下极大血凝块附着、清理后可见下极喷射状出血。经颈部冰敷、含漱冰水、纱球压迫止血等保守治疗后仍有活动性出血，遂急诊全身麻醉下行扁桃体切除术后止血术，术中置开口器，充分暴露口咽部，检查右侧扁桃体窝未见出血。左侧扁桃体窝下极见血凝块附着、清理后可见下极喷射状出血、双极电凝止血、3-0可吸收缝线将左侧前后柱缝合。出血停止。

术后当天予生命体征监测，同时行抗感染、止血、止痛、抗感染、护胃、营养支持、补液等治疗。术后第二天体格检查：生命体征平稳，左侧腭弓稍充血。贫血貌，眼睑、甲床、嘴唇苍白，贫血貌，深呼吸后胁肋部不适。全血细胞分析：白细胞 14.30 × 10⁹/L ↑，红细胞 1.84 × 10¹²/L ↓，血红蛋白 46 g/L ↓，血细胞比容 13.5% ↓，血小板 332 × 10⁹/L ↑，淋巴细胞百分比 15.8% ↓，中性粒细胞百分比 79.7% ↑，嗜酸性粒细胞百分比 0.1% ↓，中性粒细胞绝对值 11.41 × 10⁹/L ↑，平均红细胞体积 73.2 fL ↓，平均血红蛋白含量 25.0 pg ↓，红细胞分布宽度（SD）35.6 fL ↓，血小板压积 0.286 ↑。电解质全套：血清铁 3.60 μmol/L ↓，无机磷 1.65 mmol/L ↑。

上述检查提示：低血容量性休克，需行输血治疗纠正低血容量。输血前输血记录单已严格查对，输注同型（O 型 Rh 阳性）去白细胞悬浮红细胞 3.0 U（600 mL），输血过程中及输血后患者无畏寒，无皮疹，无恶心呕吐，无尿血等不良反应。

次日再次复查全血分析、电解质，全血细胞分析：白细胞 12.86 × 10⁹/L ↑，红细胞 2.68 × 10¹²/L ↓，血红蛋白 75 g/L ↓，血细胞比容 22.2% ↓，嗜酸性粒细胞百分比 0.4% ↓，中性粒细胞绝对值 8.88 × 10⁹/L ↑，红细胞分布宽度（CV）20.0% ↑，红细胞分布宽度（SD）60.9 fL ↑。电解质全套：血清铁 4.00 μmol/L ↓；凝血功能未见明显异常。

出院情况

患者诉轻微咽痛，神清，精神可，无明显心慌不适及乏力，无口鼻出血，呼吸畅，流质饮食，睡眠一般，二便调。专科查体：生命体征平稳，左侧扁桃体窝见少许白膜覆盖，缝线部分脱落，眼睑稍红润、嘴唇稍白。

讨论

扁桃体切除术是耳鼻咽喉头颈外科最常见的外科手术之一。据统计，每年全世界有超过 60 万例扁桃体相关手术。然而，术后并发症仍是患者康复面临的最大难题，有 5% ~ 15% 的病例因并发症前来复诊，其中最常见的原因与扁桃体切除术后出血（PTH）有关。有研究报道，PTH 的发生率为 1% ~ 19%。有学者认为 PTH 是潜在的致命并发症，尤其对于儿童，认为它是扁桃体切除术相关的主要死亡原因。PTH

并不常见，其存在的潜在风险可以表现为贫血和血流动力学改变，影响患者康复，甚至需要再次手术干预，给患者造成极大的心理负担及身体损害。根据 PTH 出血时间的不同，将其分为原发性 PTH（发生在术后 24 小时内）及继发性 PTH（发生在术后 24 小时以上）。原发性 PTH 通常被认为是术中止血不彻底导致，而继发性 PTH 则与扁桃体床愈合白膜脱落后暴露的血管有关，通常发生在术后 5 ~ 10 天。术后出血通常需要对患者进行专业的医学观察及护理，必要时需要再次手术控制出血。手术指征是影响 PTH 发生频率的另一个常见重要参考因素，有研究报道反复咽喉部感染的患者更容易发生术后出血，与长期反复扁桃体内和周围组织的炎症刺激感染，产生较不明显的解剖平面，以及伴随的血管增多有关。此外，因阻塞性睡眠呼吸障碍（OSDB）接受扁桃体切除术治疗的儿童 PTH 发生率低于那些手术指征为复发性感染的儿童（1.9% 对比 3.9%）。Perkins 等人进行的一项研究通过临床诊断探讨了 PTH 的风险，发现与阻塞性睡眠呼吸暂停（OSA）相比，扁桃体炎组患者出血的发生率增加，可能出现的混杂因素是 OSA 组的手术技术相对更容易，扁桃体炎组由于反复炎症刺激与瘢痕在手术技术上更具有创伤性，还有学者认为 OSA 患者的抗纤溶状态增加，可能对该组患者术后出血有保护作用。然而，也有相关研究持反对意见，Achar 等人研究则观察到，OSA 的患者的术后出血率为 15.6%，而扁桃体炎患者为 4.9%，此研究显示，手术适应证与术后继发性出血有显著相关性。OSA 患者比扁桃体炎患者更容易出现继发性出血。关于手术适应证对于 PTH 的影响，仍需大量临床试验进行验证。手术指征是影响 PTH 发生频率的另一个常见重要参考因素，有研究报道反复咽喉部感染的患者更容易发生术后出血，与长期反复扁桃体内和周围组织的炎症刺激感染，产生较不明显的解剖平面，以及伴随的血管增多有关。降低 PTH 发生率是目前扁桃体切除术研究的焦点，现阶段，增加缝线是否会降低术后出血发生率仍存在争议。有研究报道缝合联合外科可吸收止血材料增加了术后疼痛，但有效降低了出血发生率。然而，其他研究表明，扁桃体切除后缝合扁桃体窝并不能降低出血风险，反而增加术后疼痛，降低患者满意度。

参考文献

［1］Afman C E, Welge J A, Steward D L. Steroids for post tonsillectomy pain reduction: meta-analysis of randomized controlled trials ［J］. Otolaryngology-Head and Neck Surgery, 2006, 134（2）: 181-186.

［2］Irace A L. Does ibuprofen increase bleed risk for pediatric tonsillectomy? ［J］. Otolaryngology Head and Neck Surgery, 2020（11）: 187-196.

［3］Mclean J E, Hill C J, Riddick J B, et al. Investigation of adult post-tonsillectomy hemorrhage rates and the impact of NSAID use ［J］. The Laryngoscope, 2021, 949-953.

［4］Gonalves A I, Rato C, Vilhena D, et al. Evaluation of posttonsillectomy hemorrhage and assessment of risk factors ［J］. European Archives of Oto-Rhino-Laryngology, 2020, 277（4）: 3095-3102.

［5］Sethi, Harleen K. Predictive clinical exam pndings in posttonsillectomyhemorrhage ［J］. International journal of pediatric otorhinolaryngology, 2021, 144: 110671.

［6］Francis, David O. Postoperative bleeding and associated utilization following tonsillectomy in children ［J］. Otolaryngology--head and neck surgery: official journal of American Academy of Otolaryngology-Head and Neck Surgery, 2017, 156（3）: 442-455.

［7］Achar P, Sharma R K, De S, et al. Does primary indication for tonsillectomy influence post-tonsillectomy haemorrhage rates in children? ［J］. Inter national Jour nal of Pediatric Otorhinolaryngology, 2015, 79（2）: 246-250.

[8] Achar P, Sharma R K, De S, et al. Does primary indication for tonsillectomy influence post-tonsillectomy haemorrhage rates in children? [J]. Inter national Jour nal of Pediatric Otorhinolaryngology, 2015, 79 (2): 246-250.

[9] Wulu J A, Chua M, Levi J R. Does suturing tonsil pillars post-tonsillectomy reduce postoperative hemorrhage?: A literature review [J]. International Journal of Pediatric Otorhinolaryngology, 2019, 117: 204-209.

[10] Cetiner H, Cavusoglu I, Duzer S, et al. Effect of suturation plus sSurgicel application on post-tonsillectomy bleeding and pain [J]. Journal of Craniofacial Surgery, 2017, 28 (7): e672-e675.

[11] Matt B H, Krol B J, Ding Y, et al. Effect of tonsillar fossa closure on postoperative pain and bleeding risk after tonsillectomy [J]. International Journal of Pediatric Otorhinolaryngology, 2012, 76 (12): 1799-1805.

（刘　雨）

病例 3 颌下腺肿瘤

基本信息

姓名：×××　　性别：女　　年龄：10 岁

主诉：发现左颌下肿物 1 个月。

现病史：患者诉 1 个月前无意中发现左侧颌下肿物生长，无疼痛，无咽部疼痛，无鼻塞流涕，无咳嗽，无发热，无呼吸不畅，无耳闷及听力下降等症状。患者于外院就诊，查颌下彩超（2024-01-02）示：颌下区一肿物大小 37 mm×18 mm，予抗感染输液治疗 1 周后，症状改善不显著。遂来医院就诊，门诊复查彩超示：颌下区肿物 26 mm×13 mm，颈前Ⅲ区 19 mm×6 mm。建议患者入院诊治，门诊拟以"颌下肿物"收入院。

既往史：否认高血压、糖尿病、冠心病、哮喘等慢性病史及先天性疾病史，否认肝炎、结核等传染病，否认手术及外伤史，否认烟酒史，否认家族遗传病病史。

查体

（一）体格检查

体温 36.3℃，脉搏 97 次 / 分，呼吸 20 次 / 分，血压 90/60 mmHg，神清，精神尚可，查体合作，全身皮肤未见明显黄染及出血点，浅表淋巴结未及肿大，巩膜无黄染，双瞳孔等大等圆，对光反射灵敏，五官端正，颈软，气管居中，双肺呼吸音清晰，未闻及干湿性啰音，心率97 次 / 分，律齐，无杂音，腹平软，无压痛及反跳痛，肝脾肋下未及，双肾区无叩击痛，四肢对称无畸形，神经系统生理反射存在，病理反射未引出。

（二）专科检查

左侧颌下可触及大小约 3.0 cm×2.0 cm 的肿物，质硬，较固定，无触痛压痛，边界清。鼻腔黏膜色淡红，见黏性分泌物附着，鼻中隔基本居中，双侧下鼻甲肥大，双侧中鼻道窥不清。鼻咽部可见腺样体肥大阻塞后鼻孔约 1/3。口咽部黏膜充血，双侧扁桃体Ⅱ度，未见充血及异常分泌物，间接喉镜下舌根部淋巴滤泡增生，会厌无红肿，双侧声带运动可，闭合佳。双侧外耳道通畅，鼓膜完整无穿孔，未见积液。颈部未触及明显包块。

（三）辅助检查

2024-01-08 体表彩超：颌下区肿物 26 mm×13 mm，颈前Ⅲ区 19 mm×6 mm。

🔍 诊断

初步诊断：颌下肿物（左）；鼻炎；腺样体肥大。

鉴别诊断：鼻咽恶性肿瘤。部分鼻咽恶性肿瘤患者，首发症状为颈部淋巴结肿大（颈上深淋巴结），一般表现为鼻塞、涕中带血、耳痛、头痛等症状，电子鼻咽喉镜及影像学检查可鉴别，病理检查明确性质。

最终诊断：组织细胞坏死性淋巴结炎（左颌下腺及左颈部）；过敏性鼻炎；腺样体肥大。

➕ 诊疗经过

入院后行相关检查。2024-01-08 电子鼻咽喉镜：鼻炎；腺样体肥大。

2024-01-08 胸部 CT 平扫检查结果：双肺多发结节，建议定期复查随访。

2024-01-09 血淀粉酶 172.10 IU/L ↑，白蛋白 38.80 g/L ↓，无机磷 1.85 mmol/L ↑。凝血功能、尿常规、电解质、输血前全套及乙肝三系未见明显异常。

2024-01-09 浅表其他部位彩超检查：双侧腹股沟区淋巴结；双侧腋窝淋巴结增大。颈部淋巴结彩超检查加图文报告检查结果：左侧颌下及颈部低回声结节，考虑淋巴结肿大，建议穿刺活检；右侧颈部淋巴结增大。患者 PPD 试验阴性。

颌面部 MRI 平扫检查结果：考虑左侧颌下腺周围、颈内静脉外缘 - 胸锁乳突肌内缘区域淋巴结肿大，性质待查，建议密切结合临床病史及相关检查助诊；腺样体增生；鼻中隔轻度偏曲；右侧下鼻甲稍肥大；左侧中鼻甲局部气化。

颈部 CT 平扫 + 增强 + 三维重建：左侧颌下腺周围及颈动脉间隙多发肿大淋巴结影，考虑反应性淋巴结增生，暂不排除其他，建议密切结合临床病史及穿刺进一步检查；腺样体增生肥大；鼻中隔轻度偏曲。结合相关血检及痰培养结果，考虑颈部淋巴结肿大与结核感染无关，EB 病毒 DNA 定量回报：阴性。血清特异性变应原检查：屋尘螨粉尘螨（++），其余 19 项阴性，告知患者及家属结果。

患者无手术禁忌证，2024-01-12 在全身麻醉下行颌下腺及肿瘤切除术 + 舌骨上颈淋巴结清扫术。术中所见：左侧颌下区包块质硬、与颌下腺、咬肌及下颌骨下于粘连严重，约 3 cm × 2 cm × 2 cm，左颈Ⅱ区可见数枚肿大淋巴结、纵横比失调、压迫颈内静脉使其变细、呈鱼肉状。左颈侧顺皮纹切口，距下颌缘约 3 cm。沿切口将皮肤连同颈阔肌与深层组织分离。其范围上至下颌骨下缘，下至甲状软骨下缘，前至颈前正中线，后至胸锁乳突肌后缘。悬吊皮瓣。沿颈前中线带状肌表面向外后分离至颈鞘，打开颈鞘沿颈动脉、颈内静脉向外侧分离。游离颈内静脉，上达二腹肌、下至肩胛舌骨肌，将Ⅱ区肿块、淋巴结、脂肪等组织切除，保护舌下神经、迷走神经、副神经。显露颌下腺，向前分离见包块。沿囊肿分离至下颌骨下缘。因与颌下腺粘连，遂沿颌下腺分离，结扎面动脉、舌神经颌下腺分支，保护舌下神经。继续沿舌下腺包块向口底分离，将颌下腺包块完整切除。生理盐水冲洗术腔，术腔置纳吸棉。逐层缝合颈阔肌和皮肤切口，置引流管一根，轻压包扎。

术后禁食 6 小时后流质，予以抗感染、止血、止痛、雾化、营养支持等治疗，予以中医穴位贴敷治疗、中药熏药治疗、中药封包、氦氖激光等治疗。予以阿托品及维生素 K_1 肌内注射减少腺体分泌。术后病理及免疫组化结果回报：送检标本镜下见淋巴组织，可见淋巴滤泡形成，其中见较多组织细胞及坏死细胞碎片，中性粒细胞不明显。考虑为（左颌下腺及左颈部）组织细胞坏死性淋巴结炎，建议观察随诊。免疫组化：PCK（－）、CD30（少许＋）、CD68（＋）、IgG（散在＋）、IgG4（－）、淋巴滤泡 CD20（＋）、CD21（＋）、显示 FDC 网 BCL-6（＋）、滤泡间区 CD3（＋）、BCL-2（＋）、Ki-67 约 10%、原味分子杂交 EBER（－）。

告知患者及家属病理结果。

出院情况

患者诉颈部无疼痛，伸舌自如，无明显舌体麻木，味觉正常，静态面容对称，龇牙嘴角稍向右偏斜，鼓腮无明显漏气，皱眉眉纹对称，无呼吸不畅，无咳嗽，无头晕头痛，无心慌胸闷等不适症状。专科查体：颈部切口对合良好，愈合可，无出血及异常渗出液，无周围皮肤红肿。咽部黏膜不红，舌体运动正常。

讨论

下颌下腺良性肿瘤是口腔颌面部常见的肿瘤，传统的治疗方法是行腺体及肿瘤切除术，可产生一系列并发症，如口干症状、暂时性神经损伤、下颌下组织凹陷等。腺体部分切除术被广泛用于腮腺浅叶良性肿瘤的治疗，与传统的全腮腺浅叶切除术相比，具有手术时间短，减少面部畸形和 Frey 综合征发生率，以及大部分腺体功能保留。腮腺部分切除术的成功，可推测部分切除下颌下腺可能也适合良性肿瘤的治疗。

参考文献

［1］BECERRIL-RAMIREZ P B, BRAVO-ESCOBAR G A, PRADO-CALLEROS H M, et al. Histology of submandibular gland tumours, 10 years experience [J]. Acta Otorrinolaringologica (English Edition), 2011, 62 (6): 432–435.

[2] BEAHM D D, PELEAZ L, NUSS D W, et al. Surgical approaches to the submandibular gland: A review of literature [J]. Int J Surg, 2009, 7 (6): 503–509.

[3] SPRINGBORG L K, MOLLER M N. Submandibulargland excision: long–term clinical outcome in 139 patientsoperated in a single institution [J]. Eur Arch Otorhinolaryngol, 2013, 270 (4): 1441–1446.

[4] REA J L. Partial parotidectomies: morbidity and benign tumor recurrence rates in a series of 94 cases [J]. Laryngoscope, 2000, 110 (6): 924–927.

（刘　雨）

病例 甲状舌管囊肿

基本信息

姓名：×××　　　性别：男　　年龄：40岁

主诉：发现颈部包块1周。

现病史：患者1周前无意间发现颈前稍偏左包块，随吞咽上下移动，无吞咽不畅，无疼痛，无咽部异物感，无鼻塞、流涕，无咳嗽、咳痰，无咽部烧灼感，无呼吸困难，无反酸嗳气，无发热恶寒等症状。患者曾在外院查局部浅表彩超示18 mm×8 mm低回声团，边界清。现患者为求进一步系统治疗，遂来门诊就诊，门诊医师检查后以"甲状舌管囊肿"收治入院。

既往史：既往有原发性高血压史6年，现口服拜新同一天一片，卡维地洛一天一片，血压控制在120/70 mmHg。否认糖尿病、冠心病等病史，否认肝炎、结核等传染病病史，否认手术、外伤及输血史。

查体

（一）体格检查

体温36.5℃，脉搏77次/分，呼吸18次/分，血压142/107 mmHg，神清，精神尚可，查体合作，全身皮肤未见明显黄染及出血点，浅表淋巴结未及肿大，巩膜无黄染，双瞳孔等大等圆，对光反射灵敏，五官端正，颈软，气管居中，双肺呼吸音清晰，未闻及干湿性啰音，心率律齐，无杂音，腹平软，无压痛及反跳痛，肝脾肋下未及，双肾区无叩击痛，四肢对称无畸形，神经系统生理反射存在，病理反射未引出。

（二）专科检查

鼻腔黏膜色淡红，双下鼻甲稍大，鼻中隔基本居中，中鼻道未见明显新生物生长，鼻咽部未见异常。口咽黏膜稍充血，双侧扁桃体无充血及异常分泌物，会厌（－），双侧声带运动可，闭合佳。双侧外耳道畅，双侧鼓膜完整、未见穿孔。颈前区无压痛，活动度可，颈软，未见颈静脉怒张，气管居中，甲状软骨左上方可及一肿物，大小约 2.0 cm × 1.0 cm，质中，活动可，边界清，无明显触痛压痛，随吞咽活动。双侧甲状腺叶对称，双侧甲状腺叶未扪及明显新生肿物，无压痛，局部皮肤无红肿。

（三）辅助检查

外院局部浅表彩超（2023-12-20）：18 mm × 8 mm 低回声团，边界清。

诊断

初步诊断：甲状舌管囊肿；高血压。

鉴别诊断：异位甲状腺，可位于舌根部及颈前部，超声检查、甲状腺核素扫描可鉴别，病理明确性质。

最终诊断：甲状舌管囊肿；高血压。

诊疗经过

入院后行相关检查：钾 3.42 mmol/L ↓，胱抑素 C 1.31 mg/L ↑，β_2 微球蛋白 2.76 mg/L ↑；总甲状腺素 12.47 μg/dL ↑。

凝血功能、血常规、肝肾功能、空腹血糖、血脂、输血前全套及乙肝三系未见明显异常。

心电图：窦性心律；ST-T 改变。

胸部 CT 平扫（增加的部位）：双肺上叶钙化灶；纵隔及左肺门淋巴结钙化，主动脉及冠状动脉钙化斑块。心脏彩超加左心功能测定检查结果：室间隔稍厚；左心功能测值正常。

颈部 CT 增强扫描 + 三维重建：左侧梨状隐窝内软组织密度影，须鉴别黏液及其他；颈部淋巴结增多，颌下淋巴结肿大，建议结合临床。

电子鼻咽喉镜示：鼻炎；舌根部新生物（左）；会厌囊肿。

患者无手术禁忌证，2023-12-27 在全身麻醉下行甲状舌管病损切除术。术中所见：舌骨浅面可见一囊性物，直径约 1.0 cm，绕舌骨深面与甲状软骨间、相当于会厌前间隙平面处亦见一囊性物，直径约 1.5 cm，与周围组织稍粘连。以舌骨下方中部为中点，顺皮肤皱襞做一横形切口，长约 4.0 cm。切开颈阔肌后，上下分离悬吊皮瓣，沿中线切开显露甲状舌管囊肿。沿囊肿周围分离至舌骨，切断结扎附着于舌骨中部上下的肌肉，向上、下拉开，切断舌骨中段约 2 cm。舌骨中段后方蒂部向上连至舌根，结扎后予荷包缝合。生理盐水冲洗术腔，逐层缝合颈阔肌和皮肤切口，置负压引流一根，轻压包扎。术后禁食 6 小时后流质，予以抗感染、止血、雾化、止痛、护胃、营养支持等治疗，颈部留置引流管。术后病理结果：符合甲状舌管囊肿。

出院情况

患者一般情况可，诉无颈部疼痛，伸舌自如，口干好转，无咽痛，无舌后坠，无呼吸不畅，无咳嗽，无头晕头痛，无心慌胸闷等不适症状。专科查体：颈部敷料干燥，加压包扎中。颈部切口对合良好，无出血，无周围皮肤红肿，颌下皮肤稍瘀血。咽部黏膜稍红，舌活动正常，会厌无红肿。

讨论

　　甲状腺原基起源于第一、二咽囊之间的内胚层组织。大约胚胎发育的第 4 周，这些组织开始增厚，分化形成甲状腺原基。接下来的 3 周，这些甲状腺组织穿透下方的间充质，走行于舌骨和甲状软骨的前方，到达下颈部。甲状腺下行的这一通道，收缩退化形成甲状舌管，如果甲状舌管不能完全闭塞，则会形成甲状舌管囊肿。甲状舌管囊肿可发生于舌盲孔至颈下部中线的任何地方，如舌体内（3%）、舌骨上（15% ~ 50%）、舌骨水平（20% ~ 25%）、舌骨下方（25% ~ 65%）。临床中，怀疑甲状舌管囊肿时所做的术前检查评估也各不相同，这些评估包括体格检查、颈部 CT、颈部超声检查、甲状腺扫描和细针吸取细胞学检查等。甲状舌管囊肿的主要临床表现是无症状的颈部肿块，约占颈部囊肿的 70%。肿块随吞咽或者伸舌而活动是甲状舌管囊肿的特征性表现。颈部 CT 可以很好地评估颈部肿块，提供囊肿位置、大小、与周围结构的关系等相关重要信息。

参考文献

［1］Policeni BA, Smoker WR, Reede DL. Anatomy and embryology of the thyroid and parathyroid glands［J］. Semin Ultrasound CT MR, 2012, 33（2）: 104-114.

［2］Lee DH, Jung SH, Yoon TM, et al. Preoperative computed tomography of suspected thyroglossal duct cysts in children under 10-years-of-age［J］. Int J Pediatr Otorhinolaryngol, 2013, 77（1）: 45-48.

［3］Patel S, Bhatt AA. Thyroglossal duct pathology and mimics［J］. Insights Imaging, 2019, 10（1）: 12.

［4］Mondin V, Ferlito A, Muzzi E, et al. Thyroglossal duct cyst: personal experience and literature review［J］. Auris Nasus Larynx, 2008, 35（1）: 11-25.

［5］Deaver MJ，Silman EF，LotfipourS．Infected thyroglossal duct cyst［J］．West JEmerg Med，2009，10（3）：205．

［6］Davenport M．ABC of general surgery in children．Acute problems of the scrotum［J］．BMJ，1996，312（7028）：435-437．

（刘　雨）

病例 ⑤ 甲状腺肿瘤

基本信息

姓名：×××　　性别：女　　年龄：68 岁

主诉：颈部不适伴声音嘶哑 1 周。

现病史：患者诉 1 周前无明显诱因出现颈部不适伴声音嘶哑，不伴颈部疼痛，无咳嗽、异物感，不伴吞咽困难，无咳嗽、咳痰、鼻塞、流涕，不伴胸闷、胸痛不适，无打嗝、呃逆、不伴耳痛、耳闷等不适。为求诊治，来医院就诊，行甲状腺彩超提示右侧甲状腺包块，门诊检查后以"甲状腺 Ca"收入院。

既往史：既往否认高血压、糖尿病、冠心病、哮喘等慢性病史及先天性疾病史，否认肝炎、结核等传染病、否认手术及外伤史，否认烟酒史，否认家族遗传病病史。

查体

（一）体格检查

体温 36.4℃，脉搏 68 次 / 分，呼吸 18 次 / 分，血压 137/85 mmHg，神清，精神尚可，查体合作，全身皮肤未见明显黄染及出血点，浅表淋巴结未及肿大，巩膜无黄染，双瞳孔等大等圆，对光反射灵敏，颈软，气管居中，双肺呼吸音清晰，未闻及干湿性啰音，律齐，无杂音，腹平软，无压痛及反跳痛，肝脾肋下未及，双肾区无叩击痛，四肢对称无畸形，神经系统生理反射存在，病理反射未引出。

（二）专科检查

双侧鼻窦投影区无按压痛，鼻中隔左偏，鼻甲肥大，左侧鼻腔少许黏液样分泌物，咽部稍充血，未见充血及化脓，会厌未见充血水肿，双侧声带运动可，闭合佳。右侧甲状腺可触及包块，随吞咽上下移动。双侧外耳道通畅，鼓膜透亮。

（三）辅助检查

2024-07-26 甲状腺彩超示：右侧甲状腺包块 4 a 级。

诊断

初步诊断：甲状腺肿瘤或 Ca? 慢性鼻窦炎；咽喉炎。

鉴别诊断：本病可与喉恶性肿瘤鉴别，部分喉癌或下咽癌患者可能出现生长转移、颈部包块及皮肤破溃，电子鼻咽喉镜、颈部 CT 或 MRI 平扫通过肿瘤位置可鉴别。

最终诊断：结节性甲状腺肿；慢性鼻窦炎；咽喉炎。

诊疗经过

入院后行相关检查。2024-07-29 全血细胞分析：血红蛋白 105 g/L ↓，血细胞比容 32.6% ↓。凝血四项检查：纤维蛋白原 4.25 g/L ↑。

血脂 6 项：三酰甘油 2.04 mmol/L ↑，载脂蛋白 E 5.39 mg/dL ↑。

2024-07-30 尿液分析：白细胞 2 cells/μL，白细胞镜检 2 ~ 4 个 /HP，蛋白质 +，隐血 +；电解质四项、输血前全套 + 乙肝三系均未见明显异常。颈部淋巴结：双侧颈部淋巴结；肝胆胰脾系彩超：脂肪肝、胆、脾、胰未见明显异常。

胸部 CT：考虑两肺间质性病变，伴胸膜增厚；左肺上叶纤维化灶，邻近支气管牵拉扩张，建议临床定期复查；右上肺门淋巴结钙化；动脉硬化；附见甲状腺右叶钙化结节；脂肪肝，肝内钙化灶或胆管结石。建议结合相关检查。

气管软化试验：气管软化实验未见明显异常；颈椎退行性改变。

2024-07-30 甲状腺 CT：甲状腺右叶病灶，需鉴别于结节性甲状腺肿、甲状腺腺瘤及其他，建议结合相关实验室检查及穿刺活检进一步检查助诊；甲状腺左叶局部强化不均，请结合临床。

心电图：窦性心律；左心室高电压。无手术禁忌证。

2024-07-31 在全身麻醉下行单侧甲状腺切除伴甲状腺峡部切除术＋右颈Ⅵ区淋巴结清扫术＋喉返神经解剖术。术中所见：右侧甲状腺下极见一质中肿块，包膜完整，约 1.5 cm×2.0 cm 大小，与周围无明显粘连。肿瘤剖面呈暗灰色、鱼子样，中间有钙化灶。喉返神经入喉处纤细、未断裂。快速冰冻切片报告为结节性甲状腺肿。胸骨上二指正中作一水平浅弧形切口，翻颈阔肌皮瓣，正中切开颈白线，不切断带状肌，沿右甲状腺包膜解剖分离。结扎甲状腺中静脉、甲状腺下动静脉，双重结扎甲状腺上动静脉。甲状腺背膜可见喉返神经，小心保护。仔细探查喉返神经，游离并切除Ⅵ区淋巴结及脂肪。沿气管前壁将甲状腺峡部切断、缝扎，将右侧甲状腺腺叶及肿瘤加峡部一并切除，送快速切片。冲洗术腔，彻底止血，置一负压引流管，分层缝合创口，外敷纱布。病检结果提示：结节性甲状腺肿、甲状腺组织淋巴结反应性增生。

📝 出院情况

患者颈部无疼痛及肿胀不适，声嘶情况好转。专科检查：颈部伤口愈合可。

💬 讨论

近年来，全球甲状腺癌的患病率急剧上升，接受甲状腺手术的患者也明显增多，其并发症也较多，其中尤为显著的是喉返神经损伤。既往文献报道，行甲状腺全切术的患者喉返神经损伤率为 0.5% ～ 10%。喉返神经损伤较为严重的患者极有可能致使声音嘶哑或呼吸困难，进而影响生活质量。在临床上，喉返神经损伤的类型，主要根据声带功能恢复时间分为短暂性损伤与永久性损伤，其中短暂性损伤是指在术后 6

个月内恢复声音,发生率为 5% ~ 8%,而永久性损伤是指至少存在 6 个月的声带麻痹,发生率为 0.3% ~ 3%。

临床学者普遍认为在甲状腺切除术中常规解剖并显露喉返神经,可以保护神经的解剖完整性,降低喉返神经损伤率。喉返神经充分显露对减少喉返神经损伤存在争议,一些研究认为,喉返神经过度暴露会损害滋养血管及喉返神经,造成喉返神经损伤。

参考文献

[1] 林福生,傅锦波,林恩德,等. 持续术中神经监测技术在经口腔前庭入路腔镜甲状腺癌根治术中的应用 [J]. 中华普通外科杂志,2019,34(6):544-545.

[2] Duong W, Grigorian A, Farzaneh C, et al. Nerve monitoring decreases recurrent laryngeal nerve injury risk for neoplasm-related thyroidectomy [J]. Am J Surg, 2022, 223(5):918-922.

[3] 檀谊洪,张永泉,陈晓意,等. 术中神经监测技术在巨大复发结节性甲状腺肿手术中的应用效果 [J]. 广西医学,2020,42(7):895-897.

[4] Sena G, Gallo G, Innaro N, et al. Total thyroidectomy vs completion thyroidectomy for thyroid nodules with indeterminate cytology/follicular proliferation: a single-centre experience [J]. BMC Surg, 2019, 19(1):87.

[5] 朱倩,邵刘佳子,郝小芳,等. 1 倍 ED95 和 2 倍 ED95 罗库溴铵配合全凭静脉麻醉对甲状腺手术喉返神经功能监测的比较分析 [J]. 临床和实验医学杂志,2019,18(20):2233-2237.

（刘　雨）

病例 ❻ 颈动脉体瘤

基本信息

姓名：×××　　性别：男　　年龄：37 岁

主诉：发现咽旁新生物 1 天。

现病史：患者因打鼾加重在当地某医院行颈部 CT 及 MRI 发现右侧咽旁肿物，不伴吞咽困难，偶有咽痛、咽干不适，不伴呼吸困难，不伴咳嗽、咳痰，不伴发热疼痛、味觉减退，面部运动及抬肩等运动无异常，偶有鼻塞、鼻痒、打喷嚏不适，为求诊治，来医院就诊，门诊检查后以"右咽旁间隙肿瘤"收入院。

既往史：既往否认高血压、糖尿病、冠心病、哮喘等慢性病史及先天性疾病史，否认肝炎、结核等传染病，否认手术及外伤史，否认烟酒史，否认家族遗传病病史。

查体

（一）体格检查

体温 36.3℃，脉搏 86 次 / 分，呼吸 19 次 / 分，血压 135/102 mmHg，神清，精神尚可，查体合作，全身皮肤未见明显黄染及出血点，浅表淋巴结未及肿大，巩膜无黄染，双瞳孔等大等圆，对光反射灵敏，颈软，气管居中，双肺呼吸音清晰，未闻及干湿性啰音，心律齐，无杂音，腹平软，无压痛及反跳痛，肝脾肋下未及，双肾区无叩击痛，四肢对称无畸形，神经系统生理反射存在，病理反射未引出。

（二）专科检查

鼻中隔大致居中，鼻甲肥大，黏膜充血。双侧扁桃体Ⅰ度大小，未见充血及化脓，双侧外耳道通畅，鼓膜透亮，颈部未触及明显包块。

（三）辅助检查

外院颈部 CT 及 MRI 增强：右侧咽旁肿物。

诊断

初步诊断：咽旁间隙肿物（右）。

鉴别诊断：可与急性会厌炎相鉴别，急性会厌炎可致咽部不适，吞咽时有异物感，不能咳出，咳嗽、咳痰不适，一般喉镜可发现会厌急性水肿。

最终诊断：颈动脉体瘤；淋巴结反应性增生。

诊疗经过

入院后行相关检查：凝血功能及输血前全套正常。心电图大致正常。肺部 CT 正常。于 2024-10-26 在全身麻醉下行右侧舌骨上淋巴结清扫术、右颈侧径路咽旁间隙肿瘤切除术。术中所见：右侧咽旁间隙见一肿块，颈丛神经位于肿块外侧，肿块位于颈内、外动脉、颈内静脉三者之间，包膜完整，约 3.5 cm × 3.0 cm × 3.0 cm 大小。Ⅱ、Ⅲ区可见多枚直径 1 cm 左右淋巴结，边界清楚。右侧从乳突至舌骨、距下颌下缘 2 cm 切口。切开颈阔肌后，保护耳大神经、面神经下颌缘支，上下分离悬吊皮瓣。沿颈前中线带状肌表面向外后分离至颈鞘，打开颈鞘沿颈动脉、颈内静脉向外侧分离。游离颈内静脉，上达二腹肌、下至肩胛舌骨肌，将Ⅱ、Ⅲ区淋巴结、脂肪等组织切除、完成右侧舌骨上淋巴结清扫术后充分显露肿瘤。牵拉二腹肌后腹、茎突舌骨肌，显露舌下神经、迷走神经及肿块，明确肿瘤来源于颈丛神经。沿肿块包膜分离，边分离边止血，明确迷颈丛神经主干位于肿瘤外侧，遂从内下切开包膜，从包膜内将肿块完整切除。生理盐水冲洗术腔，术腔置纳吸海绵、明胶海绵。逐层缝合颈阔肌和皮肤切口，置负压引流一根，轻压包扎。术后给予抗感染止血消肿、营养神经、抑酸护胃治疗及中医理疗，夜间辅助通气治疗。予以针灸＋电子生物反馈康复治疗，改善吞咽、言语功能，缓解呛咳。术后病检示：（咽旁间隙）颈动脉体瘤。

出院情况

患者呛咳明显缓解，吞咽明显顺畅，右颈部伤口处稍疼痛，神清，精神尚可，无发热，无咳嗽、咳痰，二便尚可。专科检查：右侧颈部伤口愈合可，少许肿胀，未见异常分泌物及出血，伸舌运动正常。

讨论

颈动脉体是一个高度血管化的化学感受器，位于颈总动脉分叉处的后内侧，其血供来源丰富，主要来自颈外动脉（external carotid artery，ECA）的分支。颈动脉体的生理作用与 pH、pO_2 和 pCO_2 的稳态有关。副神经节瘤（paraganglioma，PGL）是临床上较为罕见的疾病，大约 50% 的 PGL 发生于头颈部，而头颈部 PGL 中的 50% 发生于颈动脉体，即颈动脉体瘤（carotid body tumor，CBT）。CBT 的发生机制目前尚未明确，可能与琥珀酸脱氢酶复合物（succinate dehydrogenase complex，SDHX）基因突变有关。CBT 的发病率在 1/30 000 左右，大多为散发病例，约 15% 的患者为家族性或有慢性缺氧背景，其中双侧 CBT 的比例约为 10%，恶性 CBT 的比例为 3% ~ 4%。大多数 CBT 的临床表现为无痛的颈部局部肿物，可能伴有血管搏动感或血管杂音，但往往不典型。CBT 术前诊断主要依靠影像学检查，手术切除是首选治疗方案。

参考文献

［1］ROBERTSON V, POLI F, HOBSON B, et al. A systematic review and meta-analysis of the presentation and surgical manage. ment of patients with carotid body tumours ［J］. Eur J Vasc Endovasc Surg, 2019, 57 （4）: 477-486.

［2］张建伟, 王军, 张宏, 等. 46 例颈动脉体瘤诊治单中心经验 ［J］. 实用口腔医学杂志, 2020, 36（1）: 117-120.

［3］SNEZHKINA A V, LUKYANOVA E N, KALININ D V, et al. Exome analysis of carotid body tumor ［J］. BMC Med Genomics, 2018, 11 （Suppl 1）: 17.

［4］ELLIS R J, PATEL D, PRODANOV T, et al. The presence of SDHB mutations should modify surgical indications for carotid body paragangliomas ［J］. Ann Surg, 2014, 260（1）: 158-162.

［5］BRYANT J P, WANG S, NIAZI T. Carotid body tumor microenvironment ［J］. Adv Exp Med Biol, 2020, 1296: 151-162.

［6］BODADILLA-ROSADO L O, GARCIA-ALVA R, ANAYA-AYALA J E, et al. Surgical management of bilateral carotid body tumors ［J］. Ann Vasc Surg, 2019, 57: 187-193.

［7］ZHANG W, LIU F, HOU K, et al. Surgical outcomes and factors associated with malignancy in carotid body tumors ［J］. J Vasc Surg, 2021, 74（2）: 586-591.

（刘　雨）

病例 7 腮腺肿瘤

 基本信息

姓名：×××　　性别：男　　年龄：77 岁

主诉：发现右侧腮腺包块 20 余天。

现病史：患者 20 天前发现右侧耳垂下包块，无充血红肿及疼痛，无明显疼痛破溃溢液，无耳部堵闷感及听力变化，无嘴歪及面部麻木，未治疗，症状持续不缓解，较前逐渐增大，来医院查腮腺彩超示：右侧耳下腮腺后方低回声团（43 mm×17 mm），右侧腮腺下方低回声团（14 mm×5 mm），双侧颈部淋巴结增大，为求中西医结合治疗来医院就诊，门诊诊查后以"腮腺肿物（右）"收入院。

既往史：2014–05 确诊为慢性阻塞性肺疾病，间断使用沙丁胺醇气雾剂；2017 年确诊慢性萎缩性胃炎、Barrett 食管；既往有脂肪肝、肝囊肿、脑梗死病史，否认高血压、糖尿病、冠心病、肾病等病史；否认肝炎、结核、伤寒等传染病病史；否认重大手术、外伤及输血史。既往烟史 50 余年，每日约 20 支，少量饮酒史多年，近半个月未饮酒。

过敏史：既往曾有口服阿莫西林过敏史，表现为口腔疱疹，否认其他药物及食物过敏史。

查体

（一）体格检查

体温 36.3℃，脉搏 85 次 / 分，呼吸 20 次 / 分，血压 106/72 mmHg，神清，精神尚可，查体合作，全身皮肤未及明显黄染及出血点，浅表淋巴结未及肿大，巩膜无黄染，双瞳孔等大等圆，对光反射灵敏，五官端正，颈软，气管居中，双肺呼吸音清晰，未闻及干湿性啰音，心律齐，无杂音，腹平软，无压痛及反跳痛，肝脾肋下未及，双肾区无叩击痛，四肢对称无畸形，神经系统生理反射存在，病理反射未引出。

（二）专科检查

双耳外耳道（-），双耳鼓膜完整，光锥反射消失。鼻中隔不规则偏曲，鼻甲肥大，黏膜红，鼻道净；扁桃体不大，咽部黏膜充血，会厌稍充血，抬举欠佳，双侧声带运动可，闭合佳。右侧腮腺可扪及一大小约 4.0 cm × 2.0 cm 包块，压痛（-），质韧，边界清晰，活动度可，双侧甲状腺未触及包块，无触痛，随吞咽上下移动。

（三）辅助检查

2024-08-29 腮腺彩超示：右侧耳下腮腺后方低回声团（43 mm × 17 mm），右侧腮腺下方低回声团（14 mm × 5 mm），双侧颈部淋巴结增大。

诊断

初步诊断：腮腺肿瘤（右）；慢性萎缩性胃炎；Barrett 食管；慢性阻塞性肺疾病；脂肪肝；肝囊肿；脑梗死。

鉴别诊断：患者腮腺肿瘤的诊断成立，但具体病变种类待手术后行病理检查方能明确，并据此与其他疾病相鉴别。

最终诊断：腮腺肿瘤（右）；慢性萎缩性胃炎；Barrett 食管；慢性阻塞性肺疾病；脂肪肝；肝囊肿；脑梗死。

🧰 诊疗经过

入院后行输血前全套 + 乙肝三系：乙肝表面抗体定量迈瑞 29.23 mIU/mL ↑，乙肝核心抗体定量迈瑞 0.004 S/COI ↓；尿酸 661.80 μmol/L ↑，β_2 微球蛋白 3.08 mg/L ↑。

全血细胞分析淋巴细胞百分比 18.9% ↓，中性粒细胞百分比 73.7% ↑，嗜酸性粒细胞百分比 0.1% ↓，淋巴细胞绝对值 1.28×10^9/L ↓，平均红细胞体积 99.6 fL ↑，红细胞分布宽度（SD）50.6 fL ↑。

2024-08-31 凝血四项检查：凝血酶原时间 17.24 s ↑，国际标准化比值 1.46 ↑，纤维蛋白原 4.40 g/L ↑，凝血酶原活动度 44.2 ↓。电解质、血糖、肝功能、血脂、二便常规未见明显异常。

腮腺 + 肺部 CT：慢支、肺气肿，双肺胸膜下间质性病变；左肺尖钙化灶；双肺多发结节，右肺下叶背段结节；较前片（2024-05-28）大致相仿，建议随诊复查；心影增大；主动脉及冠状动脉钙化斑块；双侧腮腺占位，建议 MRI 平扫 + 增强扫描；附见鼻窦炎；左侧部分肋骨陈旧性骨折；肝内多发囊状低密度影，建议结合相关检查。

心电图：窦性心律；左前分支阻滞；ST-T 改变；电轴左偏；心电图符合心肌缺血改变，建议进一步检查。

心脏彩超：主动脉增宽；左房增大；左室收缩功能测值正常。

肺功能：轻度阻塞性通气功能障碍、MVV 下降。电子鼻咽喉镜示：鼻中隔偏曲；咽喉炎。

头颅 CT：右侧丘脑、双侧基底核区、双侧额顶叶、双侧 - 侧脑室旁多发缺血性病变；脑白质变性；脑萎缩。建议结合临床，必要时结合颅脑 MRI 进一步检查；扫描范围附见鼻中隔轻度偏曲。复查血浆 D- 二聚体检测凝血酶原时间 17.12 s ↑，国际标准化比值 1.45 ↑，凝血酶原活动度 44.6 ↓；D- 二聚体、抗凝血Ⅲ、BNP、糖化血红蛋白未见明显异常。

24 小时动态心电图示：窦性心律，平均心率是 64 次 / 分，分析的心搏数 77 000 个，最慢心率是 47 次 / 分，发生于 01：46。最快心率是 98 次 / 分，发生于 21：00；室性期前收缩有 1 107 个，其中有 1 099 个单发室早，4 次成对室早，1 阵室性三联律；房性期前收缩有 25 个，其中 25 个单发房早。最长 RR 间期是 1.281 秒，发生于 03：31：16。24 小时心率变异性参数 SDNN 为 159，SDANN 为 142，SDNN Index 为 71，r-MSSD 为 102，三角指数为 38.9。心率减速力数值为 4.755 5。

患者无手术禁忌证，2024-09-02 在全身麻醉下行腮腺浅叶及肿瘤切除术 + 面神经解剖术 + 旋转胸锁乳突肌瓣缝合术。术中所见：右侧腮腺浅叶后下胸锁乳突肌前及颌后区暗色囊肿样物。大小约 3.0 cm，内容物呈鱼肉状，界限清。经耳屏前向下，绕过耳垂向后至乳突尖转向前下，距下颌角下缘 2 cm 处平行向前达舌骨大角水平。切透颈阔肌后沿腮腺咬肌筋膜深面分离皮瓣。向前显露腮腺前缘、上、下缘，向后显露外耳道软骨、乳突肌胸锁乳突肌。将腮腺尾叶向前牵拉，在乳突肌尖、外耳道软骨和二腹肌后腹交点处寻找到面神经主干，使用血管钳紧贴面神经浅面解剖出各分支直至包含肿瘤在内的腮腺浅叶及包块完整切除，仔细结扎血管及腮腺导管。面神经监测仪监测面神经 5 个分支及功能区完整。冲洗术腔，彻底止血，游离部分胸锁乳突肌肌瓣并向前缝合予腮腺前缘残留筋膜并将面神经覆盖。纳西棉覆盖剩余暴露面神经及空腔，放置引流管后皮瓣复位。对齐缝合颈阔肌及皮下组织及皮肤，敷贴覆盖后头套加压包扎。

术后予抗感染、止血、止痛、抗感染、护胃、三餐前 15 分钟肌内注射阿托品减少涎液渗出，同时予甲钴胺口服、维生素 B_1、B_{12} 肌内注射营养神经，针刺运动疗法（颊车、迎香、四白等 10 穴）+ 红外线治疗 + 电针（颊车、地仓）疏通面部经络气血，改善面部功能。

术后病检示：腮腺 Warthin 瘤（右）。

出院情况

患者诉右耳下术区无明显疼痛，呼吸顺畅，无喘息、头晕不适，意识清，术区敷料包扎在位，无出血、渗血等症状。大便已行，小便调。专科检查：生命体征平稳，心肺腹未见明显异常，右耳下切口愈合良好无红肿渗液，已拆线，右眼睑闭合一般、嘴角左歪、鼻唇沟变浅、鼓腮漏气、额纹变浅。

讨论

腮腺深叶良性肿瘤（BDLPTs）是腮腺肿瘤的一个独特亚群，位于腮腺深叶，累及或不累及咽旁间隙（PPS）。以往腮腺深叶与浅叶肿瘤是以面神经主干及其分支平面作为分类标志，但 BDLPTs 具有可变性和复杂性，无法完全将其包含在内。位于面神经主干深部的 BDLPTs 常发生于下颌后间隙，以下颌支和颞骨乳突为界。此类肿瘤生长较快，早期通常无明显症状或体征，肿瘤可通过茎突下颌间隙从下颌后间隙扩展到 PPS，患者常因咽部膨隆而就诊。部分 BDLPTs 与原发性 PPS 源性肿瘤的生长位置相似，即仅位于 PPS 内。临床上 BDLPTs 手术治疗方式多样，其基本手术入路包括不伴截骨的经颈入路（TCA）、经下颌骨劈开入路（TMA）、经腮腺入路（TPA）和经口入路。此外，腮腺和经颈入路联合应用也有报道。对与 BDLPTs 相关的影像学特征进行全面评估，有助于制定最佳治疗方案。

参考文献

[1] Larian B. Parotidectomy for benign parotid tumors [J]. Otolaryngol Clin North Am, 2016, 49（2）: 395-413.

[2] Casani AP, Cerchiai N, Dallan I, et al. Benign tumours affecting the deep lobe of the parotid gland: how to select the optimal surgical approach [J]. Acta Otorhinolaryngol Ital, 2015, 35（2）: 80-87.

[3] Aasen MH, Hutz MJ, Yuhan BT, et al. Deep lobe parotid tumors: a systematic review and meta-analysis [J]. Otolaryngol Head Neck Surg, 2022, 166（1）: 60-67.

[4] Reerds STH, Gerdsen M, van den Hoogen FJA, et al. Surgical management of deep lobe parotid tumours with and without involvement of the parapharyngeal space [J]. Int J Oral Maxillofac Surg, 2022, 51（6）: 762-767.

[5] Baker DC, Conley J. Surgical approach to retromandibular parotid tumors [J]. Ann Plast Surg, 1979, 3 (4): 304-314.

[6] Khafif A, Segev Y, Kaplan DM, et al. Surgical management of parapharyngeal space tumors: a 10-year review [J]. Otolaryngol Head Neck Surg, 2005, 132 (3): 401-406.

[7] Roh JL. Selective deep lobe parotidectomy via retroauricular hair line (Roh's) incision for deep lobe parotid pleomorphic adenoma [J]. Oral Dis, 2023, 29 (1): 188-194.

（刘　雨）

病例 ⑧ 食管内异物

🪪 基本信息

姓名：×××　　性别：女　　年龄：45 岁

主诉：进食鱼肉后颈部疼痛 5 小时。

现病史：患者诉 5 小时前进食鱼肉后出现颈部疼痛，伴吞咽痛及进食梗阻，无咳嗽、咳痰，无恶心、呕吐不适，无鼻塞、流涕、心慌、胸闷、胸痛不适，休息后症状无缓解。遂来门诊就诊，行食管 CT 检查示：平颈 6 椎体前缘水平食管内条状高密度影，考虑异物，门诊遂以"食管异物"收入院。

既往史：既往体健，否认高血压、糖尿病、冠心病、哮喘、肝肾疾病病史，20 年前在当地医院行剖宫产手术史，否认外伤史、输血史。

🩺 查体

（一）体格检查

体温 36.6℃，脉搏 76 次 / 分，呼吸 20 次 / 分，血压 178/108 mmHg，神清，精神尚可，查体合作，全身皮肤未及明显黄染及出血点，浅表淋巴结未及肿大，巩膜无黄染，双瞳孔等大等圆，对光反射灵敏，颈软，气管居中，双肺呼吸音清晰，未闻及干湿性啰音，心律齐，无杂音，腹平软，无压痛及反跳痛，肝脾肋下未及，双肾区无叩击痛，四肢对称无畸形，神经系统生理反射存在，病理反射未引出。

（二）专科检查

双侧鼻窦投影区无按压痛，鼻中隔左偏，鼻甲肥大，双侧鼻腔未见明显分泌物。咽部未见充血及化脓，双侧扁桃体Ⅰ度大小，未见充血肿胀，梨状窝可见积液。颈部未触及明显包块。

（三）辅助检查

2024-01-26 食管 CT 检查（图 7-1）：平颈 6 椎体前缘水平食管内条状高密度影，考虑异物。

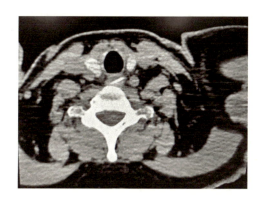

图 7-1　术前 CT

诊断

初步诊断：食管异物（鱼刺）；食管周围炎；原发性高血压。

鉴别诊断：患者病史明确，门诊辅助检查证实异物存在，诊断明确，无须鉴别。

最终诊断：食管异物（鱼刺）；食管周围炎；原发性高血压。

🩺 诊疗经过

入院后急查血常规、肝肾功能、电解质、随机血糖、凝血功能、输血前全套及乙肝三系未见明显异常。心电图示心肌缺血。与麻醉医师沟通，在禁食、禁水时间满8小时后，可以正常急诊全身麻醉下行硬性食管镜检查＋食管镜食管异物取出术。全身麻醉成功后，患者取仰卧位于手术台上，头悬于手术台外，助手抱头。面部常规消毒铺巾。用纱布块保护患者上牙槽，经口腔插入食管镜，用吸引器将口腔分泌物吸尽，窥及食管入口，挑起环状软骨，进入食管，在食管镜距门齿约20 cm处窥及一条形鱼刺嵌顿于食管壁偏左，用食管异物钳取出鱼刺，反复检查未见异物滞留（图7-2）。术中所见：距门齿约20 cm可见一条形鱼刺嵌顿于食管壁偏左，大小约4.0 cm，左侧食管壁黏膜损伤，未穿孔。

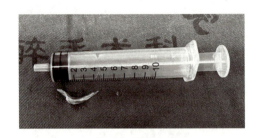

图7-2 术后

术后给予禁食水，予以补液抗感染止血消肿治疗。术后第二天行食管造影未见明显异常，患者开始进食流质饮食1周。

📋 出院情况

患者无咽痛及呼吸困难不适，无咳嗽、咳痰不适，无发热不适。专科检查：咽部稍充血。

讨论

食管异物为食管的常见疾病，也是耳鼻咽喉科常见的急诊之一。成人主因进食匆忙或注意力不集中，食物未经仔细咀嚼而咽下，儿童多因误吞所致。可有吞咽困难、流口水、吞咽疼痛及呼吸道症状，本病确诊后若不及时取出食管内异物可引起食管穿孔、颈部皮下气肿或纵隔气肿、食管周围炎、纵隔炎、大血管破溃与气管食管瘘，严重者可危及生命。食管异物的发生与年龄、性别、饮食习惯、进食方式、食管有无病变、精神及神智状态等诸多因素有关。但最常见的原因为注意力不集中，匆忙进食，食物未经仔细咀嚼而咽下。儿童多为口含玩物不良习惯引起，而老年人多因咀嚼功能差、口内感觉欠灵敏，义齿使用不便或松脱所致。食管有4个生理狭窄部位，第1狭窄是食管入口部，前有环状软骨弓，后有环咽肌强有力的收缩，是各狭窄中最狭窄处。第2、3狭窄距离甚近，临床上称为第2狭窄，主动脉弓横过食管前方。第4狭窄是食管穿过膈的食管裂孔，为膈脚压迫处。

参考文献

［1］黄选兆，汪吉宝，孔维佳，等. 实用耳鼻咽喉头颈外科学［M］. 北京：人民卫生出版社，2018.

［2］陈玉凯，张淑霞，衣欣，等. Foley管法取儿童食管异物30例报道及文献复习［J］. 山东大学耳鼻喉眼学报，2013，27（04）：92-93.

［3］姚选武，王萍，朱佳. 成功抢救食管异物穿孔伴纵隔脓肿血胸一例［J］. 罕少疾病杂志，2010，17：50-51.

［4］陈和平，韩盛玺. 食管异物至食管急性穿孔伴全身感染1例［J］. 中国危重病急救医学，2007，19：495.

（刘　雨）

病例 ⑨ 外耳道异物

基本信息

姓名：×××　　性别：女　　年龄：4 岁

主诉：左耳塞入异物 5 小时。

现病史：患儿 5 小时前在游乐场玩耍时不慎将塑料砂石异物塞入左外耳道，无耳痛，无出血及流液，自感无明显听力下降，无眩晕，无发热等症状，平素鼻塞流涕，以清水涕为主，鼻痒，偶有喷嚏，无咽痛，无明显咳嗽、咳痰等症状。患者遂来就诊，急诊医师诊查后以"耳道异物（左）"收入院。

既往史：既往否认糖尿病、冠心病、哮喘等慢性病史及先天性疾病史，否认肝炎、结核等传染病。否认手术及外伤史。否认烟酒史，否认家族遗传病及传染病病史。

查体

（一）体格检查

体温 36.2℃，脉搏 80 次/分，呼吸 20 次/分，神清，精神尚可，查体合作，全身皮肤未及明显黄染及出血点，浅表淋巴结未及肿大，巩膜无黄染，双瞳孔等大等圆，对光反射灵敏，五官端正，颈软，气管居中，双肺呼吸音清晰，未闻及干湿性啰音，心律齐，无杂音，腹平软，无压痛及反跳痛，肝脾肋下未及，双肾区无叩击痛，四肢对称无畸形，神经系统生理反射存在，病理反射未引出。

（二）专科检查

双侧下鼻甲稍大，鼻腔黏膜偏白，鼻中隔大致居中，鼻腔见少量黏性分泌物，双侧中鼻道及鼻咽部窥不清。口咽部黏膜无充血，双侧扁桃体Ⅱ度，间接喉镜下不合作。左外耳道深面见黄色类圆形异物嵌顿，部分鼓膜可窥及，左侧鼓膜充血；右侧外耳道通畅，右鼓膜完整、标志清晰。颈部未扪及明显肿大淋巴结。

（三）辅助检查

门诊电耳镜检查示：左外耳道深面见黄色类圆形异物嵌顿，部分鼓膜可窥及，左侧鼓膜充血。

诊断

初步诊断：外耳道异物（左）。

鉴别诊断：患者病史明确，门诊辅助检查证实异物存在，诊断明确，无须鉴别。

最终诊断：外耳道异物（左）。

诊疗经过

入院后急查血常规、肝肾功能、电解质、随机血糖、凝血功能、输血前全套及乙肝三系未见明显异常。急查胸部正位片、心电图未见异常。与麻醉医师沟通，禁食水时间满8小时，无绝对手术禁忌证，可以正常急诊全身麻醉下行耳内镜下耳内异物去除术，在硬式耳内镜直视下，使用耵聍钩针将黄色异物钩出。术中所见（图7-3）：硬式耳内镜下见左外耳道峡部见黄色不规则异物嵌顿，异物内侧直达鼓膜表面，直径约5 mm，质硬。异物取出后见左侧鼓膜充血，紧张部前下象限针孔样穿孔，直径约1 mm，表面血性分泌物附着，无活动性出血。术后见图7-4。

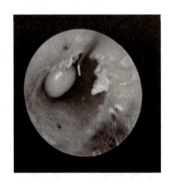

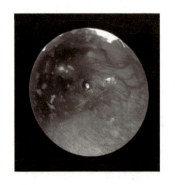

图 7-3　术中　　　　　　　　　　　　图 7-4　术后

出院情况

患儿一般情况可，无左耳疼痛，无左耳出血及流液，无明显听力下降及耳闷，无发热等不适症状。专科查体：双侧外耳道通畅，左侧外耳道及鼓膜充血，左侧鼓膜紧张部见针孔样穿孔，直径约 1 mm，表面血性分泌物附着，无活动性出血；右侧鼓膜完整、标志清晰。

讨论

外耳道异物是儿童耳鼻咽喉科常见急症，常见于 10 岁以下儿童，大部分外耳道异物表现为耳道疼痛、出血、听力下降以及耳鸣。外耳道异物多为塑料圆珠样异物、棉签头、食物、种子、橡皮、纸片、昆虫、石子等。儿童外耳道异物是耳鼻喉科常见急诊，儿童外耳道异物并发症与异物的种类、嵌顿深浅、患儿的配合程度、器械的选择以及医师的熟练程度有关，对于不能配合的儿童，常建议全身麻醉下行外耳道异物取出术。外耳道异物并发症有外耳道损伤、出血、鼓膜穿孔、听骨链损伤以及听力下降等。综上所述，儿童外耳道异物是常见急症，发生率较高，异物类型复杂，并发症的预后不一，且能造成永久伤害。临床工作中会经常处理一些罕见外耳道异物，要求临床工作者注意积累相关专业知识，正确处理，减低伤害，避免并发症的发生。同时，我们呼吁家长及社会，密切照顾儿童，并注意存放好细小物件，避免儿童接触，减少外耳道异物发生率。

参考文献

[1] Al-Juboori AN. Aural foreign bodies: descriptive study of 224 patients in Al-fallujah general hospital, iraq [J]. Int J Otolaryngol, 2013, 2013 (4): 401289.

[2] Heim SW, Maughan KL. Foreign bodies in the ear, nose and throat [J]. Am Fam Physician, 2007, 76 (8): 1185-1189.

[3] Karimnejad K, Nelson EJ, Rohde RL, et al. External auditory canal foreign body extraction outcomes [J]. Ann Otol Rhinol Laryngol, 2017, 126 (11): 755-761.

[4] Olajuyin O, Olatunya OS. Aural foreign body extraction in children: a double-edged sword [J]. Pan Afr Med J, 2015, 20 (186): 186-186.

（刘　雨）

病例 ⑩ 食管中上段鳞癌的护理

基本信息

姓名：×××　　性别：男　　年龄：70 岁

现病史：患者于 2 周前无明显诱因出现进食后梗阻感，伴偶有胸骨后疼痛感，无明显发热畏寒，无恶心呕吐，无呕血，无血便、黑便等不适，就诊于外院，查胃镜示：食管中下段见隆起结节样肿物，病理未回。CT 示：食管（胸 4 ~ 6）层面不均匀增厚，累及节段约 56 mm，2 ~ 4 点方向累及纤维膜，邻近见多个小淋巴结，其一形态较饱满，短径约 5 mm，考虑食管癌伴纵隔淋巴结转移可能。为进一步诊治来医院就诊，拟"食管癌"收入院。起病以来，患者精神、睡眠尚可，胃纳可，大小便正常，体重无明显下降。

既往史：平素健康状况良好，否认肝炎、结核等传染病史，否认高血压、糖尿病等慢病史、预防接种史不详，否认药物、食物过敏史，6 年前右侧腹股沟疝手术史，否认外伤史，否认输血史。

个人史：生于出生地，久居本地，否认血吸虫、疫水接触史，否认到过地方病高发及传染病流行地区。否认嗜酒史，否认吸烟史。无常用药品及麻醉毒品嗜好。无工业毒物、粉尘、放射性物质接触史。否认冶游史。

婚育史：已婚已育，子女体健。

家族史：家人体健，否认家族性遗传病史。

查体

（一）体格检查

体温 36.3℃，脉搏 89 次 / 分，呼吸 20 次 / 分，血压 116/79 mmHg。发育正常，营养良好，自主体位，体形正力型。步行入室，神志清楚，表情自如，查体合作。

（二）专科检查

双侧锁骨上未扪及肿大淋巴结。胸廓对称无畸形，胸壁无静脉曲张，双侧呼吸运动对称。双侧触觉语颤对称，无胸膜摩擦感，双肺叩诊呈清音。双肺呼吸音清，未闻及明显干湿性啰音。心前区无局隆起，各瓣膜听诊区未闻及病理性杂音。

（三）辅助检查

外院胃镜示：食管中下段见隆起结节样肿物，病理未回。CT 示：食管（胸 4～6）层面不均匀增厚，累及节段约 56 mm，2～4 点方向累及纤维膜，邻近见多个小淋巴结，其一形态较饱满，短径约 5 mm，考虑食管癌伴纵隔淋巴结转移可能。

诊疗经过

患者因进食后梗阻感 2 周入院。外院胃镜示：食管中下段见隆起结节样肿物，病理未回。CT 示：食管（胸 4～6）层面不均匀增厚，累及节段约 56 mm，2～4 点方向累及纤维膜，邻近见多个小淋巴结，其一形态较饱满，短径约 5 mm，考虑食管癌伴纵隔淋巴结转移可能。入院后予完善相关检查。电解质 7 项 + 肝功 + 代谢 8 项 + 心肌酶 6 项：肌酸激酶 MB 同工酶 25.00 U/L。

传染病八项：乙型肝炎病毒表面抗体 1 000.0 mIU/mL，乙型肝炎病毒核心抗体 10.0 IU/mL。肿瘤标志物（8 项）：癌胚抗原 6.5 ng/mL，神经元特异性烯醇化酶 21.05 ng/mL，细胞蛋白 19 片段 9.01 ng/mL。

2024-03-07 心脏彩色多普勒超声：右房稍增大二尖瓣、三尖瓣反流（轻度），主动脉瓣反流（中度），心肌舒张功能下降，收缩功能正常。

2024-03-07 常规心电图：窦性心律；左心室高电压。

2024-03-09 胸＋全腹部 CT 平扫＋增强＋三维重建：胸上中段食管管壁明显增厚、管腔狭窄，考虑食管癌；纵隔数枚小淋巴结，请结合临床；右肺上叶尖段、右肺下叶前基底段磨玻璃结节，右肺上叶后段实性结节，建议定期复查；考虑左肺上叶舌段及右肺中叶、双肺下叶少许炎症；肝右前叶下段钙化灶与肝内胆管结石相鉴别；肝右前叶下段于动脉期强化结节，考虑血管瘤可能，待排其他；右下腹回盲部肠腔内片状高密度影，周围放射状伪影，请结合临床资料分析；右侧腹股沟区所见，可符合右侧腹股沟区术后改变；右侧阴囊积液；扫及胸、腰椎骨质增生，腰 5/ 骶 1 椎体相对缘终板炎；扫及右侧股骨、髂骨斑块状高密度影，考虑骨岛可能，其他待排。

排除禁忌，于 2024-03-13 行胸腹腔镜联合食管癌根治术＋胃食管左颈吻合术，术程顺利。术后安返病房，予升级抗感染、止痛、雾化祛痰、制酸护胃、补充蛋白、肠外营养支持、促胃肠动力等对症处理，术后恢复可。常规病理：食管鳞状细胞癌Ⅲ级（双病灶）；肿瘤最大径分别为 4.5 cm 及 1.5 cm；浸润全层；未见明确脉管癌栓及神经束膜侵犯；吻合口残端未见癌；淋巴结未见癌，其中右喉返神经旁 LN（0/1）、左喉返神经旁 LN（0/2）、隆突下 LN（0/5）、食管旁 LN（0/1）、膈肌旁 LN（0/1）、胃左动脉旁 LN（0/1）、胃小弯侧 LN（0/1）、胃大弯 LN（0/1）。

03-26 复查上消化道造影，食管 Ca 术后残余食管、吻合口未见异常征象。考虑残胃梗阻。右肺炎症并右侧胸腔积液。予加强抗感染、营养支持、促胃肠动力等支持治疗。

04-12 上消化道电子内镜，食管癌术后，食管 – 胃吻合口未见异常，残胃潴留。

术后当天 VTE 风险评估单为 9 分，日常生活评定量表为 15 分，压力损伤风险评估单为 12 分。术中留置胃管、鼻肠管、右颈前引流管、右颈内深静脉置管、胸管及尿管。密切注意病情变化，做好相关专科护理。

（一）呼吸道及氧疗护理

密切监测患者呼吸频率、节律、形态变化。保持胸腔引流管在位通畅，定时挤捏胸管，观察并记录引流液的颜色、量、性状。指导患者进行有效咳嗽、深呼吸及雾化吸入，教会患者进行腹式呼吸，将腹式呼吸与有效咳嗽、咳痰相结合，指导患者先进行 5 个缓慢的呼吸，之后深吸一口气，用力咳嗽 2 ~ 3 声，教会家属正确拍背，拍背过程中如何配合咳痰进行有效排痰，必要时给予吸痰。帮助患者半卧位，以利于气体交换。

（二）疼痛护理

提供安静、舒适的休息环境，保证充足的睡眠，以减轻患者疼痛。评估患者疼痛持续的强度、性质、时间、诱发因素及部位，及时按医嘱使用止痛剂。鼓励患者表达对疼痛的想法，向患者解释引起疼痛原因，给予心理安慰。为患者提供舒适的活动、休息条件，比如指导患者咳嗽、活动时按住伤口，缓解疼痛，防止胸廓扩张导致疼痛加重。教会患者分散注意力方法，如听音乐等。

（三）预防吻合口瘘的护理

告知患者术后禁食的重要性。保持胃管在位、通畅，持续有效胃肠减压，及时观察引流液的颜色、量及性状。术后 5 ~ 7 天，患者进食后密切胸腔引流的颜色、有异常及时通知医师。鼓励患者早期下床活动，促进胃肠蠕动的恢复。密切观察患者体温，如有异常及时通知医师。

（四）预防出血的护理

密切监测患者生命体征，尤其是血压、心率的情况，如血压低、心率快。患者大汗淋漓、面色苍白，应立即报告医师。观察胸闷、胸痛是否加剧及患者神态、呼吸、尿量。保持胃管的通畅，持续有效负压吸引，观察引流液的颜色、量及形状。保持胸管在位通畅，定时挤捏，观察记录引流液的量、颜色及性状。如出血严重，及时通知医师。遵嘱应用止血药物，按需复查血常规，注意血红蛋白情况。观察手术切口敷料有无渗血，如有渗血应报告医师，及时更换伤口敷料。

（五）管道护理

各管道妥善固定，防止受压、扭曲、牵拉，保持管道通畅。告知患者留置引流管的重要性，嘱患者翻身离床活动时动作轻柔、避免牵拉、受压引流管。更换引流装置时，动作轻柔。

（六）预防下肢静脉血栓的护理

抬高下肢 20°～30°，指导或协助患者被动屈伸下肢和进行踝泵运动每天 6 组，每组 30 次。做好预防深静脉血栓栓塞基础预防及物理预防措施，进行关节松动训练。无特殊情况禁止下肢静脉穿刺。

（七）营养护理

禁食期间遵医嘱予静脉营养支持。必要时给予血浆、蛋白摄入。监测患者的营养指标，以评估营养状况。

（八）心理护理

加强与患者及家属沟通，了解患者心理状况，给予疏导，讲解相关知识，缓解患者焦虑。为患者提供安静舒适的环境，以促进睡眠。必要时使用安眠、镇静、镇痛药物以保证患者休息。

出院情况

患者为老年男性，诊断为"食管中上段鳞癌"，经手术、术后予抗感染、止痛、雾化祛痰、制酸护胃、补充蛋白、肠外营养支持、促胃肠动力等对症治疗及相关护理。患者病情好转出院。

（陈楚玲）

病例 ⑪ 食管破裂＋右侧液气胸＋感染性休克的护理

 基本信息

姓名：×××　　性别：男　　年龄：51 岁

现病史：患者于 13 小时前进食后腹痛不适，出现呕吐，呕吐大量胃内容物，伴胸痛不适，到外院就诊检查示"右侧少量气胸，纵隔气肿，后纵隔积液"，胸痛明显，为进一步治疗转院就诊。急诊提示右侧液气胸，行右侧胸腔闭式引流，引流液性质混浊。行胃镜检查提示食管破裂，拟诊断为"食管破裂；右侧液气胸；感染性休克"收入院，患者自发病以来精神状态差，体重无明显变化，小便正常，大便正常。

既往史：平素健康状况良好，否认肝炎、结核等传染病史，否认高血压、糖尿病等慢病史、预防接种史不详，否认药物、食物过敏史，否认手术史，否认外伤史，否认输血史。

个人史：生于出生地，久居本地，否认血吸虫疫水接触史，否认到过地方病高发及传染病流行地区。否认嗜酒史，否认吸烟史。无常用药品及麻醉毒品嗜好。无工业毒物、粉尘、放射性物质接触史。否认冶游史。

婚育史：已婚已育，配偶体健，子女体健。

家族史：父母体健，否认家族性遗传病史。

🩺 查体

（一）体格检查

体温 36.6℃，脉搏 76 次 / 分，呼吸 18 次 / 分，血压 110/76 mmHg。发育正常，营养良好，自主体位，体形正力型。步行入室，神志清楚，表情自如，查体合作。

（二）专科检查

胸廓正常，无胸骨叩痛，双侧呼吸动度对称。肋间隙未见明显异常，未闻及毛细血管搏动征、水冲脉和枪击音。双侧触觉语颤正常，未触及胸膜摩擦感，未触及皮下捻发感，双肺叩诊呈清音，听诊呼吸规整，双肺呼吸音清，未闻及干湿啰音，语音传导正常，未闻及胸膜摩擦音。右侧胸腔闭式引流在位通畅，引出黑灰色胸腔积液。

（三）辅助检查

2024-02-12 其他部位：胸腔积液定位，双侧胸腔积液。

2024-02-12 床边心电图（十八导联加收）：窦性心律；$V_2 \sim V_3$ 导联 ST 段抬高，请结合临床分析，建议加查心肌酶。

2024-02-12 床边心电图（十八导联加收）：窦性心律；心电图大致正常。

2024-02-12 上消化道电子内镜：考虑自发性食管破裂可能（请结合临床分析）；内镜下鼻胃管置入术。

2024-02-12 胸部 CT 平扫 + 三维重建：右颈部、纵隔多发气肿；食管中下段壁增厚，周围可疑积液，请结合临床，建议进一步检查；右侧液气胸；双侧胸腔积液，右肺下叶部分压缩肺不张；双肺散在炎症；以上建议治疗后复查；主动脉、冠状动脉硬化；扫及双肾多发高密度影，结石可能，其他待排。

➕ 诊疗经过

入院后急诊行胸腔镜右胸探查 + 胸中段食管破裂修补术 + 右胸脓胸清创术予完

善相关检查，术后予抗感染营养支持治疗。

2024-02-14 胸部正位片，胶片数 1 张，床边摄片加收，主动脉硬化，支气管炎、双肺少许散在炎症，双侧少量胸积液，右侧胸壁少许皮下气肿影，建议结合近期 CT 检查分析。

2024-02-13 心脏彩色多普勒超声，医务人员携带设备至住院患者病床旁进行的检查加收（B 超）：轻度二尖瓣、三尖瓣反流，左室舒张功能下降，收缩功能正常范围内。食管瘘并脓胸。

2024-02-17 急诊降钙素原检测：降钙素原 2.82 ng/mL；超敏 C- 反应蛋白 111.86 mg/L。

2024-02-17 检验结果：白蛋白 39.10 g/L；白细胞计数 10.4×10^9/L；B 型钠尿肽（BNP）203.00 pg/mL；二氧化碳 37.60 mmol/L；降钙素原 0.15 ng/mL。

2024-02-19 胸部正位片，胶片数 1 张，床边摄片加收，考虑双肺炎症（以右中下肺明显），与旧片比较右肺病灶较前增多，左肺病灶较前稍吸收。未排除合并右侧少量胸腔积液。

2024-02-19 食管碘剂造影点片（碘剂自备）：食管中段瘘，对比剂瘘入右侧胸腔，并右侧胸腔包裹性液气胸，右侧胸腔积液。

2024-02-20 无痛胃镜（全身麻醉）：食管中下段 - 胸腔瘘；经胃镜胃肠置管术。

2024-03-02 胸部 CT 平扫 + 三维重建："胸腔镜右胸探查 + 胸中段食管破裂修补术 + 右胸脓胸清创术后"右颈部 - 纵隔现片未见明显气肿；右胸膜增厚、右侧少量液气胸；中下段食管右壁局部连续性中断，食管 - 右胸腔见置管影，考虑食管 - 胸腔瘘形成，请结合临床及内镜检查；右下肺实变不张范围缩小；双肺肺气肿、散在少许炎症较前减少；主动脉、冠状动脉硬化；双肾多发钙质沉积和（或）结石。

2024-03-11 检验结果示：降钙素原 0.37 ng/mL；D- 二聚体 1 800 μg/L。急诊血常规 BRT：白细胞计数 7.71×10^9/L，中性粒细胞比值 67.10%，血红蛋白浓度 97.00 g/L，血小板计数 201.00×10^9/L；超敏 C- 反应蛋白 55.09 mg/L。

予吸氧及心电监护、禁食、制酸护胃、胃肠减压、抗感染、肠外营养白蛋白等对症治疗。VTE 风险评估单为 7 分，日常生活评定量表为 10 分，压力损伤风险评估单为 12 分。密切注意病情变化，做好相关专科护理。

（一）呼吸道及氧疗护理

提供安静舒适的环境，保持适宜的温度、湿度。取半卧位，使有利于呼吸，密切观察咳嗽、咳痰、血氧情况，详细记录痰液的色、量、质，防止痰液阻塞呼吸道引起窒息；保持吸氧通畅，应用高流量呼吸湿化治疗仪，氧疗过程中监测血氧、呼吸频率节律、面色变化，倾听患者主诉，观察有无胸闷气促表现；指导患者深呼吸及有效咳嗽、咳痰，加强肺部体疗，促进有效咳痰，加强肺功能康复训练，包括呼吸控制、缩唇呼吸等；协助患者叩背排痰，必要时遵医嘱予镇痛治疗。必要时予以吸痰，保持呼吸道通畅；进行雾化吸入，指导患者雾化后漱口。

（二）疼痛护理

保持病区安静舒适，遵嘱予应用止痛治疗，咳嗽或活动时使用枕头或手按压引流口时固定好引流口。

（三）预防感染的护理

关注患者体温、白细胞情况，有异常报告医师，并予对症处理。指导患者注意卫生，保持皮肤清洁。限制陪人探视，避免交叉感染。

（四）管道护理

妥善固定导管，敷料贴卷边、湿润应及时更换，做好交接班，加强巡视观察。告知患者留置引流管重要性，嘱患者翻身离床活动时应动作轻柔，避免牵拉引流管。注意观察引流管固定是否牢固，若出现异常及时更换处理。更换引流装置时，动作轻柔。床头悬挂"防脱管"标识。

（五）营养护理

禁食期间遵医嘱应用静脉营养。遵医嘱定时予鼻肠管鼻饲肠内营养。监测患者的营养指标以评估营养状况。

（六）心理护理

鼓励家属和子女给予患者关心和支持，使患者积极配合治疗和护理。鼓励患者表达自身感受，耐心为患者答疑解惑。协助其下床活动，让患者做力所能及的活动。让患者体会术后没想象那么痛苦，增加其康复的信心。

出院情况

患者为中年男性，诊断为"食管破裂；右侧液气胸；感染性休克"，经手术、吸氧及心电监护、禁食、制酸护胃、胃肠减压、抗感染、肠外营养白蛋白等对症治疗及相关护理。患者病情好转出院。

（陈楚玲）

PART EIGHT

其他常见急危重症

病例 急性酒精中毒

🪪 基本信息

姓名：×××　　性别：男　　年龄：40 岁

主诉：饮酒后昏迷 1 小时。

现病史：其朋友代述患者 2020-06-12 晚间与朋友饮酒，共饮白酒约 550 mL，酒后有胡言乱语，无呕吐，并逐渐出现神志不清。凌晨 02:00 将患者送入急诊科就诊。

既往史：体健，平时酒量为 1 斤白酒。

🩺 查体

（一）体格检查

体温 36.0℃，脉搏 118 次/分，呼吸 20 次/分，血压 100/60 mmHg，血氧饱和度 96%（未吸氧）昏迷状态，压眶无反应，口唇周围未见呕吐物痕迹。双侧瞳孔等大等圆，直径 4 mm，对光反射迟钝。颈部无抵抗。双肺呼吸音对称，未闻及干湿性啰音。心界不大，心律齐，未闻及杂音。腹软，肠鸣音 2 次/分。双下肢不肿。四肢肌张力，肌力检查不能配合，双侧病理征未引出。

（二）辅助检查

血球分析：WBC 11.72×10^9/L，N 73.9%，HB 及 PLT 正常；血凝分析、血电解质、肝功、肾功

正常。头颅 CT 未见异常。

心电图：窦性心动过速。

诊断

初步诊断：急性酒精中毒。

鉴别诊断：急性脑血管病；颅脑外伤；糖尿病昏迷；一氧化碳中毒；镇静催眠药中毒。

最终诊断：酒精性低血糖昏迷。

诊疗经过

给予吸氧、心电监护，建立静脉通道，纳洛酮、醒脑静促醒，及葡萄糖、氯化钠、氯化钾补液等治疗。经过治疗后，患者仍昏迷不醒，急诊又复查头颅 CT，结果无异常。

查快速血糖为 1.71 mmol/L。紧急给予 50% 葡萄糖 60 mL 静脉推注，10% 葡萄糖持续静脉滴注，半小时后患者症状有所改善，有不自主运动，呼之能应。2 小时后患者逐渐清醒，当日意识完全清醒后离院。

讨论

急性酒精中毒是指一次饮入过量酒精或酒精类饮料引起的兴奋继而抑制的状态。

患者的临床症状与饮酒量和血中酒精（乙醇）浓度以及个人对酒精的耐受性有关。

临床上分为三期：

兴奋期：血中乙醇浓度达到 11 mmo/L（50 mg/dL），即感头痛、欣快、兴奋。血中乙醇浓度达到 16 mmol/L（75 mg/dL），健谈、饶舌、情绪不稳定、自负、易激怒，可有粗鲁行为或攻击行动，也可能沉默、孤僻。

共济失调期：血中乙醇浓度达到 33 mmol/L（150 mg/dL），肌肉运动不协调、行动笨拙、言语含混不清、眼球震颤、视力模糊、复视、步态不稳，出现明显共济失调。

昏迷期：血中乙醇浓度达到 54 mmol/L（250 mg/dL），患者进入昏迷期，表现为昏睡、瞳孔散大、体温降低。血中乙醇浓度超过 87 mmol/L（400 mg/dL）时，患者陷入深昏迷，心率快、血压下降，呼吸慢而有鼾音，可出现呼吸、循环麻痹而危及生命。

此外，急性酒精中毒时可合并酸碱平衡失调、电解质紊乱、低血糖及横纹肌溶解等。对昏迷患者，应注意与其他引起昏迷的疾病相鉴别，如脑血管意外、颅脑外伤、糖尿病昏迷、一氧化碳中毒、镇静催眠药中毒等。

酒后昏迷是急诊医师常见的临床病症。

昏迷原因主要有以下几种情况：

（1）单纯的急性酒精中毒：这种情况占绝大多数，一般经补液、促醒等对症处理后患者能很快恢复意识。

（2）急性酒精中毒合并低血糖电解质紊乱等导致昏迷。

（3）饮酒后诱发的其他危重症导致昏迷：常见于饮酒后诱发的急性脑卒中发作、外伤导致的颅内出血等。在醉酒后由同伴搬运时，头部撞击到门框，导致颅内出血。

（4）与酒精无关的其他原因导致昏迷：如饮用假酒、酒中被投毒等。对饮酒后昏迷的患者，当医师临床经验不足，且询问病史及查体不充分时，常会轻易地判定为单纯的酒精中毒。而另一方面，因陪同人员也常为饮酒后状态，对病史叙述常不详细，造成了一些重要临床信息的遗漏，也是误诊的重要原因。

急性酒精中毒合并低血糖很常见，饮酒引起低血糖的机制有两种：

（1）餐后酒精性低糖血症：发生于饮酒后 3 ~ 4 小时，由于乙醇刺激胰岛素分泌增多，过多的胰岛素造成血糖下降。

（2）空腹酒精性低血糖：发生于饮酒后 8 ~ 12 小时，主要为乙醇阻碍能量代谢，抑制肝脏糖原异生，储存的肝糖原耗竭之后出现低血糖。低血糖时，患者会出现大汗、心悸、头晕等表现，但常为醉酒所掩盖，不容易引起人们的注意。葡萄糖是脑组织的主要能量来源，但脑细胞储糖量有限。一般认为，严重低血糖昏迷持续超过 6 小时，脑细胞病变将不可逆转，患者可呈去大脑皮质状态或呈不可逆昏迷，甚至死亡。而在昏迷早期补充葡萄糖则可不遗留后遗症。

因此，对醉酒患者应常规检查血糖。因实验室检查血糖结果回报常需 2 ~ 3 小时，而床旁快速血糖检测方便快捷，应作为首选。本例患者在就诊时未测快速血糖，而 3 小时后生化才回报为严重低血糖，从而警示临床医师床旁检测的重要性。

参考文献

［1］陈灏珠，林果为，王吉耀. 实用内科学［M］. 北京：人民卫生出版社，2013.

［2］于学忠. 协和急诊医学［M］. 北京：科学出版社，2011.

［3］张荣诊，刘清泉，黄吴. 急性酒精中毒中医诊疗专家共识［J］. 中国中医急症，2018，27（10）：1693-1696.

［4］急性酒精中毒诊治共识专家组. 急性酒精中毒诊治共识［J］. 中华急诊医学，2014，23（2）：135-138.

［5］Kanny D，Brewer RD，Mesnick JB，et al. Vital signs：alcohol poisoning deaths-United States，2010-2012［J］. MMWR Morb Mortal Wkly Rep，2015，63：1238-1242.

（张　伟）

病例 ② 铅中毒

基本信息

姓名：×××　　性别：男　　年龄：18 岁

主诉：反复腹痛 20 余天。

现病史：患者 20 余天前无明显诱因出现腹部发作性疼痛，多位于剑突下、脐周部，为阵发性绞痛，持续时间约数分钟至数十分钟不等，发作次数较频繁。每日 1～2 次或 4～5 次不等，伴轻微腹胀、恶心，无呕吐，无发热，无呕血、黑便，至当地卫生院以"消炎药（具体不详）"治疗 2 天后无改善，遂到当地县医院治疗，完善相关检查（详见辅助检查），拟诊"腹痛查因"，予奥美拉唑静脉滴注、654-2 静脉滴注及头孢类抗生素，患者症状无明显改善，腹痛较剧烈，每日需予曲马多、哌替啶等肌内注射镇静治疗，镇痛效果亦欠佳，肌内注射后缓解 1～3 小时，腹痛再次发作，为求进一步诊治入院。起病以来，患者精神、食欲、睡眠较差，近 3 日未排大便，有肛门排气，小便正常，无发热，无咳嗽、咳痰，无胸痛、咯血，无低热、盗汗，体重无明显变化。

既往史：体质较弱，体形偏瘦，1 月前家属认为其"消化不良"曾予中药调养。否认外伤、手术、输血史，否认食物、药物过敏史。

查体

（一）体格检查

生命体征平稳，神清，痛苦面容，面色稍苍白，自主体位。结膜稍苍白，唇稍苍白，口腔黏膜未见溃疡。肠鸣音每分钟 2 ~ 3 次，减弱，未闻血管杂音。

（二）辅助检查

血常规：白细胞、血小板正常，血红蛋白 89 g/L，为正细胞性贫血；尿常规正常，未见红白细胞和蛋白等；大便常规一次，潜血阴性，红细胞阴性，寄生虫卵阴性。

生化全套：转氨酶、胆红素、电解质、血脂均在正常范围，心肌酶谱正常。

胰腺炎一套：淀粉酶、脂肪酶正常。

凝血功能正常。

腹部立卧位平片：未见肠梗阻和气腹；肝胆胰脾、双肾输尿管 B 超未见异常；全腹 CT 平扫未见异常；胃镜慢性浅表性胃炎；肠镜未见异常。心电图未见异常。

诊断

（一）初步诊断

腹痛待查；肠功能紊乱；贫血。

（二）鉴别诊断

（1）腹腔脏器感染性炎症和化学性炎症疾病：这类疾病以急性胃炎、感染性肠炎、急性胰腺炎为代表，往往伴有呕吐、腹泻等伴随症状，血常规白细胞和中性粒常升高，腹部体征往往较重，抗感染治疗有效，此患者不符合，且贫血不能够解释，故基本排除。

（2）空腔脏器的扭转、痉挛、阻塞：这类疾病以胆绞痛、肾绞痛、肠绞痛、肠梗阻等为代表，往往肠鸣音亢进、活跃，肠梗阻可有气过水音；腹平片往往有相应的表现，与患者亦不相符，故基本排除。

（3）实质脏器的破裂：此类疾病以肝、脾破裂为代表，往往有外伤史，腹部体征应极为明显，且腹部超声、平片等影像学检查应有阳性表现，故可以排除。

（4）血管性疾病：此类疾病以肠系膜动脉栓塞、血栓形成、门静脉炎等为代表，可以有肠鸣音减低，但老龄患者多发，常有便血等表现，与此患者不符。完善腹部CT增强+CTA、腹部血管彩超、D-二聚体、ANCA、风湿系列等检查，均为阴性结果，故这类疾病基本排除。

至此，常见疾病基本排除，其次考虑少见疾病。少见疾病包括以下几方面：胸腔疾病，包括心绞痛、心肌梗死等，且患者年轻，心电图、心肌酶正常，故基本排除；神经源性腹痛，以腹型癫痫为代表，此病诊断较困难，患者无癫痫发作史，难以将贫血联系在一起，故考虑腹型癫痫可能性不大。最后要重点排除的是中毒代谢性疾病。

（三）最终诊断

铅中毒；贫血。

🩺 诊疗经过

（1）杜绝铅毒继续进入。

（2）促进铅的排泄：依地酸二钠钙。

（3）治疗急性腹痛：阿托品、654-2、维生素K等解除肠道痉挛，并可由静脉徐缓地注射10%葡萄糖酸钙。

（4）治疗急性脑症状：一般选用安定、副醛、苯巴比妥钠等药物控制惊厥，以及降低颅内压对症治疗。

讨论

本病例特点：①青年男性，急性起病，有服药史；②发作性腹痛，伴有中度正细胞性贫血，伴肠鸣音减弱及便秘；③腹痛程度与临床体征不相符；④常规影像学检查及腔镜检查无明显异常；⑤抗感染和一般解痉、镇痛治疗效果欠佳。由腹痛查因作为切入点，尽量用一元论分析问题，先考虑常见病、多发病，再考虑罕见病。

支持点：①1个月前有服中药史，成分不明；②正细胞性贫血；③便秘。

针对这些支持点寻找证据：①详细询问服用中药的成分和物理特性，家属反映，具体成分不清，服用1周左右，量较大，药物中有金属粉末样物；②再次详细体格检查，患者上下齿龈边缘隐约可见灰褐色污迹；③采静脉血外送进行血铅检测，结果回报较正常值高出2倍。至此，本病诊断基本明确。

铅中毒途径及临床表现：

可能暴露职业：电气及电子业、电池制造业、焊接及切割业、橡胶业塑胶业、油漆业、颜料及漆料制造业、中药红丹。

急性中毒（成年人）：①轻微及中度中毒：疲倦、躁动、感觉异常、肌痛、腹痛、抖动、头痛、恶心、呕吐、便秘、体重减少、性欲降低。②严重中毒：运动神经病变、脑病变、抽搐、昏迷、严重腹绞痛、急性肾衰竭。

慢性中毒：

中枢神经：脑病变、精神智能障碍、神经行为异常（血铅浓度30 μg/dL以上），影响孩童发育、发展及智商（血铅浓度5 μg/dL以上）。

周边神经：运动神经传导速度变缓，血铅浓度＞30 μg/dL，尺神经传导即受影响。

血液：贫血、溶血、抑制ALAD（血铅浓度10 μg/dL以上）及FEP（15 μg/dL）。尿中ALA上升（血铅浓度30 μg/dL以上）及存在嗜碱性点彩红细胞。

肾脏：高血压、痛风、慢性肾衰竭。

其他：牙龈铅线，降低甲状腺荷尔蒙浓度及慢性肾衰竭，干扰维生素D代谢、减少精子活动性及数目、致癌性。

参考文献

［1］何剪太，朱轩仪，巫放明，等. 铅中毒和驱铅药物的研究进展［J］. 中国现代医学杂志，2017，27（14）：53-57.

［2］梁典胤，谢秉言，许放，等. 铅中毒治疗的药物研究［J］. 铁路节能环保与安全卫生，2017，7（3）：168-172.

（张　伟）

病例 3 亚硝酸盐中毒

基本信息

姓名：×××　　性别：男　　年龄：43 岁

主诉：晕厥后频繁呕吐、呼吸困难 1 日。

现病史：患者及其妻子于 2023-07-21 中午进食土豆、豆角、豆腐、鸡腿、猪肉等，当时无明显不适症状，患者当晚出现一过性晕厥，呕吐一次，伴多汗、呼吸困难、乏力。在其他医院就诊时，未发现明显异常（头颅 CT 未见异常，心电图提示心动过速，心率 110 次 / 分左右），未给予特殊治疗，建议患者回家观察。2023-07-22 中午，患者仍觉不适，在家卧床，呕吐数次，腹泻 2 次，全身乏力，呼吸困难加重，妻子认为是中暑，前往附近药店买药时，也出现突发晕厥伴呼吸困难，药店工作人员通知其他家属后，协助将夫妻二人送入急诊科。

查体

（一）体格检查

血压 83/46 mmHg，呼吸 28 次 / 分，脉搏 131 次 / 分，鼻导管 5 L/min 吸氧下血氧饱和波动于 80% 左右，意识模糊，颜面部、口唇、甲床及舌青紫明显，双肺呼吸音粗，未闻及啰音，腹软，压痛不明显。

（二）辅助检查

心电图：窦性心动过速；头颅 CT 未见特殊异常。

诊断

亚硝酸盐中毒。

诊疗经过

入院后吸氧，静脉给予亚甲蓝药物及大量维生素 C 滴注，同时大量补液治疗，患者病情逐渐平稳。

讨论

亚硝酸盐是食品添加剂的一种，起着色、防腐作用，广泛用于熟肉类、灌肠类和罐头等动物性食品。它有三方面的功能：①使肉制品呈现一种漂亮的鲜红色；②使肉类具有独特的风味；③能够抑制有害的肉毒杆菌繁殖和分泌毒素。

鉴于亚硝酸盐对肉类腌制具有多种有益的功能，现在允许用它来腌制肉类，但用量严加限制。

亚硝酸钠是工业用盐，它是一种白色不透明晶体，略带有浅黄色，外观很像食盐，味微咸，易溶于水，熔点为 271℃。亚硝酸盐对人体有害，可使血液中的低铁血红蛋白氧化成高铁血红蛋白，失去运输氧的能力而引起组织缺氧性损害。亚硝酸盐不仅是致癌物质，而且摄入 0.3 ~ 0.5 g 即可引起食物中毒，3 g 可致死。

（一）中毒原因

（1）误将亚硝酸盐当食盐用。

（2）"工业用盐"用作食盐。

（3）食用硝酸盐或亚硝酸盐含量较高的腌制肉制品，泡菜及变质的蔬菜可引起中毒。

（4）饮用含硝酸盐或亚硝酸盐含量高的苦井水、蒸锅水，亦可引起中毒。

（5）肉制品加工时超量用亚硝酸盐，可导致食用者中毒。

（二）中毒机制

（1）亚硝酸盐毒性较大，亚硝酸盐中毒量为 0.3 ~ 0.5 g，致死量为 3.0 g。

（2）亚硝酸盐是一种氧化剂，亚硝酸盐吸收入血后引起氧化反应，可使血红蛋白的 Fe^{2+} 氧化成 Fe^{3+}，形成高铁血红蛋白（高铁血红蛋白血症），高铁血红蛋白与氧牢固结合而不易分离。高铁血红蛋白没有携氧能力，当大于 10% 的血红蛋白转变为高铁血红蛋白时，可造成机体组织缺氧。

（3）亚硝酸盐还可以阻 HbO_2 释放氧，进一步加重组织器官的缺氧。

（4）中枢神经系统对缺氧最敏感，临床表现以神经系统缺氧后的异常表现为突出症状。亚硝酸盐对中枢神经系统，尤其对血管舒缩中枢有麻痹作用，它还能直接作用于血管平滑肌，引起血管极度扩张，导致血压降低，甚至发生循环衰竭。

（5）口服亚硝酸钠部分在胃中转变为亚硝酸，进而再分解出 NO，引起胃肠刺激症状。

（三）临床表现

中毒的发病时间一般在食后 1 ~ 3 小时起病，短者仅 10 ~ 15 分钟，长者可达 20 小时。

（1）神经系统症状：常为首发症状，表现为头晕、头部胀痛、耳鸣、黑蒙、乏力、怕冷、手脚麻木等，严重者可发生呼吸急促、烦躁不安、抽搐、昏迷。

（2）胃肠道症状：恶心、呕吐、腹痛、腹泻等。

（3）皮肤青紫是本病的特征，以口唇青紫最为普遍。稍重一点可以发展到舌尖、指甲青紫。严重的患者眼结膜、颜面、手足及全身皮肤呈紫黑色，且呼吸困难，昏迷不醒，出现痉挛、血压下降、心律不齐、大小便失禁等症状，最后因呼吸困难而死亡。高铁血红蛋白超过 20% 时会出现发绀，具特征性：紫蓝色发绀、典型者青面獠牙。

（4）其他症状：部分患者因缺氧致脑水肿、视网膜出血、视乳头发红，表现为一过性黑蒙、视力下降及上睑下垂、眼外肌不全麻痹所致复视、眼球运动受限。

（四）辅助检查

（1）剩余食物、呕吐物或者胃内容物做亚硝酸盐测定，含量超标。

（2）血液高铁血红蛋白测定，含量超过 10%，根据高铁血红蛋白进行分级。

1）轻度：高铁血红蛋白浓度 < 30%。

2）中度：高铁血红蛋白浓度 30% ~ 50%。当高铁血红蛋白浓度 < 30% 时，至少应具备以下一项：轻度溶血性贫血，轻度肝脏功能损害，出现蛋白尿、管型尿，或者肌酐清除率下降但大于正常人 50%。

3）重度：高铁血红蛋白浓度 > 50%。当高铁血红蛋白浓度常在 30% ~ 50% 时，至少应具备以下一项：重度溶血性贫血、重度肝脏功能损害、急性肾衰竭。

（五）治疗

（1）轻症病例无须特殊处理，嘱其休息、大量饮水后，进食富含维生素 C 类食物，一般可自行恢复。

（2）对中毒程度重者，应及时送医院，对中毒时间不长的，及时地催吐或洗胃以清除毒素，必要时可灌肠治疗。

（3）用的特效解毒药是 1% 亚甲蓝按每千克体重 1 ~ 2 mg 剂量稀释，并置于 200 mL 5% 葡萄糖液中静脉滴注。

（4）如果出现昏迷、休克、呼吸心跳不稳的情况，需要对症及生命支持治疗。

参考文献

[1] 葛均波，徐永健. 内科学［M］. 第 9 版. 北京：人民卫生出版社，2018.

［2］王世平，杨华. 1988—1999 年徐州市亚硝酸盐食物中毒资料分析
［J］. 预防医学文献信息，2001，7（5）：594-595.

［3］吴坤. 营养与食品卫生学［M］. 北京：人民卫生出版社，2004.

［4］吴永宁. 正确看待亚硝酸盐［J］. 中国食物与营养，2002.

［5］金培刚，鼎刚强，奥振华. 食源性疾病预防与应急处理［M］. 上
海：复旦大学出版社，2006.

（张　伟）

病例 ④ 甲状腺危象

 基本信息

姓名：×××　　性别：女　　年龄：18 岁

主诉：全身乏力，食欲减退 2 日，抽搐 2 小时。

现病史：患者及朋友述，患者 2019-05-05 开始出现全身乏力，阵发性心慌，伴有食欲减退，在宿舍休息，05-07 中午 13 时许突发四肢痉挛、呼吸困难，自己不能控制，在宿舍休息后无好转，15:40 左右就诊急诊科。病程中患者未监测体温，无咽痛，无咳嗽、咳痰及腹痛。

既往史：2016 年明确诊断甲状腺功能亢进，长期口服甲巯咪唑片，病情好转后自行停药 1 年，未予内分泌科门诊复诊。

查体

（一）体格检查

体温 39.1℃，脉搏 150 次 / 分，呼吸 30 次 / 分，血压 170/100 mmHg，血氧饱和度 94%，嗜睡状，面色潮红，皮温高，多汗，轻度突眼征，双侧甲状腺肿大，呼吸急促，双肺呼吸音粗，可闻及少许湿性啰音，心律齐，腹软，全腹无压痛，肠鸣音活跃，四肢肌张力高，双手痉挛明显。

（二）辅助检查

心电图：窦性心动过速；指尖血糖 6.7 mmol/L。

实验室检查：血酮体阴性，全血白细胞计数 14.7×10⁹/L，中性粒细胞及淋巴细胞百分比均正常，血红蛋白及血小板计数正常，丙氨酸氨基转移酶 57 U/L，球蛋白 39.7 g/L，门冬氨酸转移酶 67 U/L，碱性磷酸酶 292 U/L，胆红素正常，二氧化碳结合力 19.6 mmol/L，乳酸脱氢酶 384 U/L，血钙 1.65 mmol/L。血凝正常。

血气分析：pH 7.407，二氧化碳分压 30.8 mmol/L，氧分压 69.5 mmol/L，乳酸 1.4 mmol/L，血氧饱和度 94%，碳酸氢根 18.9 mmol/L，BE-4.72 mmol/L。

甲功三项：促甲状腺激素（TSH）0.01 mIU/L，游离甲状腺素 FT_4 100.00 pmol/L，游离三碘甲状腺原氨酸 43.34 pmol/L。

诊断

甲状腺危象。

诊疗经过

给予吸氧，心电监护，建立静脉通道；静脉给予安定注射液镇静，同时补液、物理降温。

2 小时内补液 1 350 mL（生理盐水 100 mL，250 mL 及 500 mL，平衡液 500 mL）患者持续四肢痉挛，多次测血压 160/100 mmHg，给予安定镇静后抽搐缓解，血压可维持在 110/60 mmHg。患者全身皮肤潮红、多汗，体温波动于 39～41℃，补液、退热、物理降温效果差。入院后给予可的松静脉滴注，甲巯咪唑片、丙硫氧嘧啶鼻饲。

患者入院时嗜睡、对答切题，收住院前逐渐从出现昏睡、浅昏迷，血氧饱和度下降至 90% 左右。患者呈点头样呼吸，经家人同意后给予气管插管，呼吸及辅助通气，降温毯降温，因反复抽搐，给予力月西镇静，同时补液、纠正电解质。次日凌晨 5 时左右，患者血压进行性下降，查血气：pH 7.242，二氧化碳分压 23 mmol/L，氧分压 186.5 mmol/L，乳酸 7.6 mmol/L，血氧饱和度 100%，碳酸氢根 9.7 mmol/L，BE-15.75 mmol/L。给予碳酸氢钠静脉滴注，去甲肾上腺素泵入升压，07：45 经反复抢救无效病故。

讨论

甲状腺危象是甲状腺功能亢进最严重的并发症，多发生在甲状腺功能亢进未治疗或控制不良的患者，在感染、手术、创伤或突然停药后，会骤然出现以高热、大汗、心动过速、心律失常、严重呕泻、意识障碍等为特征的临床综合征。甲状腺危象常危及生命，如诊断和抢救措施不及时，死亡率为 20% ~ 50%；即使诊断治疗及时，5% ~ 15% 的患者也难以幸免于难。

主要诱因为：①精神刺激；②感染；③随便停药；④手术或放射性核素碘治疗前，未做好准备工作。本病可危及生命，病死率极高，必须及早防治。

抢救措施：

尽快减少甲状腺激素释放和合成：抑制甲状腺激素合成首选丙基硫氧嘧啶（PTU），也可用甲巯咪唑（他巴唑）。丙基硫氧嘧啶的用量为 200 ~ 300 mg，甲巯咪唑 20 ~ 30 mg，每 6 小时一次，口服。有时根据患者病情则需要更大剂量，如丙基硫氧嘧啶 600 ~ 1 000 mg/d，或甲巯咪唑 60 ~ 100 mg/d，口服或鼻饲，一般在服药后 1 小时开始起作用。对神志不清者，可将药物研碎经胃管注入。

迅速阻滞儿茶酚胺释放：在无心衰、哮喘和房室传导阻滞的情况下，应用肾上腺素能受体阻滞剂甚为重要，必要时应在心电监视下进行。一般以普萘洛尔 10 ~ 40 mg，每 4 ~ 6 小时 1 次口服；或 0.5 ~ 1 mg 静脉滴注，必要时再重复治疗或加量缓慢静脉滴注。也有用普萘洛尔 1 ~ 5 mg 静注，或每 6 小时口服 40 ~ 80 mg 者，用药数小时以后患者症状可改善。

肾上腺皮质激素既可抑制甲状腺激素的释放，又可减少 T_4 向 T_3 转化，并可纠正在甲状腺危象时肾上腺皮质功能相对不全。常用药物有氢化可的松 200 ~ 500 mg/d，或地塞米松 15 ~ 30 mg/d，静脉滴注。对高热、大汗、昏迷等患者，可静脉推注地塞米松 5 ~ 10 mg，再以氢化可的松或地塞米松维持静脉滴注，症状减轻后逐渐减量，渐至停用。

对症处理：包括采用药物或物理的方法降低体温，避免使用水杨酸盐降温，因它可竞争 T_3、T_4 与甲状腺结合蛋白的结合，使游离激素增加，大量水杨酸盐也增加代谢率。对甲状腺危象患者应予吸氧，补充水、电解质、维生素等治疗，烦躁时可使用镇静剂，必要时可采用人工冬眠。在饮食上，应给予患者高热量、高蛋白、高糖饮食，加强支持疗法，保持水、电解质平衡。对有感染的患者，给予适当的抗生素治疗，同时积极去除诱因。

清除血中过多的甲状腺激素：在以上措施无效时，有条件的医院可试用换血、血浆去除、血液透析、腹膜透析等方法，以去除过多的甲状腺激素。

参考文献

［1］白耀. 甲状腺病学：基础与临床［M］. 北京：科学技术文献出版社，2003.

［2］张文武. 急诊内科学［M］. 北京：人民卫生出版社，2017.

［3］Weetman AP. Graves's disease［J］. The New England Journal of Medicine，2000，343（17）：1236-1248

［4］沈洪，刘中民. 急诊与灾难医学［M］. 3版. 北京：人民卫生出版社，2023.

（张　伟）

病例 5 中暑

基本信息

姓名：×××　性别：男　年龄：45 岁

主诉：突发晕厥、抽搐 1 小时。

现病史：患者工友代述患者 2021-07-18 下午 17：20 左右在车间劳作时，突然栽倒，呼之不应，伴有抽搐、全身潮红、多汗。为求进一步诊治，使用厂车将患者送入医院急诊科就诊。病程中患者小便失禁，来院途中患者抽搐状态逐渐缓解。

既往史：体健。

查体

（一）体格检查

体温 39.2℃，脉搏 132 次 / 分，呼吸 26 次 / 分，血压 103/50 mmHg。嗜睡状，颈部无抵抗，双侧瞳孔等大等圆，直径约 3.5 mm，精神差，平卧位；全身皮肤潮红、多汗，双肺呼吸音粗，未闻及啰音，律齐，未闻及杂音，腹软，全腹无压痛；四肢肌力稍弱（4 级），肌张力略高。

（二）辅助检查

血球分析（全血细胞计数 + 五分类）：白细胞计数 10.7×10^9/L，淋巴细胞百分比 11.5%，中性粒细胞百分比 83%，血红蛋白 129 g/L，血细胞比容 0.388 L/L，血小板计数 372×10⁹/L。

肌酸激酶肾功 6 项 + 肝功 9 项 + 电解质 6 项（急诊）：乳酸 3.2 mmol/L，门冬氨酸转移酶 112.0 U/L，二氧化碳结合力 15.0 mmol/L，尿素 8.00 mmol/L，肌酐 223.5 μmol/L，尿酸 590.6 μmol/L，葡萄糖（GLU）11.00 mmol/L，钾 3.00 mmol/L，钠 128.0 mmol/L，氯 100.0 mmol/L，钙 2.20 mmol/L，eGFR（CKD-EPI）98.84 mL/（min·1.73 m²）。

心肌酶 3 项（急诊）：肌酸激酶 89.9 U/L，乳酸脱氢酶 112.0 U/L，肌酸激酶同工酶 18.0 U/L，血清肌钙蛋白 T 0.17 ng/mL。

凝血系统检查：国际标准化比值 2.03，凝血酶时间 18.20 s，活化部分凝血酶原时间 27.10 s，纤维蛋白原 4.21 g/L，凝血酶原比率 1.03 g/L，D- 二聚体 0.63 mg/L，抗凝血酶 Ⅲ 74.30%，凝血酶原时间 11.80 秒，凝血酶原活动度 100.80%，纤维蛋白（原）降解产物 2.50 μg/mL。

心电图：窦性心动过速（心率 128 次 / 分）；头颅及双肺 CT 未见明确异常。

腹部超声：肝、胆、脾、胰腺和双肾均未见异常。

🔍 诊断

初步诊断：晕厥待查（急性心肌梗死？短暂性脑缺血发作？癫痫发作？心律失常？颅内感染？其他）。

最终诊断：重度中暑；急性肾损伤；横纹肌溶解症；电解质代谢紊乱。

➕ 诊疗经过

患者入院后完善心脏超声检查未见特殊异常，给予大量补液、退热治疗后 2 小时复查：体温 37.9℃，心电图示窦性心律（心率 96 次 / 分），心电图正常。生化指标：乳酸 1.8 mmol/L，门冬氨酸转移酶 98.0 U/L，二氧化碳结合力 22.0 mmol/L，尿素 8.0 mmol/L，肌酐 146.5 μmol/L，钾 3.38 mmol/L，钠 131.0 mmol/L。心肌酶 3 项（急诊）：肌酸激酶 48.9 U/L，乳酸脱氢酶 78.0 U/L，肌酸激酶同工酶 20.0 U/L，血清肌钙蛋白 T 0.09 ng/mL。患者精神状态明显好转，神志清，全身不适症状缓解。

讨论

（一）重度中暑分类

（1）热射病：一般在闷热的室内易发生，初感头痛、头晕、口渴，然后体温迅速升高，脉快、面红甚至昏迷。

（2）日射病：在烈日下活动或停留时间过长，由于日光直接曝晒所致，症状同热射病相似，但体温不一定升高，头部温度有时增高到39℃以上。

（3）热痉挛：由于在高温环境中人体大量出汗，丢失大量氯化钠，使血钠过低，引起腿部甚至四肢及全身肌肉痉挛。

（二）治疗原则

"十早一禁"原则是热射病治疗的首要原则，建议相关救治人员在救治全程始终贯彻此原则。其包括：早降温、早扩容、早血液净化、早镇静、早气管插管、早补凝抗凝、早抗感染、早肠内营养、早脱水、早免疫调理；在凝血功能紊乱期禁止手术。

参考文献

[1] 职业性中暑诊断标准及处理原则 [J]. 中国工业医学杂志，1990，（02）：51-53.

[2] 葛均波，徐永健. 内科学 [M]. 北京：人民卫生出版社，2013.

[3] 张文武. 急诊内科学 [M]. 北京：人民卫生出版社，2017.

[4] 沈洪，刘中民. 急诊与灾难医学 [M]. 北京：人民卫生出版社，2023.

[5] 方邦江. 急救医学 [M]. 北京：人民卫生出版社，2021.

（张 伟）

病例 ⑥ 热射病

基本信息

姓名：×××　　性别：女　　年龄：75 岁

主诉：意识障碍 2 日，昏迷伴发热半日。

现病史：家属代述，患者于 2 天前无明显诱因出现意识障碍，呈嗜睡状，呼之可睁眼、回应，未监测体温，无寒战，无恶心、呕吐不适，无晕厥，患者家属考虑为"肝性脑病"，自行口服"乳果糖口服液"，但效果欠佳。2024-08-11 15：00 左右被家人发现患者昏迷、倒地不起，家中温度较高，未通风，具体昏迷时间不详，呼之无应答，口吐白沫，未见呕吐胃内容物、四肢抽搐症状，伴有发热，自测体温高达 39℃，为求进一步诊治就诊于急诊，急诊科测体温 40℃，完善相关化验检查回示：红细胞计数 3.91×10^{12}/L，C- 反应蛋白 8.81 mg/L，淋巴细胞计数 0.83×10^9/L。淋巴细胞百分比 11.0%，中性粒细胞百分比 82.7%，平均红细胞体积 102.8 fL，平均血红蛋白量 34.7 pg，红细胞分布宽度 16.2%，血小板计数 50×10^9/L，血小板压积 0.062%，嗜酸性细胞百分比 0.00%，嗜酸性细胞计数 0.00×10^9/L；血凝分析：国际标准化比值 1.55，凝血酶时间 21.30 秒，纤维蛋白原 1.19 g/L，D- 二聚体 5.47 mg/L，抗凝血酶 Ⅲ 60.20%，凝血酶原时间 17.80 秒，凝血酶原活动度 37.50%，纤维蛋白（原）降解产物 15.86 μg/mL；降钙素原 0.12 ng/mL；血清肌钙蛋白 T 0.082 ng/mL；

肝肾功＋电解质：球蛋白 43.6 g/L，白球比 0.9 g/L，总胆红素 354.0 μmol/L，天门冬氨酸转移酶 42.6 U/L，二氧化碳结合力 16.9 mmol/L，尿素 15.29 mmol/L，葡萄糖（GLU）16.60 mmol/L，肌酸激酶 594.6 U/L，乳酸脱氢酶 652.0 U/L，肌酸激酶同工酶 44.1 U/L，钠 157.2 mmol/L，氯 125.4 mmol/L，镁 1.05 mmol/L，磷 0.74 mmol/L，eGFR（CKD–EPI）55.47 mL/（min · 1.73 m²），结合胆红素 34.86 μmol/L，非结合胆红素 272.84 μmol/L；血氨 146.2 μmol/L；血酮体定性试验阴性。头颅＋肺部＋腹上区：左侧外囊腔隙性脑梗死；脑萎缩；右侧额部皮下脂肪瘤；左肺上叶前段肺大泡；右肺中叶不张；左肺上叶尖后段、双肺下叶背段、左肺下叶基底段炎症；左侧少量胸腔积液；心脏增大，考虑贫血；胆囊术后；胆总管下段结石；肝硬化，门静脉高压，脾大。肝－门静脉支架术后；腹主动脉前致密影，请结合病史；胰头旁结构稍增多，建议完善腹上区 CT 增强检查；腰 1、2 椎体压缩性改变。心电图：窦性心动过速，ST 段改变。因病情危重，急诊请重症医学科会诊后以"热射病？高胆红素血症；血小板减少；糖尿病；肝硬化；腹腔积液；低蛋白血症；昏迷原因待查；高钠血症"收住重症医学科。病程中，患者呈昏迷状，有发热，无寒战，无点头样呼吸，近期体重较前无明显变化。

既往史：既往慢性丙型病毒性肝炎、丙型肝炎肝硬化，多次出现肝性脑病，自行服用"乳果糖口服液"后，症状可缓解；既往有 2 型糖尿病病史，诺和锐 30R 8 U 一日三次降糖，未监测血糖；否认高血压、冠心病病史。

查体

（一）体格检查

体温 38.0℃，脉搏 89 次 / 分，呼吸 21 次 / 分，血压 147/72 mmHg。昏迷状，呼之无应答，刺痛无反应，GCS3 分，全身皮肤黏膜及巩膜黄染，双侧瞳孔等大等圆，直径约 2.5 mm，对光反射迟钝。颈软无抵抗，气管居中，甲状腺未及肿大，颈静脉无怒张。胸廓对称无畸形，双肺呼吸音粗，未闻及干湿性啰音。心前区无隆起，心音有力，律齐，各瓣膜听诊区未闻及杂音。腹部平，未见胃肠型及蠕动波，腹软，肝脾肋下未触及，移动性浊音阴性，肠鸣音正常。双下肢无水肿。四肢肌张力减弱，肌力查体不能配合，双侧病理征阳性。

（二）辅助检查

C-反应蛋白+全血细胞计数+五分类：红细胞计数 3.91×10^{12}/L，C-反应蛋白 8.81 mg/L，淋巴细胞计数 0.83×10^9/L，淋巴细胞百分比 11.0%，中性粒细胞百分比 82.7%，平均红细胞体积 102.8 fL，平均血红蛋白量 34.7 pg，红细胞分布宽度 16.2%，血小板计数 50×10^9/L，血小板压积 0.062%，嗜酸性细胞百分比 0.00%，嗜酸性细胞计数 0.00×10^9/L。血凝分析：国际标准化比值 1.55，凝血酶时间 21.30 秒，纤维蛋白原 1.19 g/L，D-二聚体 5.47 mg/L，抗凝血酶Ⅲ 60.20%，凝血酶原时间 17.80 秒，凝血酶原活动度 37.50%，纤维蛋白（原）降解产物 15.86 μg/mL；降钙素原 0.12 ng/mL；血清肌钙蛋白 T 0.082 ng/mL；肝肾功+电解质：球蛋白 43.6 g/L，白球比 0.9 g/L，总胆红素 354.0 μmol/L，天门冬氨酸转移酶 42.6 U/L，二氧化碳结合力 16.9 mmol/L，尿素 15.29 mmol/L，葡萄糖（GLU）16.60 mmol/L，肌酸激酶 594.6 U/L，乳酸脱氢酶 652.0 U/L，肌酸激酶同工酶 44.1 U/L，钠 157.2 mmol/L，氯 125.4 mmol/L，镁 1.05 mmol/L，磷 0.74 mmol/L，eGFR（CKD-EPI）55.47 mL/（min·1.73 m²），结合胆红素 34.86 μmol/L，非结合胆红素 272.84 μmol/L；血氨 146.2 μmol/L；血酮体定性试验阴性。

头颅+肺部+腹上区：左侧外囊腔隙性脑梗死；脑萎缩；右侧额部皮下脂肪瘤；左肺上叶前段肺大泡；右肺中叶不张；左肺上叶尖后段、双肺下叶背段、左肺下叶基底段炎症；左侧少量胸腔积液；心脏增大，考虑贫血；胆囊术后；胆总管下段结石。肝硬化，门静脉高压，脾大；肝-门静脉支架术后；腹主动脉前致密影，请结合病史。胰头旁结构稍增多，建议完善腹上区 CT 增强检查。腰 1、2 椎体压缩性改变。心电图：窦性心动过速，ST 段改变。

诊断

（一）初步诊断

热射病；高胆红素血症；高渗透性和高钠血症；丙型肝炎肝硬化；慢性丙型病毒性肝炎；呼吸性碱中毒；电解质紊乱；2 型糖尿病；高乳酸血症。

诊断依据：患者老年女性，既往有慢性丙型病毒性肝炎、丙型肝炎肝硬化，多次出现肝性脑病，自行服用"乳果糖口服液"后，症状可缓解；既往有 2 型糖尿病病史，诺和锐 30R 8 U 一日三次降糖，未监测血糖；否认高血压、冠心病病史。此次因"意识障碍两日，昏迷伴发热半日"为主诉入院。查体：体温 38.0℃，脉搏 89 次 / 分，呼吸 21 次 / 分，血压 147/72 mmHg。昏迷状，呼之无应答，刺痛无反应，GCS3 分，全身皮肤黏膜及巩膜黄染，双侧瞳孔等大等圆，直径约 2.5 mm，对光反射迟钝。颈软无抵抗，气管居中，甲状腺未及肿大，颈静脉无怒张。胸廓对称无畸形，双肺呼吸音粗，未闻及干湿性啰音。心前区无隆起，心音有力，律齐，各瓣膜听诊区未闻及杂音。腹部平，未见胃肠型及蠕动波，腹软，肝脾肋下未触及，移动性浊音阴性，肠鸣音正常。双下肢无水肿。四肢肌张力减弱，肌力查体不能配合，双侧病理征阳性。

（二）鉴别诊断

（1）脑血管病：多见于老年人和有动脉硬化基础的患者，可于活动及休息时起病，急性起病，伴血压明显升高。

（2）颅内占位：多为隐匿起病，常呈渐进病程，可有局灶神经功能缺损体征，但头颅影像可见占位，水肿效应多明显，头颅 MRI 增强可见病灶强化，进一步查头颅 MRI 增强有助鉴别。

（三）最终诊断

热射病；高胆红素血症；高渗透性和高钠血症；肝性脑病；克雷伯杆菌性肺炎；屎肠球菌感染；菌血症；大肠埃希菌感染；丙型肝炎肝硬化；慢性丙型病毒性肝炎；呼吸性碱中毒；电解质紊乱（低钾、低磷、低钙）；2 型糖尿病；高乳酸血症；消化道出血；腔隙性脑梗死；脑萎缩；脂肪瘤（右侧额部皮下）；上颌窦炎；肺不张（右肺中叶）；脾大；门静脉高压；肺动脉高压；左房扩大；心功能不全；腹腔积液；胆总管结石；胸腔积液；低蛋白血症；低纤维蛋白原血症；中度贫血；血小板减少；凝血功能异常；营养不良。

➕ 诊疗经过

入院后完善相关检查。血气分析：pH 值 7.48，二氧化碳分压 24.00 mmHg，实际碳酸氢根 17.90 mol/L，标准碳酸氢盐 21.40 mmol/L，总血红蛋白 9.00 g/dL，血细胞比容 29.00%，乳酸 3.00 mmol/L，缓冲碱（BB）–4.60 mmol/L，碱剩余（BE）–5.60 mmol/L，二氧化碳总量 18.60 mmol/L，葡萄糖 15.90 mmol/L，钾 3.40 mmol/L，钠 156.00 mmol/L，钙 1.07 mmol/L。血球分析：红细胞计数 3.60×10^{12}/L，白细胞计数 15.2×10^9/L，中性粒细胞计数 12.66×10^9/L，淋巴细胞百分比 10.3%，中性粒细胞百分比 83.3%，平均红细胞体积 102.1 fL，平均血红蛋白量 34.7 pg，红细胞分布宽度 16.3%，血小板计数 61×10^9/L，血小板压积 0.075%。丙型肝炎病毒抗体：+15.5 S/CO。

肝肾功 + 电解质：总蛋白 52.8 g/L，白蛋白 22.5 g/L，白球比 0.7 g/L，总胆红素 224.5 μmol/L，二氧化碳结合力 20.5 mmol/L，尿素 14.14 mmol/L，葡萄糖（GLU）16.18 mmol/L，肌酸激酶 354.0 U/L，乳酸脱氢酶 570.0 U/L，肌酸激酶同工酶 34.9 U/L，钾 2.66 mmol/L，钠 157.4 mmol/L，氯 121.5 mmol/L，钙 2.72 mmol/L，丙氨酸氨基转移酶 68.1 U/L，eGFR（CKD–EPI）68.38 mL/（min·1.73 m²），结合胆红素 26.51 μmol/L，非结合胆红素 168.02 μmol/L。血氨 90.1 μmol/L。

血凝分析：国际标准化比值 3.09，凝血酶时间 29.90 秒，活化部分凝血活酶时间 47.10 秒，纤维蛋白原 0.53 g/L，D– 二聚体 1.71 mg/L，抗凝血酶Ⅲ 36.60%，凝血酶原时间 35.10 秒，凝血酶原活动度 15.40%，纤维蛋白（原）降解产物 8.31 μg/mL。血酮体阴性。肌钙蛋白 T 0.080 ng/mL。降钙素原 0.18 ng/mL。

尿液全检：潜血 +/–（10.0），尿糖 3+（28），维生素 C 3+（5.6），胆红素 1+（8.6）。白介素 –6 测定 32.77 pg/mL，钠尿肽（NT–proBNP）1 610.0 pg/mL。血细胞

簇分化抗原 CD：淋巴细胞总数百分比 59.71%，CD19+B 淋巴细胞绝对数目 85/μL，CD16+CD56+ 自然杀伤细胞计数 99/μL。

血培养 3 天：大肠埃希菌（哌拉西林钠他唑巴坦钠敏感）。

尿培养：屎肠球菌。丙型肝炎病毒 RNA $< 1.0 \times 10^3$ IU/mL。

2024-08-14 头颅 CT 平扫（双源）+ 腹上区 CT 平扫加增强（双源）+ 右肩关节 CT 平扫（双源）+ 三维重建加收（CT）：左侧外囊腔隙性脑梗死。左侧额颞部硬膜下积液。脑萎缩。右侧额部皮下脂肪瘤。右侧上颌窦炎；右肩关节未见明显骨折征象。右肩关节周围软组织肿胀。右肺中叶肺不张；肝硬化，脾大，门静脉高压，侧支循环建立，腹腔积液；胆总管下段结石，胆道系统扩张；胆囊术后缺如；胰腺密度稍减低，胰周脂肪间隙模糊，请结合临床及实验室检查分析；门体分流术后改变；腹主动脉硬化；腰 1、2 椎体压缩性改变；双侧胸膜增厚；双侧胸腔少量积液。腹壁皮下软组织水肿。

痰培养：肺炎克雷伯杆菌。

血培养：厌氧培养未长 /3 天。

尿培养：屎肠球菌。

血培养：大肠埃希菌。血培养 5 天：厌氧菌未见生长。

心脏超声：二尖瓣少中量反流，左房增大，肺动脉高压（轻度）；双下肢血管超声：左下肢所检动脉硬化，左下肢所检静脉未见明显异常；右下肢所检动脉硬化，右下肢所检静脉未见明显异常。

头颅 + 腹上区增强 + 右侧肩关节 CT：左侧外囊腔隙性脑梗死。左侧额颞部硬膜下积液。脑萎缩。右侧额部皮下脂肪瘤。右侧上颌窦炎；右肩关节未见明显骨折征象。右肩关节周围软组织肿胀。右肺中叶肺不张；肝硬化，脾大，门静脉高压，侧支循环建立，腹腔积液；胆总管下段结石，胆道系统扩张；胆囊术后缺如；胰腺密度稍减低，胰周脂肪间隙模糊，请结合临床及实验室检查分析；门体分流术后改变；腹主动脉硬化；腰 1、2 椎体压缩性改变；双侧胸膜增厚；双侧胸腔少量积液。腹壁皮下软组织水肿。

胸腔积液超声检查：双侧胸腔积液（右侧 1.7 cm、左侧 1.2 cm）。

腹腔积液超声检查：腹腔积液（2.0 cm）。

入科后给予胆红素吸附 +CVVH、抗感染、退黄、降血氨、降血钠、降温、维持水酸碱平衡、抑酸、止血、补充凝血因子、补充血小板、纠正低蛋白血症等对症治疗。

2024-08-20 血气分析：pH 值 7.47，二氧化碳分压 35.00 mmHg，氧分压 73.00 mmHg，动脉血氧饱和度 95.00%，实际碳酸氢根 25.50 mol/L，标准碳酸氢盐 26.30 mmol/L，总血红蛋白 6.20 g/dL，血细胞比容 20.00%，乳酸 1.80 mmol/L，缓冲碱（BB）1.70 mmol/L，碱剩余（BE）1.80 mmol/L，二氧化碳总量 26.60 mmol/L，葡萄糖 12.40 mmol/L，钾 3.90 mmol/L，钠 136.00 mmol/L，钙 1.11 mmol/L，Ca^{2+}（7.4）1.14 mmol/L。血凝分析：国际标准化比值 1.38，活化部分凝血活酶时间 42.50 秒，纤维蛋白原 0.84 g/L，D- 二聚体 1.71 mg/L，抗凝血酶Ⅲ 34.00%，凝血酶原时间 15.80 秒，凝血酶原活动度 45.40%，纤维蛋白（原）降解产物 6.05 μg/mL。降钙素原 0.44 ng/mL。血球分析：红细胞计数 1.97×10^{12}/L，C- 反应蛋白 18.86 mg/L，淋巴细胞计数 0.43×10^9/L，淋巴细胞百分比 8.2%，中性粒细胞百分比 79.9%，血红蛋白 71 g/L，血细胞比容 0.217 L/L，平均红细胞体积 110.0 fL，平均血红蛋白量 36.1 pg，红细胞分布宽度 26.5%，血小板计数 35×10^9/L，血小板压积 0.040%。肝肾功 + 电解质：总蛋白 53.8 g/L，白蛋白 24.9 g/L，白球比 0.9 g/L，总胆红素 101.8 μmol/L，谷氨酰转肽酶 11.0 U/L，尿素 6.16 mmol/L，尿酸 139.3 μmol/L，葡萄糖（GLU）11.37 mmol/L，乳酸脱氢酶 401.0 U/L，氯 109.0 mmol/L，钙 1.96 mmol/L，磷 0.75 mmol/L，非结合胆红素 77.84 μmol/L。血氨 < 8.7 μmol/L。目前血氨已恢复正常，电解质紊乱基本纠正，胆红素较前明显下降，无发热，循环稳定。

🗂 讨论

热射病是因暴露在高温环境或剧烈运动引起的严重热应激反应，导致体温调节功能失调，体内热量过度蓄积，损害神经器官。

临床表现：高热（体温常达 40℃以上）、无汗、意识不清、抽搐、昏迷，以及多器官功能损害等。

诊断：依据患者的高温环境暴露史、典型临床表现及实验室检查结果综合判断。

治疗：迅速降温、补液纠正水电解质紊乱、药物治疗及支持性治疗等。

预防：避免高温环境暴露、勤补充水分、穿着透气轻便衣物、保持室内通风等。

热射病病情危重，需及时救治，以防出现严重并发症甚至死亡。

（董王钰）

病例 ⑦ 挤压综合征

📇 基本信息

姓名：×××　　性别：男　　年龄：46 岁

主诉：挤压致双下肢肿胀、疼痛、出血，活动受限 9 小时。

现病史：患者自诉于 2021-09-03 早 11：00 左右驾驶货车时刹车失灵致车辆侧翻，双下肢挤压于操作台下，无头晕头痛，无胸闷气急，无昏迷，受伤 8 小时后以"挤压伤"收入住院。病程中患者神志清，精神差，已禁食水，大小便未解。无疫区旅居史，无发热、干咳、乏力、鼻塞、咽痛、流涕、肌痛、腹泻、结膜炎、嗅觉和味觉减退。

既往史：原发性高血压史 1 年，服用北京降压灵控制血压良好，其余否认。

🩺 查体

脉搏 121 次 / 分，呼吸 25 次 / 分，血压 93/57 mmHg，患者右下肢稍肿胀，左下肢肿胀明显，可见双下肢皮肤广泛挫伤，左髋部及大腿内侧皮肤擦伤，左侧大腿内侧可见多处淡黄色水疱，部分已破溃，少量淡黄色液体渗出，左下肢可见多处张力性水疱，部分已破溃，淡黄色渗出，左膝关节上方可见大片皮肤淤青，左小腿后内侧可见皮肤发黑坏死，触之左小腿及左大腿皮肤张力高，皮温高，可触及骨擦感，双侧足皮温低，左下肢自膝关节上方淤青处以远皮肤感觉及运动消失，右下肢皮肤感觉略减退，右下肢膝、髋关节活动可，踝关节活动受限，左下肢活动明显受限，双下肢足背动脉未触及。

诊断

（一）初步诊断

挤压伤；休克；股骨骨折；胫骨骨折；下肢皮肤撕裂伤。

（二）最终诊断

挤压综合征；创伤性骨筋膜室综合征；创伤性休克；脓毒症；感染性休克；急性肾衰竭；肝功能不全；慢性心力衰竭；失血性休克；继发性血小板减少；创伤性湿肺；股骨骨折；截肢残端溃疡；下肢皮肤撕裂伤；下肢软组织感染；下肢多处挤压伤；电解质紊乱；股神经损伤；坐骨神经损伤；急性失血性贫血；胸腔积液。

诊疗经过

入院后积极完善相关检查。血清淀粉酶（急诊）＋肾功 5 项（急诊）＋肝功 8 项（急诊）＋电解质 6 项（急诊）＋心肌酶 3 项（急诊）：丙氨酸氨基转移酶 198.5 U/L，总蛋白 48.6 g/L，白蛋白 25.6 g/L，门冬氨酸转移酶 1 211.8 U/L，二氧化碳结合力 16.3 mmol/L，尿素 7.60 mmol/L，肌酐 333.0 μmol/L，尿酸 695.7 μmol/L，葡萄糖（GLU）8.00 mmol/L，肌酸激酶＞ 48 000.0 U/L，乳酸脱氢酶 2 726.0 U/L，肌酸激酶同工酶 3 210.0 U/L，钠 132.6 mmol/L，钙 1.59 mmol/L，镁 1.08 mmol/L，磷 2.23 mmol/L，eGFR（CKD–EPI）54.84 mL/（min · 1.73 m²），无尿，肌红蛋白 800 ng/mL。

给予行床旁血液净化治疗，行跟骨牵引术，09–04 行皮肤和皮下坏死组织切除清创术，术后创面大量渗血，出现失血性休克，积极给予输血、补液、抗休克治疗，并紧急行清创后加压包扎。09–05 下午行下肢截肢术。

09-14 出现高热，感染指标明显升高，截肢手术切口大量渗液，创面培养肺炎克雷伯杆菌，给予升级抗感染治疗，效果差，仍持续高热，手术切口大量渗液。

此后多次行清创术并创面 VSD 引流。最终患者体温正常，生命体征平稳，肾功能恢复，尿量可，患者心功能不全，出现慢性心力衰竭、双肺大量胸腔积液，积极给予强心、利尿、改善心脏功能等对症支持治疗后心肺功能较前恢复，伤口愈合良好。

出院情况

患者神志清、精神尚可，饮食入眠尚可，体温正常，无明显特殊不适。

讨论

挤压综合征是一种因长时间重物挤压肢体导致的严重病症，其主要特点包括肌肉组织大量坏死、肌红蛋白尿、高钾血症和急性肾衰竭，常见于地震、塌方、交通事故等意外灾害。治疗关键在于及早解除压迫、维持生命体征和内环境稳定，必要时进行手术减压和肾脏替代治疗。预防上，应重视安全教育，避免长时间重物压迫肢体，及时救治伤员。

（尤伟艳）

病例 ⑧ 系统性红斑狼疮（累及脑、血液、肝肾、心脏）

基本信息

姓名：×××　　性别：女　　年龄：55 岁

主诉：头晕乏力半月，发现血小板减少 2 天。

现病史：患者自诉于 2024-01 中旬无明显诱因出现头晕、乏力，未在意，未行特殊诊治，2024-01-31 感上述症状加重，遂就诊于当地医院，查血小板值极低，后收入院，病程中，患者神志清，精神差，饮食欠佳，睡眠差，大小便如常，近期体重未见明显变化。

既往史：既往有原发性高血压史 1 年，口服硝苯地平缓释片 1 日 1 次，血压控制尚可；既往有血糖升高史，饮食控制。

查体

（一）体格检查

体温 36.0℃，脉搏 101 次/分，呼吸 20 次/分，血压 122/79 mmHg，神志清，精神差，贫血貌，全身皮肤未见皮疹，皮温及皮肤弹性正常，末梢循环可，颜面口唇无发绀，咽部无充血，双侧扁桃体无肿大，表面未见脓性分泌物，颈软，无抵抗，全身浅表淋巴结未触及肿大；胸廓对称，呼吸运动协调，听诊双肺呼吸音稍粗，未闻及干湿性啰音；律齐，心音有力，未闻及病理性杂音；

腹软，无压痛、反跳痛，肋下肝脾无肿大，肾区无叩击痛，肠鸣音正常；四肢活动正常，双下肢散在瘀点，无关节肿胀，无触痛。

（二）辅助检查

2024-02-01 神经内科门诊全血细胞计数 + 五分类：红细胞计数 2.97×10^{12}/L，血红蛋白 82 g/L，血细胞比容 0.252 L/L，红细胞分布宽度 15.8%，血小板计数 5×10^9/L，血小板压积 0.004%，单核细胞百分比 12.2%，嗜酸性细胞百分比 0.00%，嗜酸性细胞计数 0.00×10^9/L（血涂片可见破碎红细胞）。

心肌酶学 + 肾功（门诊）+ 肝功（门诊）：总胆红素 77.5 μmol/L，直接胆红素 16.0 μmol/L，间接胆红素 61.5 μmol/L，天门冬氨酸转移酶 41.4 U/L，尿素 10.40 mmol/L，羟丁酸脱氢酶 1 070.0 U/L，乳酸脱氢酶 1 300.0 U/L，尿酸 581.00 μmol/L，葡萄糖（GLU）8.83 mmol/L，eGFR（CKD-EPI）82.87 mL/（min·1.73 m²）。贫血三项：铁蛋白 1532.00 ng/mL。

诊断

（一）初步诊断

血小板减少；高血压。

诊断依据：

患者为中年女性，既往否认血液系统相关疾病，此次急性起病，血常规示贫血，血小板低，伴有肌酶增高，伴有神经系统症状，发热，血涂片可见破碎红细胞，结合 02-05 ADAMTS13 酶活性及抑制性抗体检测：ADAMTS13 活性 1.95%，参考区间 42.16 ~ 126.37，ADAMTS13 活性抑制性抗体阳性。自身免疫抗体 15 项抗 U1-snRNP ＞ 5 000.0 U/mL，抗 SM 检测 250.2 U/mL，抗 Ro/SS-A（52）3152.4 U/mL，诊断系统性红斑狼疮、血栓性血小板减少性紫癜。

（二）鉴别诊断

（1）骨髓增生异常综合征（MDS）：原发性的 MDS 多发生在 50 岁以上，年轻人多系继发性的 MDS。临床上患者主要表现贫血，常伴有出血和感染。血常规为外周血有一系、二系或全血细胞减少，骨髓象涂片见骨髓常有两个或三个细胞系列病态造血。病理活检可见 ALIP 和骨髓网硬蛋白纤维增多等改变。本患者可进一步检查明确。

（2）溶血性贫血：红细胞破坏速率增加（寿命缩短），超过骨髓造血的代偿能力而发生的贫血。急性表现为腰背酸痛，慢性表现为贫血、黄疸。该患者不符合胆红素升高情况，需进一步完善检查。

（3）巨幼细胞性贫血：巨幼细胞性贫血有时与红白血病混淆。但前者骨髓中原始细胞不增多，幼红细胞 PAS 反应常为阴性，给予叶酸、维生素 B_{12} 治疗有效。完善骨穿可鉴别。

（三）最终诊断

系统性红斑狼疮（累及脑、血液、肝肾、心脏）；血栓性血小板减少性紫癜；癫痫；溶血性贫血；肝功能不全；肾功能不全；心功能不全；Ⅰ型呼吸衰竭；肺炎；感染性发热；多浆膜腔积液（胸腔积液、心包积液）；电解质代谢紊乱；高血压；雷诺综合征；腔隙性脑梗死（右侧颞叶）。

🩺 诊疗经过

2024-02-01 头颅 CT 平扫（双源，图 8-1）：右侧额颞叶、左侧基底核、辐射冠可见低密度影，颅内肿胀明显。给予脱水降颅压，抗癫痫，并转入重症医学科予以血浆置换、甲泼尼龙 500 mg、人免疫球蛋白 20 g 静脉滴注，此后患者间断有癫痫样发作，氧饱和度低，给予抗癫痫，甘露醇减轻脑水肿，高流量呼吸机辅助改善氧合。

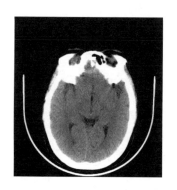

图 8-1　头颅 CT 平扫

调整抗感染控制肺部炎症，并给予输血、营养支持、维持内环境稳定，经治疗后患者生命体征逐渐稳定，神志清，无癫痫发作，精神欠佳，部分对答切题。

02-02（入院第二日）早晨患者出现神志不清，呼之不应，不能配合对答，双眼向右侧注视，左上肢肌张力增高，未见自主活动，左下肢可活动，肌力查体不合作，双侧病理征阴性。完善相关检查。

血管炎 3 项检测、类风湿性关节炎（RF+CCP）抗磷脂抗体六项阴性。自身免疫抗体 15 项抗 U1-snRNP > 5 000.0 U/mL，抗 SM 检测 250.2 U/mL，抗 Ro/SS-A（52）3 152.4 U/mL。

2024-02-02 呼吸道感染六联检阴性。2024-02-02 C- 反应蛋白 25.82 mg/L，降钙素原 0.14 ng/mL。

2024-02-02 头颅 MRI 见图 8-2。

2024-02-04 肺部 CT：见图 8-3。

2024-02-06 动态脑电图：边缘状态 EEG。调整甲泼尼龙 80 mg，血浆置换隔日一次。ADAMTS13 酶活性及抑制性抗体检测：ADAMTS13 活性 1.95%，参考区间 42.16 ~ 126.37，ADAMTS13 活性抑制性抗体阳性。加用利妥昔单抗 375 mg/m²，每周一次静脉滴注（连用 4 次，以选择性耗竭 B 淋巴细胞而降低 ADAMTS13 抑制性抗体），此后患者精神症状、肝功能较前好转。

2024-02-16 甲 / 乙型流感抗原检测甲型流感病毒检测阴性，乙型流感病毒检测阴性，免疫荧光检测 ANA（+）：斑点型，1：320。2024-02-16 呼吸道感染六联检正常。复查 ADAMTS13 酶活性及抑制性抗体检测：ADAMTS13 活性 71.88%，参考区间 42.16 ~ 126.37，血浆 ADAMTS13 抑制性抗体阴性。

2024–02–21 肺部 CT：见图 8–4。

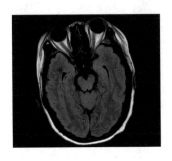

图 8-2　2024-02-02 头颅 MRI

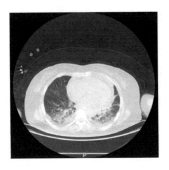

图 8-3　2024-02-04 肺部 CT

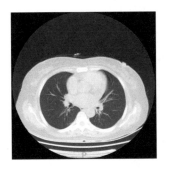

图 8-4　2024-02-21 肺部 CT

出院情况

患者精神症状、肝功能好转，血凝好转，血小板正常，肌酶正常，病情好转，激素减量，改为甲强龙 40 mg/d 口服。

讨论

系统性红斑狼疮（SLE）是一种复杂的自身免疫性疾病，主要特点为免疫系统异常激活，攻击自身组织，导致多系统损害。其相关知识要点如下：

病因：目前尚不明确，但可能涉及遗传、环境因素（如紫外线照射、感染）、雌激素水平等多种因素。

好发人群：好发于生育年龄女性，特别是 15 ~ 45 岁年龄段，女性与男性的患病比例为（7 ~ 9）：1。

临床表现：多样且复杂，包括发热、疲倦、乏力、体重减轻等全身症状；皮肤与黏膜表现如蝶形红斑、盘状红斑、口腔溃疡、脱发等；肌肉关节表现如关节痛、肌痛和肌无力；还可累及肾脏、心脏、肺、神经系统等多个器官和系统。

诊断：通过体格检查、实验室检查和影像学检查综合判断，如血常规、尿常规、自身抗体检测等。

治疗：依赖多重疗法，包括药物治疗（如非甾体消炎药、免疫抑制药物和皮质甾体等）、光疗和生活方式改变等。

预防：避免诱发因素，如紫外线照射、感染、使用可能引发狼疮的药物等，同时保持健康的生活习惯和心态。

（尤伟艳）